西南政法大学毒品犯罪与对策研究中心资助项目

学术顾问⊙付子堂

康拜尔合作组织刑事司法研究报告系列

禁毒干预评估系统回顾研究

主编⊙刘建宏

Drugs: A systematic Review of Intervention Programs

人民出版社

责任编辑:张　立
版式设计:石笑梦
责任校对:陈艳华

图书在版编目(CIP)数据

禁毒干预评估系统回顾研究/刘建宏 主编. -北京:人民出版社,2015.12
ISBN 978-7-01-015439-8

Ⅰ.①禁…　Ⅱ.①刘…　Ⅲ.①戒毒-研究　Ⅳ.①R163

中国版本图书馆 CIP 数据核字(2015)第 257927 号

禁毒干预评估系统回顾研究
JINDU GANYU PINGGU XITONG HUIGU YANJIU

刘建宏　主编

人民出版社 出版发行
(100706　北京市东城区隆福寺街 99 号)

北京中科印刷有限公司印刷　新华书店经销

2015 年 12 月第 1 版　2015 年 12 月北京第 1 次印刷
开本:787 毫米×1092 毫米 1/16　印张:16.25
字数:285 千字

ISBN 978-7-01-015439-8　定价:45.00 元

邮购地址 100706　北京市东城区隆福寺街 99 号
人民东方图书销售中心　电话 (010)65250042　65289539

序言一（英文版）

David P.Farrington

What works to reduce crime? How should offenders be dealt with so that they do not reoffend? What methods of preventing crime are most cost-effective? These are all questions to which citizens, as well as government officials, policy makers, practitioners, researchers, teachers and the news media deserve good answers. All such persons should have ready accessed to the most rigorous and up-to-date evidence on the effectiveness of interventions designed to reduce crime and offending. The best evidence on what works should be quickly accessible to those who need it.

Much practice in crime and justice, as in fields like medicine and education, is based on long-term traditions and clinical experience. Although tradition and experience often provide the only guidance for criminal justice practitioners, there is a growing consensus among scholars, practitioners, and policy makers that crime control practices and policies should be grounded as much as possible in the results of scientific research. Support for evidence-based policy in criminal justice may be seen as part of a more general trend toward the use of scientific research for establishing rational and effective practices and policies in many fields. This trend is perhaps most prominent in the health professions where the idea of evidence-based medicine has gained strong government and professional support.

A central component of the movement toward evidence-based practice and policy is the reliance on systematic reviews of prior research and evaluation studies. The Campbell Collaboration Crime and Justice Group is an international network that aims to produce and make accessible the best evidence on what works in crime and justice. This network of scholars, policy makers, practitioners and others from around the world is preparing rigorous systematic reviews of high-quality research on the effects of criminological interventions.

These systematic reviews are being maintained and updated in light of new studies, insightful criticisms, or new methodological developments. They are readily accessible on the Internet: see www.campbellcollaboration.org. Through international collaboration, the Campbell Crime and Justice Group (CCJG) aims to ensure that relevant evaluation studies conducted all over the world will be taken into account in its systematic reviews, and that the evidence from such reviews will be made accessible globally through language translation and worldwide dissemination.

Characteristics of Systematic Reviews

What are systematic reviews? These are reviews that use rigorous methods for locating, appraising and synthesizing evidence from prior evaluation studies. They contain methods and results sections, and are reported with the same level of detail that characterizes high quality reports of original research. Other features of systematic reviews include:

1. *Explicit Objectives*. The rationale for conducting the review is made clear.
2. *Explicit eligibility criteria*. The reviewers specify in detail why they included certain studies and rejected others. What was the minimum level of methodological quality for inclusion in the review? Did they consider only a particular type of evaluation design such as randomized experiments? Did the studies have to include a certain

type of participant such as children or adults? What types of interventions were included? What kinds of outcome data had to be reported in the studies? All criteria or rules used in selecting eligible studies are explicitly stated in the final report.

3. *The search for studies is designed to reduce potential bias.* There are many potential ways in which bias can compromise the results of a review. The reviewers must explicitly state how they conducted their search of potential studies to reduce such bias. How did they try to locate studies reported outside scientific journals? How did they try to locate studies in foreign languages? All bibliographic data bases that were searched should be made explicit so that potential gaps in coverage can be identified (and reviews can be replicated).
4. *Each study is screened according to eligibility criteria, with exclusions justified.* The searches always locate many citations and abstracts to potentially relevant studies. Each of the reports of these potentially relevant studies must be screened to determine if it meets the eligibility criteria for the review. A full listing of all excluded studies and the justifications for exclusion should be made available to readers.
5. *Assembly of the most complete data possible.* The systematic reviewer will generally try to obtain all relevant evaluations meeting the eligibility criteria. In addition, all data relevant to the objectives of the review should be carefully extracted from each eligible report and coded and computerized. Sometimes, original study documents lack important information. When possible, the systematic reviewer will attempt to obtain this from the authors of the original report.
6. *Quantitative techniques are used, when appropriate and possible, in analyzing results.* Although there is still some confusion about the meaning of these terms, it is useful to distinguish between a systematic review and a meta-analysis. A meta-analysis involves the statistical or quantitative analysis of the results of prior research studies. Since it involves the statistical summary of effect sizes and their correlates, it requires a reasonable number of intervention studies that are sufficiently similar to be grouped together. For example, there may be little point in reporting a weighted mean effect size based on a very small number of studies. Nevertheless, quantitative methods can be very important in helping the reviewer determine the average effect size of a particular intervention and in what circumstances and with what types of

people it works best.

A systematic review may or may not include a meta-analysis. For example, a reviewer may only find a few studies meeting the eligibility criteria. Those studies may differ just enough in the operational definition of the intervention or in the way they were conducted (etc.) to make formal meta-analysis inappropriate and potentially misleading. It is important not to combine apples and oranges in calculating a weighted mean effect size.

7. *Structured and detailed report*. The final report of a systematic review is structured and detailed so that the reader can understand each phase of the research, the decisions that were made, and the conclusions that were reached. In principle, it should be possible for an independent scholar to replicate both the review and the results.

The Campbell Collaboration

At a meeting in Philadelphia attended by over 80 persons from 12 different countries, the Campbell Collaboration was inaugurated in February 2000, to prepare, maintain and make accessible systematic reviews of research on the effects of social, educational, and criminological interventions. At that February 2000 meeting, the Campbell Collaboration established a Crime and Justice Group (CCJG) and a Steering Committee to coordinate the work of this Group. The original Steering Committee consisted of 10 persons from 7 different countries. I was appointed as the first Chair, and I managed to secure some funding from the British Home Office to support a part-time coordinator (Anthony Petrosino) for three years. The first meeting was held in Paris in April 2000, coinciding with a meeting of the Board of Directors of the International Society of Criminology (ISC). This was partly to emphasize the international remit of the CCJG and partly because four members of the Steering Committee were on the ISC's Board of Directors. It was agreed that the institutional home of the CCJG would be at the University of Pennsylvania, supported by Lawrence Sherman, who was the President of the ISC at the time.

At the first meeting, it was decided to commission reviews on 15 key topics such as the effectiveness of boot camps, child skills training, CCTV, neighborhood watch, and hot spots policing. The aim was to select narrowly defined topics where there was likely to be only a small number (e.g. 20–50) of high quality evaluations, nevertheless covering a wide range of criminological interests in total. Instead of waiting for researchers to propose topics, the CCJG proactively approached well-known scholars to do the first few reviews. This ensured that key topics were covered, that results could be speedily obtained, and that a good reputation was established quickly. Those who undertook systematic reviews were asked to agree to the following requirements:

1. A commitment to undergo a rigorous editorial review process not only from researchers but also policy makers, practitioners, and citizens to ensure that the review meets high scientific standards and is also written to be understandable to non-academic audiences.
2. A commitment to maintain transparent and open review processes so that users can comment and criticize each stage of the review, from its proposal through to its completion.
3. A commitment to use the most rigorous search methods available to ensure that all relevant studies are considered for inclusion or exclusion and not just those reported in easily accessible journals and books.
4. A commitment to cover literature from around the world and not just the English-speaking world.
5. A commitment to code and computerize key features of each evaluation study reviewed (so that anyone accessing the review can organize the studies according to such features as sample size, design, or effect size).
6. A commitment to explicitly report the final review so that readers can understand decisions made at each stage, justifications for those decisions, and how conclusions were reached.
7. A commitment to make the review available to broader audiences than readerships of peer-reviewed academic journals through electronic publication and dissemination into policy, practice, and media outlets.
8. A commitment to update the systematic review to incorporate new evidence, respond to criticisms, or use more advanced methods, on a regular basis.

Doing a Systematic Review

The first step in conducting a systematic review for the Campbell Collaboration Crime and Justice Group is to submit a proposed title to the Managing Editor, who is currently Charlotte Gill. This is refereed and, if accepted, is registered in the Campbell Collaboration Library of Systematic Reviews. The main reason for not accepting a proposed title would be overlap or duplication with an existing title. The second step is to complete and submit a draft protocol (a detailed description of how the systematic review will be completed). This should include the background to the review (hypotheses tested, operational definitions of interventions and outcome variables), the objectives of the review, strategies for searching the literature, selection criteria for including or excluding studies, and strategies for data extraction, coding, and analysis. This is also refereed and revised in the light of the referees' comments, before it is published on the Campbell website. David Wilson currently acts as Editor-in-Chief of the CCJG refereeing process.

The third step is to complete the systematic review. This is also refereed (by the Campbell Methods group as well as by criminologists) and again is likely to require revisions before it is published in the Campbell Library. These rigorous refereeing processes are designed to ensure that the published reviews are of high quality. Once a review is published on the Campbell website, anyone can post comments on it, and authors are encouraged to update the review every three years or so. Campbell Collaboration policy is that each review should have at least two authors, in order to facilitate tests of the reliability of inclusion/exclusion decisions and coding of key features of evaluation studies.

The information that is extracted and coded from each included study should comprise at least the following: principal investigators, full citations to all evaluation reports, funding, publication dates, design of the study, characteristics of experimental units (for example, age and gender of participants, prior crime rates of areas), sample size, hypotheses tested, interventions, implementation details, how extraneous variables were controlled so that it was possible to disentangle the impact of the intervention, who were the program delivery personnel, what were the control conditions (since it is rarely possible to have a truly untreated control group), who knew what about the intervention (since double-blind trials are desirable), measurement of outcome variables (for example, official records and/or self-reports of crime), before and after measures of offending, length of follow-up period, and measures of effect size and variability of effect size. Authors of reviews are encouraged to code all variables independently, so that the reliability of coding can be assessed.

Decisions about what studies to include in a systematic review can be highly controversial, because they involve assessments of methodological quality. Authors of excluded studies may feel that their research has been negatively assessed or even "cast into outer darkness" (as one person has told me). I hope that Campbell Collaboration reviews will lead to an improvement in the quality of the primary evaluation research. In general, randomized experiments have the greatest internal validity. However, randomized experiments that evaluate criminological interventions are relatively uncommon. If Campbell Collaboration reviews were restricted to randomized experiments, they would be relevant to only a small fraction of the key questions for policy and practice in criminology. Therefore, for topics where there are few or no randomized experiments, reviewers also select high quality quasi-experimental evaluations for inclusion. The aim is to reach the most defensible conclusions based on the best available research.

Campbell Reviews

These five volumes present the conclusions of 36 reviews completed for the Campbell Crime and Justice Group. The five volumes cover policing, intervention and prevention, juvenile delinquency, corrections, and drugs. In general, the reviews show that many types of criminological interventions are effective.

In the area of policing, for example, hot spots policing (policing interventions targeting very small areas) is notably effective in reducing crime and disorder. Problem-oriented policing is similarly effective. Also, "pulling levers" focused deterrence strategies, that involve communicating costs and benefits to targeted offenders, are effective in reducing crime, and crackdowns on gun carrying are effective in reducing gun crime. DNA testing is generally effective in increasing police clearance rates. However, there is insufficient evidence to draw conclusions about the effectiveness of counter-terrorism strategies.

There is more good news in the area of intervention and prevention. In general, improved street lighting is followed by a decrease in crime, and closed-circuit television is also effective in reducing crimes in certain settings (e.g. in car parks). Neighborhood watch is also effective in reducing crime. Anti-bullying programs in schools are also generally effective, although there are too few evaluations of interventions to prevent cyber bullying on the internet to draw firm conclusions about these. Generally, court-mandated interventions for individuals convicted of domestic violence are effective in reducing repeat violence according to official records, but there were too few studies of interventions to reduce cross-border trafficking to draw conclusions about these.

Results are more mixed in the area of juvenile delinquency. Early family and parent training programs are generally effective in reducing antisocial behavior and delinquency, and the same is true of mentoring and self-control programs. However, parental imprisonment, formal system processing of juveniles, and the "scared straight" program all have undesirable effects. It is important to know what does not work as well as what works.

There are again desirable and undesirable results in the area of corrections. Cognitive-behavioral programs for criminal offenders are generally effective, as are cognitive-behavioral programs for serious, violent and chronic juvenile offenders. Non-custodial sentences are generally more effective than custodial sentences in reducing recidivism. However, correctional boot camps and non-custodial employment programs are not effective in reducing recidivism, and there are too few rigorous cost-benefit analyses of sentencing to draw firm conclusions.

In the area of drugs, it is clear that many types of interventions are effective. Drug courts are particularly effective, as are incarceration-based drug treatment and drug substitution programs. Also, problem-oriented policing and community-wide policing approaches are effective in disrupting street-level drug markets and reducing drug use.

Conclusion

These five volumes provide the best available information about what works and what does not work in reducing crime. They should form the basis of wide-ranging coordinated evidence-based strategies for crime prevention and crime control.

序言一(中文版)

大卫·法林顿

怎样才能减少犯罪?如何处理罪犯,才能让他们不再犯?最有效的预防犯罪的方法是什么?这些问题都需要好好解答。对于普通民众、政府官员、政策制定者、实践工作者、教师学者以及新闻媒体来说,都需要有了解最严谨和先进的用以评估减少犯罪的干预项目有效性证据的途径,并且是能快速获得这些证据的途径。

同医药和教育界一样,很多犯罪和司法的实践都是以良久传统和临床经验为基础的。虽然传统和经验常常只用于指导刑事司法实践工作者,但是越来越多的学者、实践者以及政策制定者意识到犯罪控制的实践与政策也需要尽可能的科学研究结论的指导。支持基于实证的刑事司法政策,其实也是许多领域里运用科学研究来建立理性的行之有效的实践与政策大趋势的部分体现。这种趋势也许在医疗健康领域尤为突出,因为基于证据的医药研究已经获得了政府以及专业领域的大力支持。

对以往的调查以及效果评估研究的系统性回顾是这场基于证据的实践与政策制定的核心。康拜尔合作组织的犯罪与刑事司法小组是一个致力于评估犯罪预防以及刑事司法政策有效性的国际性组织。具体来说,是由世界各地的相关学者、政策制定者、实践工作者以及其他专业人士对那些关于犯罪干预有效性的高质量研究进行严谨的系统性回顾。

这些系统性回顾基于新出现的研究、锐评,以及新方法的发展而及时改进和更新,并且在互联网上可以浏览网址 www.campbellcollaboration.org。通过国际合作,康拜尔合作组织犯罪与刑事司法小组(CCJG)力求能对那些来自世界各地的相关评估研究进行系统性回顾,而得出的相关证据通过翻译和全球宣传可被广泛运用。

系统性回顾的特征

系统性回顾是什么?所谓系统性回顾就是运用严谨的方法来定位、评估以及整合那些从先前评估研究中获得的证据。其包含了方法和结果两部分,并且以与原来研究相同的细节层次报告出来,而这些细节也正是原研究高质量的体现。系统性回顾的其他特征还包括:

1. 目标明确:评估的基本原理清晰。
2. 甄选标准明确:审阅者对遴选的研究报告有着明确的标准。入选的研究在其研究方法的质量上的最低要求是什么?他们只考虑了诸如随机试验一类的特定类型的评估研究吗?相应的研究必须包含特定的参与者,如儿童或者成年人?包含了哪些干预的类型?哪些数据结果需要报告?所有用于甄选研究的标准都会在最后的报告中清晰呈现出来。
3. 搜寻相关研究时须减少可能的偏倚。很多潜在的因素都会让偏倚影响评估的结果。审阅者须明晰地陈述其在搜寻研究时如何减少偏倚。他们是如何定位发表在领域外期刊上的研究报告的?他们是如何定位非英语研究报告的?所有用于搜选的文献数据库都须明确,这样潜在的偏差才能被甄别出来(回顾才具有可重复操作性)。
4. 每个研究的入选或者排除都要依据相应的标准。文章的搜寻往往是通过定位引文和摘要来找到可能相关研究。我们需要对这些相关研究的报告进行筛选,判断其是否符合评估标准。而对于那些落选的研究,我们要给读者提供一份完整的清单,并说明落选原因。
5. 尽可能整合最完整的数据。通常系统性回顾者都会尝试获得所有符合要求的评估研究,然后从符合标准的报告里提取所有与评估目标相关的数据,再进行编码和电脑处理。有时候,原研究报告会缺失某些重要信息。可能的话,评估者会尝试从原文作者处获得这些缺失的信息。

6. 适当的时候,定量分析方法也会用于结果分析。虽然系统回顾和元分析这两个概念的界定仍然有点模糊不清,但是将二者区分开来是有益处的。元分析方法包括了对前人研究的结果进行统计或者量化分析。由于牵涉了效应量大小和相关关系的统计汇总,所以对干预研究的数量有要求,而且这些研究要有足够的相似之处才能被整合。例如,如果找到的研究很少,那么在报告其加权平均效应量大小的时候可能就没有相应的点。然而,量化研究在评估者判断某个干预分析的平均效应量大小和在何种情况下对何种人最有效的问题上是大有裨益的。

   一次系统性回顾可能包含了元分析,也可能不包含。例如,评估者只找到很少量符合要求的研究。这些研究可能在操作定义上或者操作过程等环节上有差异,而这些差异正好使得元分析不适用,或者产生误导。我们当然不该把风马牛不相及的东西整合起来,然后算出它们的加权平均效应量的大小。

7. 报告要层次分明而又详尽。最终评估报告需要有分明的层次和详尽的细节,这样读者才能了解研究的各个阶段,才能明白所做的决定和最终达成的结论。原则上,其他独立学者应该能重复该评估的操作,并得到相同的结果。

康拜尔合作组织

2000 年 2 月,在费城一个由来自 12 个国家的 80 多名与会者参加的会议上,康拜尔合作组织诞生了,其目的是致力于对那些与社会、教育以及犯罪有关的干预研究效果的系统性回顾。在当年的会议上,康拜尔合作组织还成立了犯罪与刑事司法小组(CCJG)以及协调相关工作的指导委员会。指导委员会最初由来自 7 个国家的 10 人组成。我当时被任命为第一主席,并成功获得了英国内政部的资金支持,用以支付一位临时协调员(Anthony Petrosino)三年的工资。康拜尔合作组织第一次会议于 2000 年 4 月在巴黎召开,是与国际犯罪学学会(ISC)的董事会会议同时召开的。造成此情况的原因有两个,一方面是为了强调 CCJG 的国际性,另一方面是由于有 4 名指导委员会委员同时也是 ISC 的董事会成员。CCJG 机构的大本营设立在宾夕法尼亚大学,负责人是当时的 ISC 主席 Lawrence Sherman。

第一次会议上,我们决定就 15 个关键话题进行评估,如军事训练营、儿童技能训练、闭路电视、邻里监督和热点警务的有效性。这样是为了在明确评估对象的同时(虽然相关高质量的评估研究可能会较少,如只有 20—50 篇),又不失犯罪学研究范围上的广度。CCJG 并没有等着研究者来挑选主题,而是主动找到名声显赫的学者让其做前期少量的评估。这样在保证了关键话题都有人回顾的同时,还能较快得到结论,与此同时也能迅速将招牌打响。康拜尔合作组织对系统回顾者提出了以下几点要求:

1. 不仅是研究者,包括政策制定者、实践工作者以及普通民众都需要对所有评估进行严谨的审核,这样才能确保评估不但符合高的科学标准,而且对于非专业人士来说也能通俗易懂。
2. 评估的所有步骤都要有所体现,这样读者才能针对各环节提出修改建议。
3. 所用的搜索研究方法必须是最严谨的,才能确保所有相关研究都被考虑到,而不只是那些在容易找到的杂志和书籍上的研究报告。
4. 搜索时不能局限于英文文献,要全面。
5. 要对评估研究里的所有关键特征进行编码和电脑处理(任何读到该回顾的人都能根据样本大小、研究设计或者效应量大小等特征对回顾有整体认识)。
6. 最终的回顾报告要条理清晰,这样读者才能理解不同阶段所做的决定、每个决定的理由,以及结论是如何获得的。
7. 通过电子刊物、政策和实践宣传,或者传媒帮助,让目标读者的范围更广一些,而不只局限于学术期刊里同侪审阅的那些人。
8. 要通过整合新证据,反馈评论,或者运用新方法对这些系统回顾进行定期更新。

如何进行系统回顾

康拜尔合作组织犯罪与刑事司法小组系统回顾的第一个步骤是向执行编辑提交拟题(现任执行编辑是 Charlotte Gill)。题目在审核后,如果予以采纳,就会被注册于康拜尔合作组织系统回顾图书馆。那些被否定了的拟题,最主要是因为它们和现存的题目有所交叉或者重复。

第二步是完成和提交草案(如何完成系统回顾的详尽描述)。其中包括了背景介绍(假设检验、干预的操作定义以及结果变量)、评估目标、文献搜索策略,文章入选或落选的标准以及数据提取、编码和分析的策略。这个过程也需审核,在出版于康拜尔合作组织网站前还要根据评审的建议进行校订。当前是由 David Wilson 担任 CCJG 该步骤审核主编。

第三步就是完成系统回顾。这个步骤也需要审核(由康拜尔方法小组和犯罪学家负责),在出版前也需要相应的校稿。严谨的审阅是为了确保系统回顾的质量。回顾一旦发表,任何人都可以在康拜尔的网站上对其做评论。康拜尔鼓励作者对所作回顾进行定期更新,周期为 3 年左右。康拜尔合作组织还规定每篇回顾至少要有两个作者,这样既方便检验研究入选/落选决定是否可靠,又能提高编码评估研究的关键特征时的效率。

每篇入选的研究里摘要和编码的信息至少应该包含以下内容:主要研究者,完整的引文情况,基金信息,出版日期,研究设计,实验单位的特征(如参与者的年龄与性别,区域里犯罪率的历史记录),样本量大小,假设检验,干预手段,操作细节,如何控制外扰变量以减小外界干扰,谁是该项目的执行人员,其他的控制条件是什么(因为很难做到完全排除对控制组的影响),何人了解干预项目的哪些情况(当然双盲检验最为理想),结果变量的测量(如官方记录和/或犯罪自我报告),犯罪行为的前测与后测,追踪研究的历时,以及效应量的测量与差异。回顾的作者应当独立编码所有变量,这样我们才能评估编码的可靠性。

选择什么样的研究进行系统回顾是极具争议性的,因为这里涉及了如何评价搜索方法质量的高低。那些落选的作者可能会觉得自己的研究被低估了,甚至认为是“被排斥”了(曾经一个作者对我如是说)。我希望康拜尔合作组织能够引导评估研究质量的提高。一般来说,随机试验最具有内部效度。然而,用于评估犯罪干预的随机试验相对来说并不常见。若康拜尔系统回顾只局限于那些随机试验,那么其所能涉及的犯罪学方面的政策和实践也会很受局限。因此,对于那些只有少量或者没有随机试验的研究主题,评估者也可以从中挑出质量高的类实验研究。如此一来,根据这样的搜索策略所得的研究结论才最有说服力。

关于康拜尔系统回顾丛书

您手中的这套丛书(共五册)将呈现康拜尔合作组织犯罪与刑事司法小组的 38

篇完整的系统回顾的内容。其涵盖了警务工作、犯罪干预与预防、青少年犯罪、犯罪矫治和禁毒干预五个主题。总体来说,许多犯罪干预手段都行之有效。

例如警务工作分册里的"热点警务"(即专门针对犯罪高发区域的警务手段)在减少犯罪与失序上的效果就很显著。"问题导向型警务"的结果亦如此。"撬动杠杆"强调威慑的策略,包括了与目标罪犯沟通时的性价比,其在减少犯罪上的效果也不错,而打击非法携带枪支的项目也在降低涉枪犯罪上效果明显。DNA 检验在提高警察破案率上通常也是有所作为的。然而,反恐策略的有效性的证据还是比较匮乏。

犯罪干预与预防方面的情况要乐观很多。总体来说,提高街道的照明率能减少犯罪,闭路电视在特定场景下(如停车站内)也能有效降低犯罪率,邻里监督能有效减少犯罪。虽然有关预防网络霸凌项目的评估过少,以至于无法得出可靠结论,但是总体来说校园内的反霸凌项目还是有效的。官方资料显示,针对家庭暴力者的法庭干预措施在减少家暴再犯上是有效的,但是针对跨境走私的干预项目尚未有评估结论,因为相关研究数量太少。

青少年犯罪的相关结果要更为复杂。早期家庭与父母培训项目一般都能减少青少年的反社会行为和违法犯罪,辅导与自我控制项目的情况也是如此。但是父母的监禁式管理,传统青少年司法系统以及恐吓从善项目的效果不尽如人意。事实上,了解什么方法无效和了解什么方法有效同样重要。

犯罪矫治部分的情况也是喜忧参半。认知行为矫治项目对刑事犯和习惯性严重暴力青少年犯总体来说是有效的。非监禁刑罚在减少再犯率上一般比监禁刑罚更有效。但是,军事化矫正训练营和非监禁雇佣项目在降低再犯率上并无效果,针对刑罚的成本效益的严谨分析也很少,因此也无法获得可靠结论。

禁毒干预分册里很多种干预项目都效果显著。尤其是药物法庭、监禁式戒毒以及毒品替代品这三种。在阻断街头贩毒和减少毒品使用方面,问题导向型警务和广泛社区警务亦是有所作为。

结　语

本丛书(共五册)给我们提供了关于如何有效减少犯罪的宝贵信息,是基于广泛性整合证据的用以预防与控制犯罪策略的基石。

序言二

刘建宏

犯罪防控是一个重要的题目,我们社会若要长治久安就要做好对犯罪行为的预防和控制。那么,什么样的政策、措施或者项目,能够真正有效地预防、控制和减少犯罪呢?只有充分依靠科学证据,建立科学的犯罪防控政策体系,才能更有效地达到这个目的。

一、现代犯罪防控政策体系需要建立在科学证据的基础之上

虽然世界各国政府每年都为控制犯罪而投入大量资金、制定各种刑事司法政策和干预项目,但长期以来,这些犯罪防控政策的制定和实施并没有要求将科学证据作为必不可少的基础,许多政策和项目的实际效果都没有经过严格的、科学的评估,一直到 20 世纪 90 年代中期,大部分实践活动仍然是由传统习惯、个人经验、教科书内

容和主观判断所主导[①],这种情况显然不能完全适应犯罪防控的需要。犯罪学者和实务工作者认识到,要有效地控制犯罪,刑事司法政策和干预项目的设计和实施就必须建立在科学证据的基础之上[②],并在近十年来形成了刑事司法政策科学化的思潮和运动,[③]逐步建立和完善以科学研究为基础的一整套刑事司法体系。

政策科学的发展,使得以量化分析为基础的政策分析得到了最引人注目的成长,逐渐从政策科学的一部分,成长为一个应用社会科学学科,强调使用现代科学技术和各种研究论证方法,产生与政策相关的信息,帮助政治组织解决政策问题[④]。政策分析强调对政策效果的评估,“是一种具有特定标准、方法和程序的专门研究活动”,以政策效果为着眼点,“依据一定的标准和程序,对政策的效益、效率及价值进行判断”,将相关信息“作为决定政策变化、政策改进和制定新政策的依据”,其主要任务是对政策效果进行测量、评价,是决策科学化的重要基础[⑤]。

因此,在循证实践和政策科学的影响下,犯罪防控领域的评估研究得到了进一步的发展,理论基础不断完善,评估方法也不断科学化、规范化。宽泛的科学概念可以包括一切依靠事实和证据来做结论的活动和成果。我们所讲的实践是检验真理的标准,在精神上就属于这种科学概念。但狭义的“科学”二字,通常是指经验科学。经验科学指的是以可观察、可感知的事实为基础建立的认识,科学事实是指以科学的方法系统地收集严格、可靠的经验事实。以科学为基础的管理政策就是指以经验科学研究为基础建立起来的政策。实现犯罪防控政策科学化的一个主要途径就是建立和完善以经验科学研究为基础的一套犯罪防控体系,它包括科学研究基础上形成的观点、理论和政策,以及实施这些政策的具体项目。这套体系依靠可靠性日益提高的数据,严格程度日益提高的分析技术,对政策项目的科学评估,作出正确的政策决定,即达到对犯罪防控的科学管理。

---

① Sherman, Lawrence W. (1999). *Evidence-based Policing*, *in Ideas in American Policing*, Washington, DC: Police Foundation.

② Sherman, L. W., Farrington, D. P., Welsh, B. C., & MacKenzie, D. L. (2002). *Evidence-basedcrime prevention*. New York, NY: Routledge.

③ Myers, D.L.& Spraitz, J.D. (2011). Evidence-Based Crime Policy: Enhancing Effectiveness Through Research and E-valuation. Criminal Justice Policy Review, 22: 135-139.

④ 陈振明:《政策科学:公共政策分析导论》,中国人民大学出版社 2003 年版,第 2—16 页。

⑤ 陈振明:《政策科学:公共政策分析导论》,中国人民大学出版社 2003 年版,第 10—11 页。

二、西方国家的经验:从前科学、准科学到科学

(一) 曼海姆的科学阶段理论

西方国家的犯罪防控政策,也经历了一个科学化的过程。对 18 世纪晚期以来的犯罪学研究如何划分阶段或时期,犯罪学家们有不同的看法。对西方犯罪学史发展阶段的划分,最有代表性的观点可能是德国出生的英国犯罪学家赫尔曼·曼海姆(Hermann Mannheim)(1889—1974)提出来的。曼海姆认为,过去 200 多年间犯罪学研究的历史发展,可以大致划分为三个阶段:

1. 前科学阶段。前科学阶段(the pre-scientific stage),既没有系统阐述假设,也没有检验假设。人们并没有试图公正地解决他们所遇到的问题,没有研究他们所发现的事实,这并不意味着那时的一些探讨是无价值的。相反,尽管 18 世纪和 19 世纪上半期的大部分刑罚学文献属于前科学阶段的范围,但是,我们现在的刑罚制度中的人道主义进步,在很大程度上应归功于前科学阶段的努力。
2. 准科学阶段。准科学阶段(the semi-scientific stage)从 19 世纪中期开始。在这个阶段,提出了大量明确的或含糊的假设,但是,许多假设过于宽泛和模棱两可,以至于经不起精确的检验。而且,在这一阶段,也没有可以使用的公认的科学检验手段。
3. 科学阶段。科学阶段(the scientific stage),来源于某个一般性理论的假设,必须通过正确使用一种或几种普遍承认的方法检验,其结果应当得到无偏见的解释和验证。如果有必要的话,应当根据研究结果修改最初的假设,形成新的假设。在科学阶段,并不排斥使用直觉方法,但是,“我们的直觉必须接受检验”。如果说迄今为止概括出来的所有要求在科学阶段都已经实现了,那是不可能的,只能是一种理想。

(二) 前科学、准科学与科学的划分标准

如果要判断某个国家的犯罪防控体系所处的科学阶段,需要对前科学、准科学与科学的划分标准进行明确。前科学、准科学与科学的区别,主要在以下几点:

1. 是否以证据/经验证据为基础不同,科学化以证据/经验证据为基础;
2. 使用的经验证据质量不同,科学使用的经验证据质量和严格程度远远高于前

科学或准科学；

3. 证据系统性有别，科学证据的系统性强于前科学、准科学；

4. 存在着科学基础上的差别，科学研究以实证的、观察的经验为基础。

（三）科学犯罪防控政策体系的四个层次

按照前述的科学概念，一个学科从理论层面上升到有关政策层面通常要经历科学发展的三个阶段。现代的或者说科学的犯罪防控政策体系，包含四个层次：

第一个层次是观点层次。主导的观点或者大部分人认同的观点可能成为对犯罪问题的基本理解，影响其他各层次的犯罪防控政策的建设和执行。

第二个层次是与犯罪防控有关的法律法规。包括刑事法律法规和在特定历史时期为处理某一特定犯罪问题通过的特殊法案或者单行法规。

第三个层次是犯罪防控机构的行政设置及其建立的各种政策。这些行政设置可以是在中央设立的，也可以是在地方设立的。一些发达国家往往会就某一特定问题通过单行法案，并拨付相应的预算，设立相应的行政机构来执行这些法案。

第四个层次是政策项目层次。政策通常是通过具体项目来体现的，项目的概念可以很宽泛，可以是很大的项目，也可以是很具体的小项目，在西方往往用“program”这个概念来表示。这些体系有些是建立在比较充分的科学研究基础之上的，而更多的是在政治及其他方面考虑的基础上建立的。

这个体系中第一层次中的观点和理论方针可以是来自科学理论研究的结果，其他几个政策层次可以是来自于以科学评估为核心的研究活动。科学研究可以成为犯罪防控理论政策和实践的科学基础。

三、科学证据的层次：萃取技术与康拜尔合作组织

犯罪防控政策的科学化，强调通过科学的研究方法对政策实践进行评估，并使用科学方法所产生的科学证据来指导实践①。那么，什么样的证据才算是科学的呢？

---

① Sherman, Lawrence W., “Evidence-based Policing” in Ideas in American Policing, Washington, DC: Police Foundation, 1999.

（一）层次的划分

不同方法所产生的证据，其效力也是不同的。RCT 所产生的证据属于效力最高的级别（即所谓的“金标准”），准实验研究、问卷调查、定性研究获得的证据效力次之①。

证据级别由低到高 →			
定性研究	问卷调查	准实验研究	RCT

在评估研究所采用的各种方法中，RCT 所产生的数据之所以被视为最高等级的科学证据，是因为 RCT 相对其他实验方法而言，具有最稳定的内部效度（Internal Validity），能够最为客观、清晰地展现犯罪防控措施或干预项目的影响。② 在评估犯罪防控措施或干预项目的效果时，如果一个评估研究难以解释这些措施或项目到底能否引起受试者的变化，例如在戒毒矫治项目效果评估中，即使大部分受试者都能减少毒品的使用量或使用频率，但研究者并不能确定到底是干预项目起了作用，还是受试者本来上瘾程度就不深或在接受矫治前就已经准备戒毒，那么这个研究的内部效度就比较低，因为它无法排除是否有其他因素影响了结果的产生；反过来讲，如果这个评估研究能够确保、证明，受试者的戒毒效果是由干预项目这一单一因素引起的，那么它就具有较高的内部效度。一般 RCT 之所以具有最稳定的内部效度，是因为其在控制了年龄、性别等变量的情况下，将参加实验的被试者随机分配到实验组和对照组，确保实验组和对照组的人员构成和各种特征都比较一致，再对实验组实施干预项目，由于实验组和对照组的人员都是随机分配的，具有同质性，因此当实验组在接受干预项目之后出现任何变化，研究者都可以确认，这些变化一定是由干预项目所造

---

① Farrington, David P.1983.Randomized Experiments on Crime and Justice.In *Crime and Justice: An Annual Review of Research*.Vol.4, ed.Michael Tonry and Norval Morris.Chicago: University of Chicago Press. Eileen Gambrill. Evidence-Based Practice and Policy: Choices Ahead. *Research on Social Work Practice*, 2006. Sackett, D. L., Straus, S. E., Richardson, W. S., Rosenberg, W.& Haynes, R.B., Evidence-based medicine, how to practice and teach EBM. New York: Churchill Livingstone. Gray, M., Plath, D. & Webb, S. A., Evidence-Based Social Work. Routledge: New York, 2009. Marston, G. & Watts, R., Tampering with evidence: a critical appraisal of evidence-based policy-making, The Drawing Board: An Australian Review of Public Affairs, 2003.

② Farrington, D.P., D.C.Gottfredson, L.W.Sherman, and B.C.Welsh.2002.The Maryland scientific methods scale.In *Evidence-based crime prevention*, edited by L.W.Sherman, D.P.Farrington, B.C.Welsh, and D.L.MacKenzie, 13-21.London: Routledge.

成,而不会是其他因素所造成的。[①]

（二） 元分析

要对某项犯罪防控政策的有效性进行评价,如果仅仅依靠一两个评估研究的科学证据,可能并不足够,因为其他评估研究可能会有不同的结论,甚至不同研究者分别针对同一个主题所进行的不同评估研究也可能产生不同的结论;因此,为了进一步提高科学证据的效力(同时也是进一步提高犯罪防控政策的科学化水平),需要对关于同一个主题的评估研究报告进行系统的元分析。

按照传统的文献综述方式,研究者不使用定量技术,而是根据个人的思辨结果对所搜集的文献资料进行分析总结,因此可能会受到个人偏见的影响[②];为了改善这一问题,可以使用定量分析技术的元分析。但其也存在着问题和局限,例如其主要依赖统计显著性来对评估研究报告的结果进行筛选和评价,但由于社会服务领域,以及刑事司法领域的评估研究往往在 RCT 中使用比较小的标本数量,因此很多具有实际效力的小样本评估研究结果可能被排除、被忽略,从而影响最终结果的可靠性和科学性。

（三） 系统综述

为了改善这些问题,可以进一步采用系统综述的方法;系统综述是一种全新的文献综述方式,使用严格的方法对某一主题的所有评估研究报告进行定位、分析、综合合成,将数据综合成一个整体,以得出可靠的结论,具有如下特征:明确的目的,明确的筛选标准,筛选文献时应当避免潜在的偏见,必须列明被排除的文献清单,尽量获取与主题有关的所有文献,使用定量分析方法对文献的数据进行合成(包含或不包含元分析均可),最终的系统综述报告必须具备固定的结构和撰写方式[③]。必须明确的是,系统综述并不等同于元分析,前者可以包含后者,但后者并不代表前者。严格按照规定程序和方法完成的系统综述,能够为评价犯罪防控政策的有效性提供当前最可靠、最完整的科学证据[④]。

---

① David Weisburd, Lorraine Mazerolle & Anthony Petrosino, The Academy of Experimental Criminology: Advancing Randomized Trials in Crime and JusticeDavid Weisburd, Cynthia M. Lum & Anthony Petrosino, Does research design affect study outcomes in criminal justice? in ROBERT PEARSON(Ed), The Annals by The American Academy *of* Political *and* Social Science. Sage Publications, 2455 Teller Road, Thousand Oaks, CA. 2001.

② Cooper, Harris C. and Larry V. Hedges, eds. 1994. *The Handbook of Research Synthesis*. New York: Russell Sage.

③ Farrington, David P. and Anthony Petrosino. 2001. The Campbell Collaboration Crime and Justice Group. *Annals of the American Academy of Political and Social Science* 578: 35-49.

④ Petrosino A, Boruch RF, Soydan H, Duggan L, Sanchezp-meca J. (2001). Meeting the Challenges of Evidence-based Policy: The Compbell Collaboration, in ROBERT PEARSON(Ed), The Annals by The American Academy *of* Political *and* Social Science. Sage Publications, 2455 Teller Road, Thousand Oaks, CA.

（四）康拜尔国际合作组织

在评估研究发展过程中，系统综述作为一种新的评估工具，得到了越来越广泛的应用，同时也发挥了越来越重要的作用。而康拜尔合作组织的成立，则是评估研究以及犯罪防控政策科学化发展进程中的一个里程碑事件，通过系统评估的方法，进一步提高了评估研究的科学性①。康拜尔合作组织是一个由跨国学者组成的研究组织，下设教育、刑事司法和社会福利三个领导委员会，其目的是筹备、推动、产生社会科学方面，包括教育学、刑事司法学、社会福利学三个领域的系统综述研究报告，为各国学者或机构的研究和决策提供参考。

康拜尔合作组织的建立，要追溯到 Cochrane 国际合作组织的成立和成就。在英国卫生部的支持下，Cochrane 国际合作组织于 1993 年正式成立，致力于为全球医务工作者提供关于对医学领域各种医疗干预措施有效性进行评价的系统综述报告，并迅速在全球医学研究和医疗实践领域取得了巨大成功。研究显示，Cochrane 国际合作组织所产生的系统综述报告，其质量和效力要高于其他研究组织或研究系统所产生的系统综述报告，更是远远高于通常发表在医学期刊上的元分析论文，被认为是关于医疗干预措施有效性评价的最可靠的证据来源；Cochrane 国际合作组织（简称 C1）的成功，促使各国学者决定成立康拜尔合作组织（简称 C2），仿照 Cochrane 国际合作组织的运作方式，为教育、刑事司法和社会福利领域的研究者和实务工作者提供系统综述报告②。

康拜尔合作组织的刑事司法领导委员会，专司负责与刑事司法政策和犯罪防控项目有关的系统综述报告的产生和维护，主要目的是对犯罪防控政策及干预项目的有效性进行科学评价、提供科学证据，其研究范围涵盖犯罪防控领域的各个主要课题，着重对与这些课题有关的干预项目的有效性进行系统综述，包括：恢复性司法，父母教育项目，儿童技能培训，少年犯宵禁令，少年行军营（对未成年犯或未成年行为偏差人员集中进行军事化训练），电子监禁，针对犯罪人员的认知行为项目，针对监狱服刑人员的宗教信仰项目，刑期长短对重新犯罪率的影响，社区服务令，针对精神病患者的矫治，闭路监控系统，街道照明项目，邻里守望项目，高危地带警务项目，戒

---

① Farrington, David P. and Anthony Petrosino. 2001. The Campbell Collaboration Crime and Justice Group. *Annals of the American Academy of Political and Social Science* 578: 35-49.

② Petrosino A, Boruch RF, Soydan H, Duggan L, Sanchezp-meca J. (2001). Meeting the Challenges of Evidence-based Policy: The Compbell Collaboration, in ROBERT PEARSON (Ed), The Annals by The American Academy *of* Political *and* Social Science. Sage Publications, 2455 Teller Road, Thousand Oaks, CA.

毒矫治，等等[1]。

四、中国的现状和发展方向

（一）中国犯罪防控政策体系的现状

在我国，过去几十年来，特别是自改革开放三十多年来，犯罪问题与犯罪率，特别是青少年犯罪，出现了较为明显的增加，日益成为政府和广大公众关注的重要问题。中国的犯罪防控和犯罪学取得了长足发展，犯罪防控领域的理论和实践都取得了重要的成就。我国政府也已建立了自己的犯罪防控体系：

1. 在观点层次上，国家确定了社会治安综合治理的方针。可以说，我国犯罪防控政策框架主要是以社会治安综合治理这个基本方针为中心的政策体系，这个政策框架首先包含着中央政府对犯罪防控的基本指导思想。中共中央 1979 年 8 月在批转中央宣传部、教育部、文化部、公安部、国家劳动总局、全国总工会、共青团中央、全国妇联等 8 个单位《关于提请全党重视解决青少年违法犯罪问题的报告》时明确指出，解决青少年的违法犯罪问题，必须实行党委领导，全党动员，依靠学校、工厂、机关、部门、街道、农村社队等城乡基层组织和全社会的力量。绝不能就事论事，孤立对待，而应当同加快经济发展，加强思想政治工作，健全民主与法制，搞好党风、民风，狠抓青少年教育等工作结合进行。这是最早见于中央文件中的有关对社会治安问题实行综合治理的指导思想。

社会治安综合治理，是指在党和政府的领导下，依靠国家政权、社会团体和广大人民群众的力量，各部门协调一致，齐抓共管，运用政治、经济、行政、法律、文化、教育等多种手段，整治社会治安，打击犯罪和预防犯罪，保障社会稳定，防止被害，为我国社会主义现代化建设和改革开放创造良好的社会环境。

2. 法律、法规层面，1991 年 3 月 2 日，第七届全国人大常委会第十八次会议通过了《全国人大常委会关于加强社会治安综合治理的决定》。

3. 犯罪防控组织机构，例如中央、各地专门设立综治委等机构，并进一步颁布了各种具体政策，领导、组织各种具体项目的实施，形成了一个具有相当规模的犯罪防

---

① Farrington, David P. and Anthony Petrosino. 2001. The Campbell Collaboration Crime and Justice Group. *Annals of the American Academy of Political and Social Science* 578: 35-49.

控体系。

4. 在政策项目层次上，从中央至地方多年来提出了很多政策项目，如打击犯罪、预防犯罪、矫治罪犯、刑事司法过程、社区参与、化解矛盾冲突、情景犯罪预防。具体实施的政策项目，大到多部门治理，小到具体的犯罪干预项目。

（二）当前中国犯罪防控政策体系所面临的困难和问题

我国学者也对犯罪治理政策做了大量研究。如研究对政府理论观点的形成等，这些对政策的制定也都有着重要的影响。我国学者也对主要的政策项目做了一些有价值的评估研究。但是，我国犯罪防控政策体系仍面临着一些问题与挑战，在社会基本稳定的大前提下，大量不安定的风险因素和社会矛盾普遍存在。

1. 刑事案件仍在上升。随着经济社会发展、改革开放深入、市场化深化，有关犯罪防控的社会管理任务十分艰巨，除了传统类型的犯罪和治安案件仍在持续上升，一些特别严重的犯罪问题也对我们提出重大挑战，例如不断发展的有组织犯罪问题、毒品犯罪问题、拐卖妇女儿童犯罪问题等，发展趋势都相当严峻。从警务战略的角度看，如何以有限的警务资源有效地应对这些挑战，不断总结经验，提出创新，发展出有效果又有效益的各种政策项目，维护好社会治安，保证国家经济建设、人民生活安定，我们面临十分艰巨的任务。

2. 中国综合治理犯罪框架下，公安机关是犯罪防控的领导力量和中坚力量。几十年来，公安部门设计并执行的犯罪防控政策及项目，主要就是“严打”。“严打”是依法从重从快严厉打击刑事犯罪分子活动的简略表述，是为解决一定时期中突出的社会治安问题而依法进行的打击严重刑事犯罪的活动。1983 年 9 月，全国人大常委会通过了两个决定，即《全国人民代表大会常务委员会关于严惩严重危害社会治安的犯罪分子的决定》和《全国人民代表大会常务委员会关于迅速审判严重危害社会治安的犯罪分子的程序的决定》，这两个决定为“严打”活动提供了合法的依据。第一个决定体现出“从严”，而第二个决定表现的是“从快”。

从 1983 年 8 月上旬开始到 1984 年 7 月，各地公安机关迅速开展严厉打击刑事犯罪活动的第一战。迟志强就是这次战役中最著名的一个案例。“严打”虽严，却反弹很快。在 1983 年到 1987 年第一次“严打”期间，刑事犯罪确实得到了抑制，“严打”期间，从各类报道中不仅可以看到各种公共场所治安良好，连女工上下夜班、女学生下晚自习也不再需要家人接送了。但是，在“严打”后，刑事案件的立案数一下子由 1987 年的 57 万件上升到 1988 年的 83 万件——三年多的“严打”并没有达到预期的长效目标。严打政策项目、严打刑事犯罪使犯罪在一定程度上得以抑制，但也受到很多批评，很多学者，包括政府和学界普遍认为“严打”并不能达到社会控制的长效目的。与此同时犯罪学并不被社会广泛了解。与临近学科例如法律相比较，犯罪学家的社会地位并不高。

3. 科学程度不足。我国犯罪率不高，在警务项目方面可以说是成功的，平时也讲犯罪防控效果的客观性、真实性，那么中国的犯罪防控政策有没有科学化？够不够科学化？由谁来决定是否科学化？用什么方法评估科学化程度？科学的犯罪防控政策要讲证据，而大多数中国的犯罪学理论是没有以经验研究为基础的。学者刘晓梅指出，中国从理论、经验和实践上都没有科学化。中国的政策和项目基本没有科学的评估，而是领导人（层）的意志决定一切。比如中国的犯罪率在一定时期内发生变化，呈现下降趋势，能不能想当然地认为国家施行的犯罪防控政策在起作用，也许是人的素质普遍提高等其他因素对犯罪率产生了影响。没有进行评估，无法轻率地得出任何结论。当前中国某些犯罪防控政策是新瓶装旧酒，虎头蛇尾，评估结果不一定权威，评估方法不够科学。

（三）未来的发展方向

科学的犯罪防控政策体系，其实是科学研究与实践工作的结合。在此过程中，犯罪学研究起着重要的作用。犯罪学是一门学问，只有不断发展才能保证它的成功。

1. 犯罪学的资源。犯罪学领域中的关键概念之一是资源。因为我国资源不足，所以在世界各国影响力有限。资源就是力量，资源左右影响力的分配，反之亦然。另外，我们需要财务资源来保障科学研究顺利进行，我们需要政治资源影响政府的决策，我们需要社会资源创造并提高犯罪学的影响和认可度。

2. 犯罪学的需求。我国是否存在发展犯罪学的需求？答案是肯定的。城市化不仅仅带来了高度发达的物质文明，也带来日益繁重的犯罪问题。那么，谁需要犯罪学知识呢？政府是最为传统的消费者。政府在制定法规政策，改进警务机构，推动司法改革等方面，是非常需要高水平的、专业化的犯罪学知识作为参考的，这将大大有益于社会科学化管理水平的提升。除此之外，非公共领域当中，对犯罪学的需求也是不可忽视的。随着城市建设的扩张，城市新兴社区正在不断形成。为了社区安定，需要构建新型的社区治安保障体系。这种体系建设需要大量的犯罪防控知识作为支撑。比如，在情景预防犯罪理论的指导下，在建设城市公共设施和居民住宅的过程中，应该在考虑建筑布局和工作人员设置与职责安排时，将安全与犯罪防控也作为重要的考量要素。因此，在犯罪学的市场中，政府是最关键的因素，而非官方组织是另一个主要市场。私营企业有犯罪预防和安全的需要，社区、学校、家庭以及个人也有犯罪预防和安全的需要。

3. 犯罪学的科研产品。犯罪学领域还有一个关键概念是科研产品，也就是犯罪学的供给。为了生存并取得成功，我国犯罪学必须拿出高质量的研究成果来满足市场的需求。政府方面犯罪学的研究成果包括法律法规、政策、项目策划、咨询服务。非官方组织方面犯罪学的研究成果有犯罪防治、安全措施、社会项目等。在理论领域里通行的做法是依靠严格的经验验证来建立理论，这其中包括以严格的科学方法系统地收集证据、资料，通过使用各种经验方法进行验证，包括使用统计模型和计算来检验理论在观察层面上的假设是否成立。政策领域中，核心的科学活动就是对现实存在中的政策和政策项目进行评估，并以评估提供的证据为基础调整、改善或放弃已有的政策，从而实现科学的管理。

4. 供给和需求组成的市场。犯罪学共同体的主要使命是提供专业水平的知识产品，而这种产品的使用价值取决于它是否能够满足公共或非公共领域的犯罪防控与社会安全需求。这种需求与犯罪共同体的供给共同组成了我国犯罪学的市场。资源和影响力在市场中进行分配。市场占有率决定一个组织的影响力，犯罪学也不例外。市场能够左右专业群体的社会阶层划分并且决定他们的影响力。市场的这个作用是客观的，犯罪学家更无法控制。为了提高犯罪学的影响力，我们要尊重市场的需求。以市场作为犯罪学发展的支点，意味着要用竞争机制来启动犯罪学的学术航路。市场占有率决定组织影响力，左右专业阶层的划分，但是，市场的本意是要尊重和满足各种特定的需求，而这种需求的存在，是我国犯罪学进一步拓展和深化发展的基础。

在社会管理向科学化方向发展的今天，犯罪学的建设和刑事政策的制定与实施应遵循科学的轨道。在市场化竞争机制的指引下，融合了实业家精神的中国犯罪学，必将迎来蓬勃发展的未来。

五、本丛书简介

综上所述，建立在科学证据基础上的犯罪防控政策和项目，将能更加有效地预防、减少犯罪行为。评估研究以犯罪防控政策的有效性作为研究对象，以实验方法为主要研究方法，为犯罪防控政策的制定和实施提供了极为有力的科学证据①，使得犯

① Brandon C.Welsh and David P.Farrington.(2001).Toward an Evidence-Based Approach to Preventing Crime, in ROBERT PEARSON(Ed), The Annals by The American Academy of Political and Social Science. Sage Publications, 2455 Teller Road, Thousand Oaks, CA.

罪防控政策体系逐渐向科学化的方向发展，即在科学证据的基础上，对犯罪防控政策进行科学决策，并确保其得到有效实施。

高层次的科学证据，主要来自于 RCT，Meta-analysis 和 Systematic Review。康拜尔合作组织是这方面的领头羊，其刑事司法委员会所完成的元分析和系统综述研究，涵盖了警察、矫正、吸毒和预防犯罪领域，代表了该领域的最高成果。我们选译了康拜尔合作组织的若干元分析和系统综述报告，编成 5 卷，分别为《警务工作评估系统回顾研究》、《犯罪干预与预防评估系统回顾研究》、《青少年犯罪评估系统回顾研究》、《犯罪矫治评估系统回顾研究》和《禁毒干预评估系统回顾研究》，以期为国内学界及实务界提供参考，共同推进我国犯罪防控政策体系的科学化。

《警务工作评估系统回顾研究》包括 11 篇研究报告，分别对"犯罪热点警务"项目、反恐战略、控制枪支犯罪项目、家庭暴力应对项目、警察压力管理项目等警务项目的效果进行了系统综述。

《犯罪干预与预防评估系统回顾研究》包括 8 篇研究报告，分别对街道照明项目、闭路电视项目、邻里守望项目、家庭暴力罪犯治疗项目、恢复性司法等预防干预项目或措施的效果进行了系统综述。

《青少年犯罪评估系统回顾研究》包括 7 篇研究报告，分别对家庭/家长培训项目、儿童自我控制干预项目、父母监禁对子女心理行为的影响等内容进行了系统的综述和评估。

《犯罪矫治评估系统回顾研究》包括 7 篇研究报告，分别对认知行为治疗、监禁与非监禁刑罚、矫正训练营、就业项目对重新犯罪率的影响进行了系统综述。

《禁毒干预评估系统回顾研究》包括 5 篇研究报告，分别对监狱里的戒毒项目、药物法庭、替代矫治项目、动机式晤谈法的效果进行了系统综述。

目　　录

在监禁场所中实施的毒品治疗对犯罪行为的有效性研究

The Effectiveness of Incarceration-based Drug Treatment on criminal Behavior

作者:Ojmarrh Mitchell,David B.Wilson,Doris L.MacKenzie

译者:崔珊　核定:张金武

内容概要

研究表明,有相当比例的被关押的罪犯对毒品有依赖性。以 Peters 及其同事的研究报告(Peters,Greenbaum,Edens,Carter,and Ortiz,1993)为例,德克萨斯州的监狱犯人样本中,有 56%被诊断出在他们被监禁 30 天之前有滥用毒品的行为或有毒品依赖症。同样,在对俄亥俄州监狱犯人的调查中发现,51%的在押犯对毒品有依赖(Lo and Stephens,2000)。实际上,据估计刑事司法系统中约 40%的被监管人员明确需要毒品治疗(Gerstein and Harwood,1990:7)。

毒品依赖在美国以外的其他国家的被监禁犯人中也很普遍。尽管评估被监禁犯人的毒品依赖性的国际性的研究还很少,但现存的证据表明毒品依赖在很多国家的被监禁犯人中都很普遍。例如,Bennett(1998)发现,五个英语国家中的每份被捕者样本中,有45%的被捕者一度有过毒品依赖,并且33%的人现在仍处于毒品依赖的状态中。同样的,在加拿大联邦监狱中被捕者的31%,以及省监狱被捕者中的43%都有毒品依赖(Pernanen,Cousineau,Brochu,and Sun,2002)。

鉴于缺乏有效的物质滥用治疗项目,这些毒品依赖者中的很大一部分可能会持续犯罪。事实上,司法统计局的统计报告显示,在缓刑犯中,经常滥用毒品的人比不用毒品的人被再次逮捕的可能性高出53%(Bureau of Justice Statistics,1995:26)。因此,罪犯们被关押的时期是一个非常关键的时间点,可以用来干预滥用毒品和犯罪的循环,进而达到预防犯罪的目的。

改造机构(即监狱、拘留所)的一些有利方面使得基于监禁的物质滥用治疗很有效果。第一,在改造机构中,毒品更不易得到,从而促进治疗期间的解毒和禁欲。第二,有充裕的治疗和自省时间。最重要的是,改造机构可有能力动用多种强力手段来鼓励物质滥用者接受治疗,特别是针对那些可能不愿接受治疗的个体。

基于监禁的毒品治疗项目是多种多样的,包括集体和个人心理治疗,12步骤的项目组,美沙酮维持和惩罚性的干预措施(如对毒品滥用者的训练营)等。在我们看来,这些项目的根本特质是他们以物质滥用者为目标,意图减少毒品滥用和其他的犯罪行为,并且这些干预以改造机构为基础。现存的对基于监禁的毒品治疗评估项目主要关注于对康复院(Therapeutic Communities,TCs)和集体咨询项目(group counseling programs,如毒品教育,12步骤项目,如AA、NA)的有效性的评估,很少针对毒品滥用者的训练营(boot camp)计划和麻醉维护计划(Narcotic maintenance programs)的有效性进行过评估。

TCs(康复院)的特征各有各的不同。然而,有一些是共通的。第一,为了营造一个有益于改造的环境,康复院中的治疗对象一般都与非项目参与者是分开的,他们被安排在独立的单位里并接受特别的治疗。第二,治疗对象必须在康复工作者的指导与监管下参与治疗项目,而康复工作者的具体职责包括指导治疗过程,让其他治疗对象服从规则,维护治疗单位的运行以及解决纠纷和矛盾。第三,TCs的治疗对象、康复工作者不该容忍违规的现象,但是应该支持双方针对治疗所做的积极尝试。第四,TCs的指导理念是毒品使用个体失序的体现,因此,治疗关注点是在潜在的失序行为以及所导致的心理问题上,而不是毒品使用本身。

从某种程度来讲,我们很难去具体描述治疗项目的特征。一般来讲,这些项目包含集体项目的要素(例如:AA/NA 等 12 步骤项目),生活技能训练,认知技能训练,毒品教育,以及成人基础(学术)教育。这些项目的一个关键共性就是他们以集体治疗为基础,也就是在同伴间进行物质滥用和其他常见问题的探讨,相互解决问题。然而,不是所有的咨询项目都依赖于同伴治疗;有些咨询项目是以个人为基础的,由治疗对象和治疗者一起来解决毒品问题。但有些项目同时包含了集体和个人治疗因素。

训练营仿照的军事基础训练中,参加者要进行严格的训练,学习军事演习和仪式,穿制服,并参加挑战课程(定时障碍课程)。训练营是高度结构化的。参与者从早晨醒来的一刻起,直到熄灯,要不断地参与安排的活动。训练营也涉及相当大的对立阵营,但与大多数的 TCs 项目不同,对立一般发生在员工与参与者之间——教官会对任何偏离行为规范的人进行管教。理论上,训练营项目严酷的、严格的特性,使其对未来犯罪有威慑力,而且这些项目的内容对参与者灌输了自我约束的思想,这也会导致减少累犯的发生(Wilson and MacKenzie,2006)。

镇定剂维持计划(如美沙酮、丁丙诺啡、乙酰美沙酮维持[LAAM])和其他基于监禁的毒品治疗项目很不一样。这些项目意图通过使用处方合成的类毒品药物,降低海洛因依赖的伤害(如疾病传播、犯罪活动)。和海洛因不同,这些药物不会产生极度兴奋感;相反,美沙酮和 LAAM 能阻止鸦片使用产生的兴奋作用,并抑制鸦片戒断症状。长期的镇定剂治疗能逐渐地减少毒品滥用,直到戒除毒品依赖,而其他项目无法根治毒瘾。

以上的每一种毒品干预措施都有减少毒品使用和犯罪行为的潜力。然而,对这类文献的系统回顾,只证实 TCs 项目的有效性(Pearson and Lipton,1999)。特别是 Pearson 和 Lipton(1999)系统地回顾了以改造为基础的毒品滥用项目在减少再犯上的有效性的评估研究。他们进行了全面的调查,涉及在改造机构[即监狱、拘留所或类似的居住改造机构(p.390)]中进行的干预项目,而且可以是于 1968 年至 1996 年间在任何国家进行的试验和准实验评估。他们的调查找到了 30 个符合他们标准的研究。Pearson 和 Lipton 的研究表明,TCs 项目在减少再犯上是有效的。特别是,分析发现 7 个 TCs 研究中的 6 个产生了实质的减少累犯的效果;整体的平均加权 r 效应大小为 0. 133(p=0. 025),正效应的大小从 0. 13 到 0. 28[有一个效应大小是负的(-0. 16)]。相比之下,训练营或集体治疗项目的平均效应大小在统计上是不显著的——表明这些项目没有产生效果。Pearson 和 Lipton 还指出,评估其他类型的干预措施的研究太少了,难以得出其有效性的有力结论。但总体而言,这些作者指出了美沙酮维持治疗、毒品教育、认知行为治疗,以及 12 步骤项目是有效的。

从很多方面来讲,这篇系统回顾是对 Pearson 和 Lipton 工作的一个扩展。与 Pearson 和 Lipton 的处理方法类似,本回顾使用元分析的方法,系统、全面地回顾了基于监禁的毒品干预对治疗后的毒品使用和其他类型的犯罪行为的影响。本回顾与 Pearson 和 Lipton 1999 年那篇论文的主要区别是,本回顾使用更多有实效性的研究(1980 年到 2004 年间的)。我们相信,这种差异是显著的,原因有两个:(1)最近的药物治疗的干预评估更能够反映当前的矫正实践的情况;(2)自 1996 年以来,有大量的基于监禁的药物治疗项目的评估。基于这种时效上的差异,我们的结果可能会与 Pearson 和 Lipton 的有所不同。

1. 研究目的

这篇回顾研究的目的是将基于监禁的毒品治疗干预措施在减少毒品复吸和再犯的有效性证据加以系统化的整合。具体来说,这篇系统化评估重点在于解决以下研究问题:基于监禁的毒品治疗方案能有效地减少再犯和毒品使用吗?这些方案影响如何(即有何种影响程度)?是否存在特别有效或无效的特定毒品治疗方案?无效的方案与有效的方案有哪些不同?这些问题可以通过使用定量元分析综合性技术得到解决。

2. 研究方法

2.1 选择或排除研究的标准

本回顾所收录的研究论文,均使用实验法或类实验法对监禁场所实施的毒品矫治项目效果进行评估。入选的研究论文均应符合以下几个标准:

第一个标准,所评估的项目必须是在监禁场所实施的。监禁场所,是指看守所或监狱,以及类似的针对青少年拘留机构。在中途宿舍(注:为出狱者而设的住所)或以社区为基础的居住设施中进行的干预并不包括在内。值得注意的是,该标准排除了少量重要的研究。具体来说,该标准排除了用来替代监禁的项目,例如 Dynia 和 Sung(2001)以及 Knight 和 Hiller(1997)的研究中提到的项目。

第二个标准将这篇回顾研究的焦点限定为吸毒者。因此,我们排除了针对全部罪犯而不考虑该罪犯是否有吸毒史的治疗性干预。例如,Shaw 和 MacKenzie 在 1990 年评估了一个训练营项目的效果,该项目面向普通罪犯,吸毒者只是其中一个子样本。他们的评价被排除在此次回顾研究之外,因为训练营计划不是专门针对吸毒者的,而是针对普通的罪犯。同样的,Jones,Oslon,Karr 和 Urbas 在 2003 年及其他年份里,每年都对伊利诺伊州的一个矫正训练营的有效性进行评估,但是他们的研究也因为不是专门针对吸毒者的而被排除了。相反的,Zhang(2000)的一个专门针对吸毒者的训练营的评估被包含在本次回顾中。第二个标准是很有必要的,因为这篇回顾研究关注于基于监禁的毒品治疗的效果。如果没有这个标准,当前的回顾将变成包括吸毒者在内的基于监禁的干预措施的回顾(考虑到大部分被监禁的罪犯也是吸毒者,这样的话回顾研究很有可能变为涉及几乎所有的以监禁为基础的干预措施)。

第三个标准限定了所有涉及的评估必须有一个比较/对照组,即没有接受任何治疗或只接受最少治疗的组别。因此,我们排除了如下的准实验:涉及了比较两个或两个以上的干预措施,而这些措施大致相当或其之间的可比性就减少再犯的有效性而言仍有争议(即疗效的比较或剂量反应评估);或者无比照组的类实验项目。基于此标准,Sacks,McKendrick,Banks 和 Stommel(2004)的研究就被排除了,因为比较组也接受了明显的治疗。此外,我们也排除了主要或全部中途退出者所组成的对照组的评估。例如,Field(1985,1989)以及 Berggen 与 Svard(1990)的评估都使用了退出项目的人作为比较组,因而他们的评估被排除在此次系统的回顾外。之所以排除使用了退出者作为比较组的评估,是因为现存的研究清楚表明,毒品治疗中途退出者和彻底贯彻者往往在干预前就在重要的观测变量上存在差异(在未被观察到的重要变量上也往往存在差异)(例如 Hiller,Knight 和 Simpson 在 1999 年的研究)。因此,选择性偏差的问题在这项研究的设计中尤其严重。

第四个和第五个标准的重要性都是不言而喻的。但是,需要强调的是,所有的研究都需要对释放后的再犯进行测量。这一标准排除了一些著名的研究,如 Shewan,Macpherson,Reid 和 Davies 在 1996 年的研究,以及 Dolan,Shearer,MacDonald,Mattick,Hall 和 Wodak 在 2003 年进行的研究,因为这些研究都只是报告了监狱内的治疗效果。

最后一项标准排除了那些不能提供足够的信息来计算效应大小的研究。这个标准对实用目的而言是尤为重要的。遗憾的是,某些研究仅仅由于最后一个标准而被排除在外(Schippers, Van Den Hurk, Breteler and Meerkerk, 1998; Guerin, 2002)。

2.2 定位相关研究的搜索策略

搜索策略的目的是定位所有的发表或未发表的研究,用以选出符合以上标准的研究。为了达到这个目的,我们需要运用多管齐下的搜索策略。搜索从对文献数据库的计算机化关键字搜索开始。

具体来说,我们对以下数据库进行了搜索:PsychLit, MedLine, NCJRS, Criminal Justice Abstracts, Dissertation Abstracts, Sociological Abstracts, Social Science Citation Index, SocioFile, Conference Papers Index, UnCover, C_2 SPECTR 和 CINAHL,我们也使用了谷歌搜索(Google internet searches)。

搜索关键字包括:毒品治疗(drug treatment)、物质滥用治疗(substance abuse treatment)、毒品咨询(drug counseling)、医疗社区(therapeutic community(ies))、美沙酮维持疗法(methadone maintenance)、训练营(boot camp(s))、罪犯(offenders)、社区毒品滥用治疗(residential substance abuse treatment(RSAT))、醉后驾车者(drunk driver)、醉酒驾车者(drink driver)、醉酒驾车(DUI 或 DWI)、犯人(inmates)、监禁(incarceration)、被监禁(incarcerated)、监狱(prison)、评估(evaluation)、结果评估(outcome evaluation)和再犯(recidivism)。这些关键字构成了各种组合。

我们也仔细阅读了现有研究和不熟悉的领域中研究的文献回顾,用来搜索符合标准的研究。具体来说,我们将现有的综述性研究的引文都列表出来以识别合格的研究。同样的,许多符合标准的研究中也回顾了一些相似的研究,这些研究也被加以引用。此外,我们回顾了 *Digest of Research on Drug Use and HIV/AIDS in Prisons*(Flanagan, Arsovksa, Giaime, Goril, Kahl, Król, and Moore, 2004),从中提取了很多"灰色"资料,尤其是欧洲的"灰色"研究。

进一步地,我们搜寻了几个知名研究机构的网站。具体来说,我们在以下网址上找到了相关的研究报告:加拿大的矫正服务研究出版物页面[Correctional Service Canada's research publications page(http://www.csc-scc.gc.ca/text/research_e.shtml)];内政部[the Home Office(http://www.homeoffice.gov.uk/)];兰德毒品政策研究中心[RAND Drug Policy Research Center(http://www.rand.org/multi/dprc/)];城市研究所的犯罪/司法研究页面[The Urban Institute's crime /justice research page(http://www.urban.org/justice/index.cfm)];维拉司法研究出版社页面[Vera Institute of Justice publications page(http://www.vera.org/publications/publications.asp)]。

我们也人工搜索了在以下杂志上于1999年至2004年间发表的文章的标题/摘要:《毒品滥用治疗期刊》(*Journal of Substance Abuse Treatment*)、《罪犯治疗和比较犯罪学国际期刊》(*International Journal of Offender Therapy and Comparative Criminology*)、《毒品问题期刊》(*Journal of Drug Issues*)、《监狱期刊》(*The Prison Journal*)、《犯罪与违法》(*Crime & Delinquency*)和《罪犯改造期刊》(*Journal of Offender Rehabilitation*)。我们人工搜索这些杂志有两个原因:一是它们对其出版的相关研究有全面的出版记录;二是在我们所用的电脑化数据库中,这些杂志中的很大一部分未被编入索引。

最后,一位信息学专家对我们的搜索策略和结果进行了审核。这位信息专家提供了许多其他的相关研究。

初步审查标题和摘要后,我们获取了所有通过标题和摘要初步筛选的符合标准的研究,并仔细审查,以决定最终是否录用。具体来说,我们审阅了那些题目和摘要,寻找强有力的排除依据。也就是说,去找表明这个研究违反了一条或多条标准的明确证据。例如,第一个标准是所有的研究要对在矫正机构监管下的干预进行评估。因此,如果一个标题/摘要明显表明,评估采用的项目并不是在矫正机构进行的,那么这个研究就会被排除而不能进入下一个环节。有些研究经过初步的标题/摘要检验后无法确认为不合格,那么我们就会对研究的内容进行仔细研读,来决定其是否符合标准。

2.3 研究中所用方法的简介

符合条件的基本研究设计的关键在于测量治疗组和比较组获释后的效果,例如释放后的再犯或者复吸。研究随着建立对照组的方法的不同而不同;常见的差异有历史比较的不同,司法管辖区的不同,是否有选择不参与治疗项目的符合标准的罪犯,是否有符合标准的但由于受空间限制而没有参与毒品治疗的罪犯,以及是否随机分配。研究也随着运用的以减少选择偏差的统计方法的不同而变化(匹配matching、协变量分析covariate analysis等)。所选的研究还有在测量再犯的方法上的差异(例如逮捕、判刑、再次入狱)和测量再次使用毒品的方法上的不同(例如自我报告、验尿)。为此我们设计了能捕捉到这些差异的编码形式。

2.4 独立研究的确认标准

在评估基于监禁的毒品治疗项目时,一些统计上的依赖性(statistical dependency)是很明显的。一种常见的依赖性(dependency)是因为多种测量犯罪行为的方法（如再次拘捕、再次判刑、吸毒），或者对犯罪行为的同一指标的多种随访期（例如6个月、12个月）而产生的。另一种常见的依赖性是对同一样本的多份研究报告而产生的。

我们具体运用的统计方法要求研究结果具有统计独立性。于是我们利用一些策略来达到这一独立性。第一，所有的评估（即治疗/比较对比）被反复互相核对，来确保对同一评估的多个研究报告的结果不会对项目结果的任何分析产生多重影响。第二，在对犯罪行为有多重测量方法的评估中，我们采用了一套选择标准，即为效应大小①（effect sizes）建立了五个数据集（data set），并采用了特殊的评估使每个数据集只有一个效应大小，而不是将这些不同结果平均化处理。在第一数据集中我们倾向于采纳如下情况的效应大小：（1）一般的（即覆盖了所有犯罪类型，而不是特指某一具体类型），（2）基于逮捕的，（3）二分的，（4）跟踪参与者达12个月的。我们之所以要使效应值符合这些标准，是因为在所有测量结果的方法中，逮捕率最适合于测量违法行为，而且报告相关措施的影响时，这样的效应大小使用频率更高。因此，满足这些标准的效应大小为我们提供了一个具有可比性的方法，我们可以对不同的研究的影响效果进行比较。如果没有完全符合上述标准的效应大小可用，我们就选择那些最接近于符合的。例如，财产犯罪比暴力犯罪更为普遍，基于被再次判刑的效应大小比基于被再次监禁的更合适，对被试者追踪达12个月的效应大小比其他的更合适。每个独立的评估对这个"一般累犯"的数据集会产生且只会产生一个效应大小。这个一般再犯数据集是我们下面的分析中将主要使用的数据集。

我们还创建了另外四个数据集：一个针对再逮捕的数据集，一个针对再定罪的数据集，一个针对再监禁的数据集和一个针对毒品复吸结果的数据集。在创建这些数据集时，我们发现可供选择的效应大小很有限。当某个数据集有多个效应大小时，要考虑以下因素进行选择：（1）一般的（即覆盖了所有犯罪类型，而不是特指某一具体类型）；（2）二分的；（3）跟踪被试者达12个月的。如果一个研究的报告不符合这些特定的结果类型，那么这个研究就不能被特定的数据集采用。例如，如果某个研究只报告了逮捕的结果，那么它可以作为拘捕的数据集，而不能作为再定罪、再监禁或毒品复发的数据集。

---

① 效应值大小：effect size（ES）是衡量处理效应大小的指标，与显著性检验不同，这些指标是不受样本容量影响的。它表示不同处理下的总体均值之间差异的大小，可以在不同研究之间进行比较。一般用于针对某一研究领域内的元分析中。effect size 在平均数检验中表示的是两组样本分布的总体的非重叠程度；ES 越大，重叠程度越小，效应明显；ES 越小则相反。可以这样理解，不管取哪种样本，ES 作为一种标准的均数差异的估计，它与当前样本无关。

2.5 研究中的编码类别

本次回顾采用了分层结构的编码形式，以辨别研究中效应大小的嵌套性（the nested nature of effect sizes）。各评估的任意数量的效应大小都可以运用这些形式进行编码［详见 Lipsey 和 Wilson（2001）对这个问题的讨论］。

编码形式的确定主要依据治疗方法、调查参与者、调查方法、结果测量以及观察到的结果的方向和幅度的关键特性。两个编码员同时编码一个研究，产生的分歧由课题组长解决。

2.6 统计过程和惯例

效应大小的计算被用于评估效果的比对。我们使用的是对二分结果的比值比（Odds Ratio，OR，又名机会比、优势比、交叉乘积比）效应大小，因为这种效应大小最适合于二分结果的测量（Lipsey and Wilson，2001）。基于连续量表的犯罪行为指标可以通过标准化的平均差效应大小来进行编码。这些效应大小通过下面的方式来编码：正的效应大小表明治疗组比对照组得出更可观的结果（如再犯或吸毒的减少）。这一比值比效应大小（ ES_{or} ）被定义为：

$$ES_{or} = \frac{P_c/(1 - P_c)}{P_t/(1 - P_t)}$$

这里 P_c 指比较组事件（如再逮捕）发生的概率，而 Pt 指治疗组同一事件发生的概率①。标准化平均差效应大小被定义为：

$$ES_d = \frac{\bar{X}_c - \bar{X}_t}{S_{pooled}}$$

这里 $\bar{X}_c$ 指比较组的平均值，$\bar{X}_t$ 指治疗组的平均值，而 S_{pooled} 是组间标准差的组合，公式如下：

$$S_{pooled} = \sqrt{\frac{(n_t - 1)S_t^2 + (n_c - 1)S_c^2}{(n_t - 1) + (n_c - 1)}}$$

这里 S_t^2 指治疗组的方差，S_c^2 指对照组的方差，n_t 指治疗组的样本大小，而 n_c 指对照组的样本大小。Hasselblad 和 Hedges（1995）提出了将比值比效应大小和标准化平均差效应大小综合运用的方法。具体来说，平均差效应大小被转换为了比值比效应的量度。我们对这些效应大小的分析运用了 Lipsey 和 Wilson（2001），Wang 和

---

① 注意我们使用比值比的倒数，因为我们对高于 1 的取值很感兴趣，因为这显示出治疗组比比较组有较低的再犯可能性。

Bushman(1999)总结的统计方法。特别是我们使用了逆方差的方法,并假设真正的治疗效果随研究过程中研究之间的已测量的(如编码研究功能)和未测量的差异而变化。为了获得研究中的未测量误差,我们将随机的效果成分加入到固定的权重影响中,用以计算出各自的影响,如下所示:

$$V^* = V + V_\theta$$

其中 V 指抽样误差方差,而 V_θ 是指由效应大小分布估计出的随机效果方差。

我们的分析采用了由 D.B.Wilson① 编写的 Stata 程序。这些程序可以计算出上述所讨论的随机效果方差分量,也能计算各种统计数据,如总体平均效应和同质化的效果数值等。此外,我们还使用了宏程序,通过方差分析和回归分析,以确定哪些研究特点可以与观察到的研究效果有关,并通过估计最大可能性来设定一种混合效应模型(Raudenbush,1994;Overton,1998)。我们对发表偏倚(publication bias)的分析运用了 Thomas J.Steichen 设计的 Stata 程序中的"metabias"(对发表偏倚进行了两个测试)和"metatrim"(对发表偏倚进行统计校正)命令。最后,我们运用了 Hedges 和 Pigott(2001)描述的方法进行分析。

2.7 定性数据的处理

我们的系统回顾中不包括定性研究。但是,我们欢迎那些使用定量分析的研究人员的建议,并期待在未来更新这个回顾时与之合作。

3. 发　现

3.1 对符合条件的研究的描述

最初我们的搜索策略定位到了 233 个可能入选的研究。我们能够找到其中 229 个的副本。检索结果表明,其中 53 份独特的研究符合我们的标准。这 53 份研究报告了 66 份独立的评估结果,因为一份研究可能会涉及多个评估。具体来说,9 份研究报告了多个评估结果,其中 7 份研究报告了 2 个评估结果,1 份研究报告了 3 个评估结果,1 份研究(Tunis et al.,1995)报告了 5 个独立评估结果。因此,从这 53 份研究中编码出的 66 个评估,是此次综合回顾的最初的分析单位。

在我们更新回顾时,我们又找到了 114 篇可能有用的研究。其中 13 篇最终被确

① 在写此次文章时,David Wilson 把那些宏程序公开在 http://mason.gmu.edu/~dwilsonb/ma.html 上。

认为是合格的,但是当中的 5 篇共享了相同的样本,所以只有 8 个独立的研究。这 8 篇研究各自评估了一个项目的效果,所以他们各自的效应值都已添加到原数据组当中。因此,当前数据组共有 74 个独立的效应值大小。

绝大多数涉及的评估是在美国进行的。具体来说,65 个(88%)评估在美国进行,澳大利亚和加拿大各有 4 个(5%),英国和中国台湾各有一个(1%)。大约一半评估(38 个,51%)是从已发表的期刊文章或书的章节中获得的,而其他的(36 个)评估是从未公开发表的技术报告和政府文件中获得的。关于出版日期,42 个评估(60%)是从 1999 年后的研究中所得的。有趣的是,评估中近 3/4 是从 1996 年后的研究中所得的,而 1996 年是 Pearson 和 Lipton's 在 1999 年的回顾中涵盖的最晚日期。因此,此次研究中的绝大多数评估并没有包括在较早的回顾当中。

3.2 研究中的总体平均效应

74 份评估中有 73 份报告了至少一种测量获释后再犯罪的方法(有一份评估仅报告了吸毒的相关情况)。根据我们对效应大小设定的选择标准,在 73 个普通再犯的比值比中,有 84%表明治疗组比对照组的再犯现象降低了。一般再犯比值比的分布检验表明,有一个评估是离群值(OR=0.016)①。

显示了对一般再犯测量的随机效应平均比值比。以 95%的置信区间来说,这个结果的平均比值比为 1.34,下限为 1.21,上限为 1.47。这表明,一般来说,这些毒品治疗项目的参与者在被治疗后会减少犯罪行为。通过将效应大小转变成百分比,我们可以对这种效应大小有一个更直观的感觉。为了进一步探究,我们假设对照组的再犯率为 35%(所有对照组的未加权平均再犯率)。在这一假设前提下,总体平均比值比可以转变为:治疗组的再犯率约为 29%。因此,参与治疗者的再犯率减少了 17%(即 $\frac{29\%—35\%}{35\%} \approx -17\%$)②。若是把离群值去掉,则平均效应大小为 1.38(95%置信区间,范围为 1.26 到 1.51)。

与仅由抽样误差造成的变化相比,一般再犯测量的分布表现出了更多的变化($Q=706.26, df=73, p<0.001$)。这一研究结果表明了治疗项目的特点、研究方法论以及样本特征可能会改变观察到的治疗效果。后续章节的分析会检验这种可能性。

有趣的是,77 份独立的评估中,仅有 22 份涉及了对释放后毒品使用的效果评

① 这个比值比转化为记录的-4.61 的比值比;其他的记录比值比的绝对值都小于 2。这个比值比来自于一个对麻醉剂维持项目的评估(Magura et al.,1993—女性样本)。

② 如果我们假设比较组有 50%的再犯率,那么这个效应大小可以转述为:治疗组有 42%的再犯率,再犯率减少了 16%。

估。这 22 份评估的随机平均比值比为 1. 28(95%置信区间,下限为 0. 94,上限为 1. 75)。如果我们仍然假设控制组的复吸率为 35%,那么治疗组经转化后的复吸率为 30%,则项目能减少 15%的复吸率。然而,这个平均比值比在统计上是不显著的。这个不显著的结果可能是由于统计功效的不足造成的,因为事后统计功效的分析发现观察到的效力值大小只有 0. 30。此外,效应大小的分布表现出了比只考虑抽样误差时预期误差更多的差异性($Q=205.10, df=21, p<0.001$),这再次表明调节变量可以解释某些毒品复发的比值比之间差异的原因。

3.3 调节变量的分析

以上分析表明,效应大小的分布所造成的差异远不止偶然性带来的差异。这项发现表明,在研究方法、样本、干预中可能存在重要的差异,而这些差异可以解释效应大小的变化。我们试图通过编码每个研究中的信息来得到不同研究之间的重要差异。但是我们受作者描述时的质量所限,不能充分地对相关研究的特征进行编码。

第一种调节变量为干预的主要类型。被编码的评估涉及四种主要治疗措施:TCs、咨询项目(counseling programs)、训练营(boot camps)和镇定剂维持项目(narcotic maintenance programs)。大部分的评估是关于 TCs 的(35 份)。另外相当大部分的(26 份)评估是关于咨询项目的。只有极少数的评估是涉及训练营或镇定剂维持项目的,分别有 2 份和 6 份。还有 4 份评估由于没有足够的信息而无法归类。

一般再犯平均比值比受主要干预类型的影响而显著不同($Q=12.80, df=3, p=0.005$)。平均而言,TCs 和咨询项目的一般再犯在统计上显著减少。具体来说,TCs 项目评估的平均比值比为 1. 40(95%的置信区间,下限为 1. 14,上限为 1. 71)。如果我们继续假设对照组的再犯率为 35%,这一平均比值比可以解读为 TCs 项目参与者的再犯率为 28%。咨询项目的平均比值比为 1. 53(95%的置信区间,下限为 1. 20,上限为 1. 94),假设对照组的再犯率为 35%,那么这一结果可以解读为咨询项目参与者有 26%的再犯率。

另外,训练营和镇定剂维持项目的平均比值比表明这些项目中的参与者在统计上没有显著减少再犯。具体地来说,目前的研究中包括两个对吸毒罪犯的训练营项目的评估,而这两种评估都产生了小的、正的记录比值比(1. 06 和 1. 15);没有一个在统计上是显著的。这两个训练营项目评估的固定效应平均比值比为 1. 10(95%的置信区间,下限为 0. 48,上限为 2. 50)。就镇定剂维持项目而言,我们共获得计算出了 5 个比值比,其中有 3 个的值小于 1(包括上面已讨论了的离群值)。镇定剂维持项目评估的随机效果平均比值比为 0.57(95%的置信区间,下限为 0.34,上限为 0.95),这表明参与组的再犯率在统计上比控制组有显著减少。此处的平均值受负的离群值的影响很大,当排除负的离群值时,镇定剂维持项目的平均效应大小是 1.09(95%的置信区间,下限为 0.71,上限为 1.67),因此我们无法确定镇定剂维持项目在减少再犯率上效果的量级,但是当前的证据也明显无法证明这些项目能显著减少再犯率。此外,训练营项目的效果实质上也是很小的。

对调节变量初步的分析表明,比值比和某些调节变量的联系依赖于比值比是否来自某个 TCs 或咨询项目的评估。因此,在一系列平行分析中,我们对 TCs 和咨询项目分别进行了调节分析。但是我们没有对训练营和镇定剂维持项目的比值比进行以上分析。

特别需要注意的是,调节变量分析只有有限的统计效力。这些分析对检测较小效果的统计效力大约为 0.10 到 0.40[①]。这些分析受限统计效力意味着只有在较大值的排除概率上才有可能具有统计上的显著性。换句话说,因为统计效力较低的影响,许多实质上有意义的效应在传统的显著水平上(即 $p<0.05$)并不显著。为了克服统计效力的不足,我们把统计显著性规定为排除发生的概率小于 10%(如 $p<0.10$)。

对调节变量分析的另一个限制是所有分析都是二元的。不幸的是,数据集太少使得多元数据分析出现了严重问题,而且分析结果对很小的变化(例如,剔除一个观察对象)都是非常敏感的(容易变化的)。因此,这些二元结果很容易受到虚假关系的影响。所以,调节分析的结果只具有提示作用。

通过编码方法论特征,检测了一般再犯的比值比的变化。第一个调节变量——“整体的方法质量”,是测量每份评估的内部效度的四分点序级测量方法。这种四分点的分类同美国马里兰大学的科学方法量表(Farrington et al.,2002)相似。方法质量的最低水平是“弱准实验设计”:干预之前,对照组与治疗组缺乏相似性。方法质量的下一级别是“标准准实验”:干预之前,对照组与治疗组在重要的观察变量上只有少许不同。“严格准实验”:是指其治疗组和对照组在重要的观察变量上(年龄、性别、犯罪前科、早期毒品使用)有高度的相似性;或采用略有不同的治疗组和对照组,但使用多元分析来控制重要变量上预先存在的差异。方法质量的最高水平是“实验

---

① 如果我们把显著性水平提高到 0.10,那么这些调节分析检测效果的统计效力大概会从 0.02 到 0.50 变化。这个级别的统计效力仍然低于 0.80 的标准。因此,即使采用 0.10 的显著性水平,统计效力仍然是受限的。

设计”:将参与者随机分配,并且没有耗损的问题[①]。

基于以上标准,大部分的评估在方法论上都是有问题的。在所有 35 份的 TCs 评估中,有 13 份(37%)被归为严格的准实验或实验设计。而模态法是“标准准实验”,35 份评估中有 15 份(43%)用了这种方法。要特别注意的是,三个质量最高方法的平均比值比在统计上是显著的——这表明 TCs 的效果并不因方法上的缺陷而被局限。

方法质量的水平与其各自的平均比值比之间是一种较弱的正相关的趋势。也就是说,最低的方法质量的评估具有最小的比值比,而最高的方法质量的评估具有较高的比值比。元分析模拟的方差分析表明,不同质量的方法之间的差异在统计上是显著的(α 自由度 p=0. 099)。这在一定程度上表明,采用较严格方法的评估会在治疗效果上找到更有力的证据。

在评估 TCs 项目时,编码的方法论特征与治疗效果几乎没有联系。例如随机分配(random assignment)、主观匹配(subject-level matching)以及用多元分析来控制治疗组和对照组间已存在的差异,这些方法上的因素都与效应大小并无关系。此外,几乎所有的平均比值比都是统计上显著的。这表明,有关 TCs 的效果是很少受方法差异影响的。

调节分析发现,已发表的研究比未发表的研究具有更大的统计效应量。这是 TCs 项目评估的发表偏倚的一个象征。为此我们对这些发表偏倚进行了统计检验。具体来说,我们同时进行了 Begg 和 Mazumdar(1994),以及 Egger,Smith,Schneider 和 Minder(1997)提出的有关发表偏倚的测试。Egger 等人的更具统计效力的检验方法证明了发表偏倚的存在。也就是说,我们拒绝了关于标准化效果的回归截距估计精度等于 0(p = 0. 001)的虚无假设。鉴于这一发现,我们使用了 Duval 和 Tweedie(1997)提出的“修剪和填补”法,来解释发表偏倚。我们在这一程序中给分布增加了 14 个效应大小,使平均随机效应比值比降低到了 1. 05,其中置信区间为 95%,下限为 1. 08,上限为 1. 36(Q=415. 97,df = 48,p<0. 001);如果继续假设对照组的再犯率为 35%,则调整了发表偏倚后平均比值比可以解读为对照组的再犯率大约为 31%。因此,运用了“修剪和填补模型”后我们所得的结论并不强健;但是该模型的确能解决高度异质性所带来的问题,正如本回顾遇到的情况一样。

---

① 我们编码了两种类型的消耗问题:总的和差别的。总的消耗问题是指,总的等于或超过 20%的消耗,或者如果主要作者指出,消耗的与没消耗的之间有实质性的不同。差别的消耗问题也是相似的定义:特殊的消耗等于或者超过 20%,或者如果主要作者指出,消耗大大减少了治疗组和比较组的相似性。

评估员连续报告了四个样本特征:年龄构成(青少年或成人)、样本性别构成、样本种族构成和罪犯的犯罪行为(暴力/非暴力罪犯)。我们分析发现,无一样本特征表明其与效应大小具有显著的统计或本质联系。然而,再一次需要注意的是,几乎所有的平均比值比都是统计显著的,至少是足够的。这表明 TCs 项目对各种不同的样本来说都是有效的。

我们也为每种干预的特征进行了编码。共有六种治疗特征被编码:强制安置、干预场所(即监狱 vs 拘留所)、治疗时间、项目成熟程度、参与的性质(即严格自愿 vs 非完全自愿参与)以及项目容量/平均参与者数量。再一次,我们发现被编码的特征与效应大小没有统计上或本质上的联系;面对治疗特点的差异,TCs 的治疗效果一直有稳健的证据加以证明。具体而言,唯一有问题的而又有统计显著性的特征就是有些项目要求有参与者自愿参与治疗,而这一特征使得这些项目比其他项目产生了更大的效应值。类似的,短期治疗项目与其他长期项目相比效果较差,但是这种差异并不显著。事实上,这些评估证明了,不管这些项目在治疗特征上有何差异,TCs 项目都是有效的。总而言之,不管几个主要的评估特征如何,TCs 项目的参与者比非参与者有着较低的再犯率。

对咨询项目,我们进行了平行组分析。再一次,我们发现大多数评估在方法论上是不足的。近四分之三(73%)的评估被归为“弱”或“标准”准实验。只有 2 份评估采用了将罪犯随机分配到治疗条件的实验设计。方法上缺乏严谨性是很严重的问题,尤其当方法质量较高的评估质量较低的评估具有更小的无统计显著性的平均比值比时。具体来说,被归为“严格”准实验或“实验设计”的评估显示的平均效应大小分别是 1. 33(95%的置信区间,下限为 0. 87,上限为 2. 05)和 1. 09(95%的置信区间,下限为 0. 52,上限为 2. 29),没有一个具有统计上的显著性。虽然这种比较不同质量的方法的平均比值比的统计检验在统计上是不显著的,但结果方法质量不足的评估为咨询项目在减少再犯罪的效果上提供了最有力的证据。

唯一与比值比大小统计上显著相关的方法变量是差别损耗和多元数据分析。具体来说,采用多元数据分析的评估比没有采用这种方法的评估会产生更大的效应值。同时具有差别损耗的评估比没有明显的差别损耗的评估具有统计上更小的比值比。进一步来讲,没有大量的整体耗损的评估比其他评估具有实质上更大的平均效应大小,尽管在统计上并不显著。值得一提的是,经过区分发表的和未发表的研究,我们发现其对咨询项目的影响没有差异。这一发现与发表偏倚的其他检验相符,也就是说,Begg,Mazumdar 以及 Egger 等人对发表偏倚的检验都保留了虚无假设(不存在发表偏倚）。

在决定样本差异的四个调节变量中，有两个与效应大小统计上相关。成人样本的评估比青少年样本评估在统计学上有更大的平均比值比。同样的，采用女性样本的评估比采用男性样本或男女混合样本的评估有更大的平均比值比；事实上，之后的比较表明这三个平均比值比在统计学意义上有着各自的不同。样本的种族构成与效应大小没有本质或统计上的联系。事实上，对于所有种族类别中，咨询项目在减少再犯罪方面都是很有效的。

考虑治疗特点时，成熟的咨询方案和自愿的项目比其他评估有着更大的统计学效应值。而其他被编码的治疗特点中，没有一个与效应大小有本质或统计学上的联系。与 TCs 项目评估的分析一致，强制安置的项目比没有安置的有更大的效应值，但差异并不显著。需要特别注意的是，调节变量分析的统计效力较低，所以这一结果（和其他不显著的结果）可能由效力较低造成的。

最后，我们检验了调节变量对预测毒品复发比值比变化的能力。在这些分析中，受效应大小数量的限制（22 个），我们无法对主要治疗类型分别进行分析，而只能将所有类型的治疗一起分析。

也许最重要的一个结论就是毒品复吸的效应值随着治疗项目类型的不同而变化。有趣的是，镇定剂维持治疗项目有着最大的平均效应量（2. 10），而且具有统计上的显著性。社区治疗项目的平均效应量紧跟其后（1. 33），这与社区治疗项目的一般再犯平均效应值相仿（1. 40）。然而和一半再犯平均效应值不同的是，毒品复吸的平均效应值不具有统计上的显著性（$p=0.13$），其主要原因是效应值的个数相对较少（如统计效力不高）。而训练营和咨询项目的平均效应值都小于 1，表明它们对于治疗毒品滥用的平均效果是负的。总而言之，镇定剂维持项目对减少毒品复吸的效果很显著，而社区治疗的效果一般，咨询和训练营项目总的来说无法减少毒品的复吸。

对毒品复吸结果调节分析得到的另一个有趣的结论就是几乎所有的平均效应量都不显著。也就是说，无论方法、样本或治疗的特征方面有何差异，基于监禁的毒品治疗都不会减少获释后参与者的复吸。只有含有以下特征的评估才会有大于 1 的比值比（$\alpha=0.10$，表明毒品使用显著减少）：使用了随机分配，没有进行主观匹配，样本由成人或女性组成，自愿参与，强制安置或者基于 TCs 模型的项目。最后，值得注意的是，尽管发表的评估比未发表的评估在某种程度上表现出更大的效应值，但发表偏倚的统计检验并没有显示这些评估中存在发表偏倚。

4. 结　论

总体而言，此篇基于监禁的毒品治疗项目的评估的元分析表明这些项目在减少再犯方面有适当的效果。有 84%的一般再犯率的比值比表明治疗组的效果优于对照组。另外，随机效应平均比值比是 1.37，如果假设比较组的再犯率是 35%，那么治疗组的再犯率为 28%。当然，治疗项目的效果会随治疗类型的不同而变化。

与现有的回顾相一致（例如 Wilson, MacKenzie and Mitchell, 2005; Pearson and Lipton, 1999），我们并没有发现训练营项目能减少再犯或毒品复吸用的证据。虽然针对吸毒罪犯的训练营项目的独立评估的数量很少，但是考虑到我们的发现与其他针对训练营的研究结果的一致性，我们可以得出训练营项目不能减少再犯这一结论。

对于基于监禁的镇定剂维持项目，我们仅有很少的证据来证明其效果。在七个相关评估中，有三个的效果都表明项目参与者比非参与者有更高的再犯率，而镇定剂维持项目的平均效应值不仅很小而且没有统计上的显著性。与此相反，有限的证据表明镇定剂维持项目能减少毒品的复吸。而所有现有的评估都表明，项目参与者在释放后的毒品复吸率比非参与者稍微低一些，其平均效应值很大而且具有明显的显著性。因此，基于监禁的麻醉剂维持项目可能会降低毒品使用，但不会减少再犯罪。由于相关评估数量有限，我们没法进一步下结论。不得不提的是，我们的结论与另一基于社区镇定剂维持项目的更庞大的系统回顾的结论有差异（Egli, Pina, Christensen, Aebi, and Killias, 2009）。这一矛盾表明治疗的环境对项目效果影响很显著。所以对这些项目效果的持续调查研究，尤其是在特定环境下的项目，将对知识库作出重大贡献。

治疗效果最一致的证据来自对 TCs 项目的评估。这些项目能够持续减少再犯罪和吸毒。而且无论方法如何，较少犯罪的效果的证据都是强有力的。事实上，即使在最严格的评估中，TCs 项目的参与者也都持续地减少再犯罪。我们还发现，TCs 对不同类型的样本（如仅包含女性的样本，仅包含男性的样本和成人样本）也是有效的，这表明 TCs 可以适用于各种类型的罪犯。然而，发表偏倚会使我们高估 TCs 项目的效果。就毒品复吸而言，TCs 项目的效果和对一般再犯的效果相似，但是由于相关研究的数量较少，项目的效果不具有统计上的显著性。

咨询项目在减少再犯罪方面是有效的，但不能降低毒品的复吸。而在减少成年人或者单一性别罪犯的再犯罪上,咨询项目最有效。同时有证据表明,完全自愿的咨询项目比其他咨询项目在减少再犯上更有效。然而,咨询项目效果的最有力的证据是基于对方法质量不足的评估上的。此外,只有少数咨询项目评估了其对吸毒的效果,而现有的研究并未发现咨询项目中的参与者减少了毒品使用。

有趣的是,所有的调节分析都表明释放后强制安置的治疗方案产生了比其他方案更大的效应值。除了有关吸毒效应大小的分析,其他所有分析之间的差异都不显著。然而,由于这些分析缺乏统计效力,而且删除或纳入某一单独评估时过于敏感,再加上那些能证明安置可以加强这些干涉的效果的证据,我们有理由相信强制性安置手段最有可能增强基于监禁的毒品治疗的效果。

本研究对政策制定者的指导是显而易见的。如果政策制定者想为被监禁的毒品滥用者寻找有效干预手段,那么最有可能成功的方案是那些集中专注于毒品滥用者的综合问题的项目,如 TCs 项目。政策制定者应当降低对那些集中程度低的项目的期待值。此外,现有的文献里没有证据证明针对毒品滥用者的矫正型训练营可以减少获释后的再犯犯罪以及复吸。因此,政策制定者不应该指望这样的计划可以减少再犯。

我们相信这项研究对研究人员也具有启发作用。具体来说,我们认为尽管现存的研究结果明确地支持某些项目的有效性,但是,对治疗项目中的具体哪一部分是最重要的,以及哪些部分的组合是最有效的,我们知之甚少。此外,因为这一研究领域的一般性方法上都是不足的,研究结果容易受到替代解释的质疑(即减少再犯可能是由于其他因素而非干预)。未来的研究应该着眼于解决这些问题。

5. 更新回顾的计划

我们计划每三年更新一次系统回顾,这与康拜尔合作组织的指导方针相一致。

6. 致　谢

我们感谢北欧康拜尔中心和 Jerry Lee 基金会对本篇论文部分内容的支持。我们也感谢 Matthew Makarios 在繁重的评估编码工作上提供的帮助。

7. 关于利益冲突的声明

对现有的或计划中的基于监禁的毒品治疗或对吸毒罪犯的任何其他类型的干预项目而言,没有任何作者与之有经济冲突。

8. 参考文献

Begg, Colin B. and Madhuchhanda Mazumdar. 1994. " Operating Characteristics of a Rank Correlation Test for Publication Bias." *Biometrics* 50(4):1088-101.

Bennett, Trevor. 1998. *Drugs and Crime: The Results of Research on Drug Testing and Interviewing Arrestees*. London: Home Office.

Berggren, O. and H. Svard. 1990. *Osteraker Project: A Further Follow-Up of the Drug Misuser Treatment Programme at Osterake Prison*. Sweden: Swedish Prison and Probation Administration.

Bureau of Justice Statistics. 1995. *Drugs and Crime Facts*, 1994: *A Summary of Drug Data Published in* 1994. Rockville, MD: U.S. Department of Justice, Bureau of Justice Statistics.

Dolan, Kate A., James Shearer, Margaret MacDonald, Richard P. Mattick, Wayne Hall, and Alex D. Wodak. 2003. " A Randomised Controlled Trial of Methadone Maintenance Treatment Versus Wait List Control in an Australian Prison System." *Drug and Alcohol Dependence* 72(1):59-65.

Duvall, Sue and Richard Tweedie. 2000. " A Nonparametric "Trim and Fill" Method of Accounting for Publication Bias in Meta-Analysis." *Journal of the American Statistical Association* 95(449):89-98.

Dynia, Paul and Hung-En Sung. 2000. "The Safety and Effectiveness of Diverting Felony Drug Offenders to Residential Treatment As Measured by Recidivism." *Criminal Justice Policy Review* 11(4):299-311.

Egger, Matthias, George D. Smith, Martin Schneider, and Christoph Minder. 1997. "Bias in Meta-Analysis Detected by a Simple, Graphical Test." *British Medical Journal* 315: 629–34.

Farrington, David P., Denise C. Gottfredson, Lawrence W. Sherman, and Brandon C. Welsh. 2002. "The Maryland Scientific Methods Scale." pp. 13–21 in *Evidence-Based Crime Prevention*, Editors Lawrence W. Sherman, David P. Farrington, Brandon C. Welsh, and Doris L. MacKenzie. New York, NY: Routledge.

Field, Gary. 1985. "The Cornerstone Program: A Client Outcome Study." *Federal Probation* 49 (2): 50 – 55.———. 1989. *A Study of the Effects of Intensive Treatment on Reducing the Criminal Recidivism of Addicted Offenders*. Unpublished Manuscript: Oregon Correctional Treatment Programs.

Flanagan, Clare, Jana Arsovska, Alison J. Giaime, Mara Goril, Christian Kahl, Artur Król, and Bianca Moore. 2004. *Digest of Research on Drug Use and HIV/AIDS in Prisons*. London: The European Network for Drug Services in Prison, Cranstoun Drug Services.

Gerstein, Dean R. and Hernick J. Harwood, Editors. 1990. *Treating Drug Problems: A Study of the Evolution, Effectiveness, and Financing of Public and Private Drug Treatment Systems*. Washington, D.C.: National Academy Press.

Guerin, Paul. 2002. *Outcome Evaluation of the New Mexico Corrections Department Genesis Residential Substance Abuse Treatment Program for State Prisoners*. Albuquerque, NM: Institute for Social Research, University of New Mexico.

Hasselblad, Vic and Larry V. Hedges. 1995. " Meta-Analysis of Screening and Diagnostic Tests." *Psychological Bulletin* 117(1): 167–78.

Hedges, Larry V. and Therese D. Pigott. 2001. "The Power of Statistical Tests in Meta-Analysis." *Psychological Methods* 6(3): 203–17.

Hiller, Matthew L., Kevin Knight, and D. D. Simpson. 1999. "Risk Factors That Predict Dropout from Corrections-Based Treatment for Drug Abuse." *The Prison Journal* 79(4): 411–30.

Jones, Robert J., Bruce W. Olson, Steven P. Karr, and Sheila M. Urbas. 2003. *Impact Incarceration Program: 2003 Annual Report to the Governor and General Assembly*. Springfield, IL: Illinois Department of Corrections.

Knight, Kevin and Matthew L. Hiller. 1997. "Community-Based Substance Abuse Treatment: A 1-Year Outcome Evaluation of the Dallas County Judicial Treatment Center." *Fed-*

eral Probation 61(2):61–68.

Lipsey, Mark W. and David B. Wilson. 2001. *Practical Meta-Analysis*. Thousand Oaks, CA: Sage Publications.

Lo, Celia C. and Richard C. Stephens. 2000. "Drugs and Prisoners: Treatment Needs on Entering Prison." *American Journal of Drug and Alcohol Abuse* 26(2):229–45.

Magura, Stephen, Andrew L. C. Rosenblum, and Herman Joseph. 1993. "The Effectiveness of in-Jail Methadone Maintenance." *Journal of Drug Issues* 23(1):75–99.

Overton, Randall C. 1998. "A Comparison of Fixed-Effects and Mixed (Random-Effects) Models for Meta-Analysis of Moderator Variable Effects." *Psychological Methods* 3(3):354–79.

Pearson, Frank S. and Douglas S. Lipton. 1999. "A Meta-Analytic Review of the Effectiveness of Corrections-Based Treatment for Drug Abuse." *The Prison Journal* 79(4):384–410.

Pernanen, Kai, Marie-Marthe Cousineau, Serge Brochu, and Fu Sun. 2002. *Proportions of Crimes Associated With Alcohol and Other Drugs in Canada*. Ottawa, ON: Canadian Centre on Substance Abuse.

Peters, Roger H., Paul E. Greenbaum, John F. Edens, Chris R. Carter, and Madeline M. Ortiz. 1998. "Prevalence of DSM-IV Substance Abuse and Dependence Disorders Among Prison Inmates." *American Journal of Drug and Alcohol Abuse* 24(4):573–87.

Raudenbush, Stephen W. 1994. "Random Effects Models." pp. 302 – 21 in *The Handbook of Research Synthesis*, Editors Harris Cooper and Larry V. Hedges. New York, NY: Russell Sage Foundation.

Schippers, Gerard M., Arie A. van den Hurk, Marinus H. M. Breteler, and Gert-Jan Meerkerk. 1998. "Effectiveness of a Drug-Fee Detention Treatment Program in a Dutch Prison." *Substance Use & Misuse* 33(4):1027–46.

Shaw, James W. and Doris L. MacKenzie. 1992. "The One-Year Community Supervision Performance of Drug Offenders and Louisiana DOC-Identified Substance Abusers Graduating From Shock Incarceration." *Journal of Criminal Justice* 20(6):501–16.

Shewan, David, A. Macpherson, Margaret M. Reid, and John B. Davies. 1996. "The Impact of the Edinburgh Prison Drug Reduction Programme." *Legal and Criminological Psychology* 1(1):83–94.

Swartz, James A., Arthur J. Lurigio, and Scott Slomka. 1996. "The Impact of IMPACT: An Assessment of the Effectiveness of the Cook County Jail's Substance Abuse Treatment Program." *Crime and Delinquency* 42(4): 553-73.

Tunis, Sandra, James Austin, Mark Morris, Patricia Hardyman, and Melissa Bolyard. 1995. *Evaluation of Drug Treatment in Local Corrections: Final Report*. San Francisco, CA: National Council on Crime and Delinquency.

Wang, Morgan C. and Brad J. Bushman. 1999. *Integrating Results Through Meta-Analytic Review Using SAS Software*. Cary, NC: SAS Institute, Inc.

Wilson, David B. and Doris Layton MacKenzie. 2006. "Boot Camps." pp. 73-86 in *Preventing Crime: What Works for Children, Offenders, Victims, and Places*, Editors Brandon C. Welsh and David F. Farrington. New York: Springer.

Wilson, David B., Doris L. MacKenzie, and Fawn N. Mitchell. 2005. *Effects of Correctional Boot Camps on Offending*. A Campbell Collaboration systematic review, available at: http://www.aic.gov.au/campbellcj/reviews/published.html.

Zhang, Sheldon. 2000. *An Evaluation of the Los Angeles County Juvenile Drug Treatment Boot Camp: Final Report*. San Marcos, CA: California State University.

9. 被选入系统回顾的文献

Anglin, M.D., Michael L. Prendergast, David Farabee, and Jerome Cartier. 2002. *Final Report on the Substance Abuse Program at the California Substance Abuse Treatment Facility and State Prison at Corcoran*. Los Angeles, CA: The UCLA Integrated Substance Abuse Program.

Aos, Steve. 2004. *Washington State's Family Integrated Transitions Program for Juvenile Offenders: Outcome Evaluation and Benefit-Cost Analysis*. Olympia, WA: Washington State Institute for Public Policy.

Crundall, Ian and Kaye Deacon. 1997. "A Prison-Based Alcohol Use Education Program: Evaluation of a Pilot Study." *Substance Use & Misuse* 32(6): 767-77.

Daley, Marilyn, Craig T. Love, Donald S. Shepard, Cheryl B. Petersen, Karen L. White, and Frank B. Hall. 2004. "Cost Effectiveness of Connecticut's in-Prison Substance Abuse

Treatment." *Journal of Offender Rehabilitation* 39(3):69-92.

Darabi, G.A.1992. *Psychological Impact of Tier Programs: An Outcome Evaluation*. Tallahassee, FL: Bureau of Planning, Research, and Statistics.

Dowden, Craig and Kelley Blanchette. 2002. "An Evaluation of the Effectiveness of Substance Abuse Programming for Female Offenders." *International Journal of Offender Therapy and Comparative Criminology* 46(2):220-230.

Dugan, John R. and Ronald S. Everett. 1998. "An Experimental Test of Chemical Dependency Therapy for Jail Inmates." *International Journal of Offender Therapy and Comparative Criminology* 42(4):360-368.

Eisenberg, Michael, Lisa Riechers, and Nancy Arrigona. 2001. *Evaluation of the Performance of the Texas Department of Criminal Justice Rehabilitation Tier Programs*. Austin, TX: Criminal Justice Policy Council.

Eisenberg, Michael and Tony Fabelo. 1996. "Evaluation of the Texas Correctional Substance Abuse Treatment Initiative: The Impact of Policy Research." *Crime & Delinquency* 42(2):296-308.

Finigan, Michael W., Nancy Barron, and Shannon Carey. 2003. "Effectively Assessing and Preparing Inmates for Community Substance Abuse Treatment: The Portland Target Cities Project in-Jail Intervention." pp.165-78 in *Clinical Assessment and Substance Abuse Treatment: The Target Cities Experience*, Editors Richard C. Stephens, Christy K. Scott, and Randolph D. Muck. Albany, NY: State University of New York Press.

Gordon, Jill A. 2002. *Barrett Juvenile Correctional Center: Is It Effective*. Richmond, VA: Virginia Commonwealth University.

Gransky, Laura A. and Robert J. Jones. 1995. *Evaluation of the Post-Release Status of Substance Abuse Program Participants*. Chicago, IL: Illinois Criminal Justice Information Authority.

Hanson, Gina. 2000. *Pine Lodge Intensive Inpatient Treatment Program*. Olympia, WA: Planning and Research Section, Washington State Department of Corrections.

Hartmann, David J., James L. Wolk, L. S. Johnston, and Corey J. Colyer. 1997. "Recidivism and Substance Abuse Outcomes in a Prison-Based Therapeutic Community." *Federal Probation* 61(4):18-25.

Hughey, Ray and LLoyd W. Klemke. 1996. "Evaluation of a Jail-Based Substance

Abuse Treatment Program." *Federal Probation* 60(4):40–44.

Hume, Sarah and Angela Gorta. 1988. *Results of Community Urinalyses for Clients on the NSW Prison Methadone Program. Study* 6. New South Wales, Australia: new South Wales Department of Corrective Services.

Hume, Sarah and Angela Gorta. 1989. *Effects of the N.S.W. Prison Methadone Program on Criminal Recidivism and Retention in Methadone Treatment*. New South Wales, Australia: New South Wales Department of Corrective Services.

Inciardi, James A., Steven S. Martin, Clifford A. Butzin, Robert M. Hooper, and Lana D. Harrison. 1997. "An Effective Model of Prison-Based Treatment for Drug-Involved Offenders." *Journal of Drug Issues* 27(2):261–79.

Johnson, Sara L., Jennifer T. C. van de Ven, and Brian A. Grant. 2001. *Institutional Methadone Maintenance Treatment: Impact on Release Outcome and Institutional Behaviour* (*Research Rep. No.* 119). Ottawa: Research Branch, Correctional Service of Canada.

Kelly, William R. 2001. *An Outcome Evaluation of the Texas Youth Commission's Chemical Dependency Treatment Program*. Austin, TX: University of Texas.

Kinlock, Timothy W., Robert J. Battjes, and Robert P. t. M. P. T. Schwartz. 2005. "A Novel Opioid Maintenance Program for Prisoners: Report of Post-Release Outcomes." *American Journal of Drug and Alcohol Abuse* 31:433–54.

Klebe, Kelli J. and Maureen O'Keefe. 1998. *Outcome Evaluation of the Crossroads to Freedom House and Peer I Therapeutic Communities*. Colorado Springs, CO: University of Colorado.

Knight, Kevin, D. D. Simpson, and Matthew Hiller. 1999. "Three-Year Reincarceration Outcomes for in-Prison Therapeutic Community Treatment in Texas." *The Prison Journal* 79(3):337–51.

Kunitz, Stephen J., W. G. Woodall, Hongwei Zhao, Denise R. Wheeler, Robert Lillis, and Everett Rogers. 2002. "Rearrest Rates After Incarceration for DWI: A Comparative Study in a Southwestern US County." *American Journal of Public Health* 92(11):1826–31.

Little, Gregory L. and Kenneth D. Robinson. 1989. "Treating Drunk Drivers With Moral Reconation Therapy: A One-Year Recidivism Report." *Psychological Reports* 64:960–962.

Magura, Stephen, Andrew L. C. Rosenblum, and Herman Joseph. 1993. "The Effectiveness of in-Jail Methadone Maintenance." *Journal of Drug Issues* 23(1):75–99.

Martin Carol, Elaine Player, and Sarah Liriano. 2003. "Results of Evaluations of the RAPt Drug Treatment Programme." *Prisoners' Drug Use and Treatment: Sever Research Studies*, Editor Malcolm Ramsey. London: Home Office Research.

Miller, J.M. and Barbara Koons-Witt. 2003. *Outcome Evaluation of the South Carolina Residential Substance Abuse Treatment Program for State Prisoners*. Columbia, SC: University of South Carolina.

Mosher, Clayton and Dretha Phillips. 2002. *Final Report on the Program Evaluation of the Pine Lodge Pre-Release Residential Therapeutic Community for Women Offenders in Washington State*. Pullman, WA: Washington State University.

Nash, Jeffrey E. 2000. *Final Report of Outcomes for Ozark Correctional Center Drug Treatment Program*. Springfield, MO: Center for Social Sciences and Public Policy Research.

Oregon Department of Corrections. 1994. *Comparison of Outcomes and Costs Residential and Outpatient Treatment Programs for Inmates Alcohol and Drug, Mental Health, Sex Offender, and Social Skills Treatment*. Oregon: Oregon Department of Corrections.

Pealer, Jennifer A., Edward J. Latessa, and Melissa Winesburg. 2002. *Final Report: Mohican Youth Center RSAT Outcome Evaluation*. Cincinnati, OH: Center for Criminal Justice Research, University of Cincinnati.

Pelissier, Bernadette, William Rhodes, William Saylor, Gerry Gaes, Scott D. Camp, Suzy D. Vanyur, and Sue Wallace. 2000. *TRIAD Drug Treatment Evaluation Project Final Report of Three-Year Outcomes: Part I*. Washington, D.C.: Federal Bureau of Prisons, Office of Research and Evaluation.

Peters, Roger H., William D. Kearns, Mary R. Murrin, Addis S. Dolente, and Robert L. May II. 1993. "Examining the Effectiveness of in-Jail Substance Abuse Treatment." *Journal of Offender Rehabilitation* 19(3/4): 1-39.

Porporino, F. J., D. Robinson, B. Millson, and J. R. Weekes. 2002. "An Outcome Evaluation of Prison-Based Treatment Programming for Substance Users." *Substance Use & Misuse* 37(8-10): 1047-77.

Porter, Rachel. 2002. *Breaking the Cycle: Technical Report*. New York: Vera Institute of Justice.

Prendergast, Michael, Elizabeth Hall, and Jean Wellisch. 2003. *An Outcome Evaluation of the Forever Free Substance Abuse Treatment Program: One-Year Post-Release Outcomes.* Santa Monica, CA: Drug Abuse Research Center.

Prendergast, Michael L., Jean Wellisch, and Mamie M. Wong. 1996. "Residential Treatment for Women Parolees Following Prison-Based Drug Treatment: Treatment Experiences, Needs and Services, Outcomes." *The Prison Journal* 76(3):253–74.

Sealock, Miriam D., Denise C. Gottfredson, and Catherine A. Gallagher. 1997. "Drug Treatment for Juvenile Offenders: Some Good and Bad News." *Journal of Research in Crime and Delinquency* 34(2):210–236.

Siegal, Harvey A., Jichuan Wang, Russel S. Falck, Ahmmed M. Rahman, and Robert G. Carlson. 1997. *An Evaluation of Ohio's Prison-Based Therapeutic Community Treatment Programs for Substance Abusers: Final Report.* Dayton, OH: Wright State University, School of Medicine.

Smith, Cindy J. 1996. "The California Civil Addict Program: An Evaluation of Implementation and Effectiveness." Dissertation, University of California, Irvine, Ann Arbor, MI.

Taxman, Faye S. and David L. Spinner. 1996. *The Jail Addiction Services (JAS) Project in Montgomery County, Maryland.* College Park, MD: University of Maryland.

Tunis, Sandra, James Austin, Mark Morris, Patricia Hardyman, and Melissa Bolyard. 1995. *Evaluation of Drug Treatment in Local Corrections: Final Report.* San Francisco, CA: National Council on Crime and Delinquency.

Turley, Alan, Tim Thornton, Craig Johnson, and Sue Azzolino. 2004. "Jail Drug and Alcohol Treatment Program Reduces Recidivism in Nonviolent Offenders: A Longitudinal Study of Monroe County, New York's, Jail Treatment Drug and Alcohol Program." *International Journal of Offender Therapy and Comparative Criminology* 48(6):721–28.

Van Stelle, Kit R. and D.P. Moberg. 2000. *Outcome Evaluation of the Wisconsin Residential Substance Abuse Treatment Program: The Mental Illness-Chemical Abuse (MICA) Program at Oshkosh Correctional Institution, 1998–2000.* Madison, WI: University of Wisconsin Medical School.

Vaughn, Michael S., Furjen Deng, and Lou-Jou Lee. 2003. "Evaluating a Prison-Based Drug Treatment Program in Taiwan." *Journal of Drug Issues* 33(2):357–84.

Voas, R.B. and A.S. Tippetts. 1990. "Evaluation of Treatment and Monitoring Programs for Drunken Drivers." *Journal of Traffic Medicine* 18:15–26.

Washington State Department of Corrections. 1988. *Substance Abuse Treatment Program Evaluation of Outcomes and Management Report*. Olympia, WA:

Washington State Department of Corrections. Welsh, Wayne N. 2002. *Evaluation of Prison Based Drug Treatment in Pennsylvania*. Philadelphia, PA: Temple University.

Wexler, Harry K., Gregory P. Falkin, and Douglas S. Lipton. 1990. "Outcome Evaluation of a Prison Therapeutic Community for Substance Abuse Treatment." *Criminal Justice and Behavior* 17(1): 71–92.

Wexler, Harry K., Gerald Melnick, Lois Lowe, and Jean Peters. 1999. "Three-Year Re-incarceration Outcomes for Amity in-Prison Therapeutic Community and Aftercare in California." *Prison Journal* 79(3): 321–36.

Winesburg, Melissa, Edward J. Latessa, and Jennifer A. Pealer. 2002. *Final Report: Noble Choices RSAT Outcome Evaluation*. Cincinnati, OH: Center for Criminal Justice Research, University of Cincinnati.

Zhang, Sheldon. 2000. *An Evaluation of the Los Angeles County Juvenile Drug Treatment Boot Camp: Final Report*. San Marcos, CA: California State University.

药物法庭对于成年人和未成年人犯罪的作用

Drug Courts' Effects on Criminal Offending for Juveniles and Adults

作者:Ojmarrh Mitchell,David B.Wilson,Amy Eggers,Doris L.MacKenzie

译者:吕睿彬、王舜永　核定:张金武

内容概要

药物法庭是专门法庭的一种。它主要是通过法庭成员合作,利用法庭的法律和道德权威,频繁的药物测试以及因人而异的治疗,监控有毒瘾的罪犯戒毒。这个系统回顾的目的是系统地总结针对药物法庭是否可以预防再犯和使用毒品的准实验及实验研究。本回顾又系统地找出了 154 个符合要求的独立研究,其中 92 个是针对成年人药物法庭的研究,34 个是针对未成年人药物法庭的研究,以及 28 个是针对醉驾者药物法庭的研究。这些研究有力地支持了成年人药物法庭的效果。即使是最严格的评估也持续地得出了再犯率降低的结论。同时,这样的抑制效果可以通常持续最少三年。这一效果的效应量为大约可以将一般再犯和与毒品相关的再犯率从对照组的50%降低到实验组的大约38%。证据显示醉驾者药物法庭同样可以有效地预防再犯。它的效应值与成年人药物法庭基本相同(可以减少大约12%的再犯率)。然而我们需要注意的是,目前醉驾药物法庭仅有相当少的实验评估,而且这些实验没有得出一致的结论。我们发现了未成年人药物法庭持续的但相对较小的效果,对照组的再犯率为50%,而实验组的再犯率是43.5%。

1. 药物法庭的背景

药物法庭结合药物治疗以及法庭的法律和道德权威,去打破使用毒品和从事毒品相关犯罪行为的恶循环(Gao,1997;National Association of Drug Court Professionals,1997)。简单地说,一个标准的药物法庭是这样运行的(National Association of Drug Court Professionals,1997;Mitchell,2011):在被逮捕后的很短一段时间内,参与了与毒品有关的犯罪活动的犯罪者就会被审核是否符合参加药物法庭的标准。法庭会向被认定符合标准的罪犯提供一份合约,规定如果他们成功地完成了药物法庭的要求,就会降低或撤销针对他们的指控。接受这份合约的犯罪者就会成为药物法庭的“个案”。一旦参与了药物法庭,这些“个案”的案件有两种非对抗式的处理方法。如果这样的合约在辩诉交易完成之前取得,犯罪者将会放弃他们接受快速审判的权利并参与药物法庭。如果他们顺利地从药物法庭毕业,针对他们的指控将会被撤销。如果合约是在辩诉交易之后达成的,这些个案将会在定罪之后、量刑之前进入药物法庭。如果他们顺利地完成药物法庭的要求,他们通常可以把参与药物法庭的时间作为已服刑期或者获得缓刑。作为参与这个项目的条件,所有药物法庭的个案都必须同意遵守法庭的要求,通常包括频繁的药物检测、参与戒毒的治疗,并且出席状态听证。状态听证是非常关键的,因为药物法庭的法官和个案是通过这个过程直接交流的。同时在这些听证中,法官可以与其他法庭成员合作,来运用法庭的强制力来鼓励个案服从法庭的要求。法庭会使用多种奖励(口头表扬、成就的证明、允许进入到项目的下一阶段等),以及惩罚(增加参加治疗和药物检测的次数、短暂的羁押等)来迫使罪犯遵守项目的要求。服从法庭要求的个案会逐渐进入到三个或更多的,监管力度逐渐降低的阶段直到项目结束。这一过程通常会需要至少一年的时间。最终,顺利毕业的个案将会参加一个正式的毕业仪式,作为鼓励。

不同司法辖区的药物法庭对于参与项目的先决条件有不同的要求。在大部分辖区,只有从事的是非暴力犯罪行为并且有证据证明有药物依赖的犯罪者才可以参加(Belenko,1998)。通常,非暴力罪犯指的是那些未被指控,也从未因为严重的暴力犯罪而定罪的罪犯。尽管不是所有的司法辖区都将参与者的范围限制在非暴力罪犯者,绝大部分的药物法庭有这样的规定。存在这样规定的一部分原因是因为只有有这样规定的药物法庭才可以获得联邦资金的资助①。很多法庭同时排除了被指控贩毒的犯罪嫌疑人,有三个或以上重罪犯罪记录,或者有严重精神疾病的犯罪者参与项目的资格(Kalich & Evans,2006)。最后,大部分符合要求的犯罪者是被指控毒品或财产犯罪的,并且有相对少的犯罪记录。

值得强调的是,通常药物法庭对参与项目的个案有很多严格的要求,并且,所有的参与者都被密切地监控着,以观察他们是否遵守法庭的要求。也许对药物法庭的严格性最有力的证明就是相当大比例的参与者都不能顺利地完成这个项目。例如,美国总审计署于1996年年底针对药物法庭的调研发现大约只有48%的参与者可以顺利地完成这个项目(Gao,1997,p.56)。Belenko's在2001年针对药物法庭的评估也发现,药物法庭的顺利完成率大约在36%到60%之间,其中平均毕业率为47%。因此,对药物法庭毕业率最乐观的估计也在50%以下。

综上所述,药物法庭有以下几个主要组成部分。第一,药物法庭是注重合作、非对抗性,以结果为导向;第二,在早期就鉴别出适合的参与者;第三,使药物治疗成为刑事司法的一部分;第四,药物检测;第五,司法监督;第六,使用逐渐改变的奖励和惩罚制度。这些特征组合在一起形成了一个因人而异的干预。药物法庭既为有毒瘾的人提供戒毒治疗,同时也要求他们对自己的行为负责。

仅仅用了二十年的时间,药物法庭就从一个司法辖区的一个法庭发展成了一个全球化的行动。目前全球范围内已经有数以千计的药物法庭。佛罗里达州的戴德县(Dade)是第一个发展并实施药物法庭的司法辖区。戴德县(Dade)对于药物法庭的发明已被广泛认可及采用。1994年,在最早开展药物法庭五年以后,已经出现了40个药物法庭。五年之后,出现了472个药物法庭。到2004年,正在运行的药物法庭已经超过了1600个(Huddleson,Marlowe,& Casebolt,

---

① 联邦资金仅资助那些以非暴力罪犯为目标的药物法庭。根据1997年美国总审计署的报告(1997,p.38),于1996年年底有运作的药物法庭中,大约80%得到联邦资助。因此,至少80%的药物法庭将资格限制在非暴力罪犯。

2008)。最新的数据显示,目前仅美国就有超过 2400 个药物法庭。这个项目同时还被推广到了加拿大(Canada),英国(United Kingdom),新西兰(New Zealand),澳大利亚(Australia),南非(South Africa),百慕大群岛(Bermuda)和牙买加(Jamaica)。

药物法庭不仅仅在数量上增长,种类也有所扩展。最早,药物法庭仅仅是地区性,主要针对非法药物有依赖的成人罪犯的项目。近几年,针对未成年人和酒驾者的药物法庭也已经出现,并且在发展中。目前,已有 476 个未成年人药物法庭和 172 个酒驾药物法庭(Huddleston & Marlowe,2011)。另外,药物法庭也开始有在联邦法庭和保留区发展的趋势。

有趣的是,尽管在各个刑事司法系统中药物法庭已十分普遍,这个项目最初是在缺少足够证据证明它预防犯罪的有效性的情况下发展的。事实上,美国总审计署(U.S.General Accounting Office,1997)早期对于药物法庭的文献综述认为,并没有足够的证据支持任何关于药物法庭是否可以有效预防再犯的确切结论。具体地说,美国总审计署(U.S.General Accounting Office,1997)指出了它分析的评估研究的 20 个不足之处,其中包括没有分析参与项目以后的结果,没有使用对照组。美国总审计署分析的这些评估研究中,有 12 个使用了对照组,6 个分析了项目结束以后的再犯率。总结这些研究,总审计署指出:

> 一些研究得出了药物法庭在犯罪者参与项目的期间有积极的效果,一些显示没有效果,一些显示混合而且难以解读的效果。类似的,一些研究发现了参与者在结束项目之后积极的效果,一些显示没有效果,一些显示微弱并且不显著的效果。(U.S.General Accounting Office,1997,p.85)

Belenko(2001)后来分析了 37 个评估研究,得出药物法庭对长期毒品依赖和刑事犯罪有着积极作用的结论,尽管他认为在使用这个结论时需要持一定的怀疑态度。不是所有 Belenko 评述了的研究都分析了药物法庭对使用毒品或者其他犯罪行为的变化。Belenko 指出了当时缺乏分析项目结束后毒品使用或其他犯罪行为变化的研究,因为他分析的研究中只有四个考虑了药物法庭长期的效果。Belenko 评述的数据显示,药物法庭已经获得了一定的当地支持,并且已为长期吸毒和触犯刑法,经历过戒毒失败,并且有很多健康和社会问题的罪犯提供了大剂量的、长期的戒毒治疗(Belenko,2001,p.1)。

2005 年,美国总审计署(U.S.General Accounting Office,2005)更新了它对药物法庭的评估。这个总结分析了 27 个使用了对照组的评估研究。这一次的总结发现证据支持药物法庭在罪犯参与药物法庭治疗的过程中可以明显地减少再犯。然而,药物法庭在项目结束之后的作用却是值得怀疑的。这一个研究同时也回顾了四个成本效益评估研究,并且总结药物法庭的确提供正效益。

近几年,Wilson,Mitchell 和 MacKenzie(2006)综合了 55 个针对药物法庭的评估。这些作者尝试性地提出药物法庭的参与者相比没有参加的人有效降低了再犯率(无论是和与毒品相关的再犯还是无关的)。这一结论是通过研究项目进行中和项目结束后的再犯率得出的。与之前的总结类似,这些结论的可信度因为分析的评估研究一般研究方法效力较弱而被削弱了。

综上所述,现存的药物法庭评估对它的作用,特别是在参与项目期间的作用提供了越来越多的支持。然而,还有很多问题没有得到解决。第一,我们仍无法确定药物法庭的效果是否在项目结束后可以继续维持。第二,我们不清楚未成年人法庭和醉驾药物法庭是否同样有效。第三,并且是最重要的,我们不知道药物法庭的哪些特征和较高的犯罪预防效力相关。不同药物法庭有不同的方式和结构,这些不同之处可能会影响它们的效果。Longshre(2001)及其同事为理解药物法庭的变化提供了一个有用的概念框架。他们假设最有效的药物法庭应该是:第一,利用法庭的影响力(惩罚和奖励)去鼓励罪犯改变;第二,为有较少严重问题的人群服务;第三,项目强度较高;第四,使用可预见的奖励和惩罚;第五,强调罪犯改造而不是其他的司法目标,比如快速结案或者惩罚性判决。这个框架为我们分析不同药物法庭的作用提供了一个有用的框架。幸运的是,近几年有很多比较新的评估研究。这些不断发展的研究使得我们可以去研究之前没有解决的问题。

2. 研究目标

我们的目标是系统地总结药物法庭是否可以对未来刑事犯罪和使用毒品行为作用的实验和准实验进行研究。这一个系统的综述主要关注和"标准"的刑事程序相比,药物法庭项目的作用。这个综述批判性地分析了药物法庭对于再犯短期和长期的作用,已知证据在研究方法上的可信度,以及药物法庭的一些特征和其作用的关系(比如,哪些法庭特征可以更好地预防再犯)。

3. 研究方法

3.1 选择或排除研究的标准

这一综述主要包含了使用对照组，针对药物法庭的实验或准实验评估。简单来说，选择的标准为：(1)评估研究针对的是药物法庭（药物法庭是专门法庭的一种）。它主要处理和毒品相关的案件。通常采取的是非对抗性的方法，为罪犯提供合适的治疗，定期进行药物检测，并且由法官来积极的监督“个案”的进展并惩戒不当行为。(2)评估研究包含了一个按照传统司法模式处理的对照组（例如，包含或者不包含治疗的缓刑）。(3)评估研究提供了衡量犯罪行为的方法，包括在项目开始后的一段时间内被逮捕或定罪（衡量的标准可以是官方文件、自我报告，并且可以是连续性的变量或者二分类变量）。(4)有足够的信息来计算效应量。

对于第一个选择要求，我们在这个研究中对于药物法庭的定义为符合之前提出的五个药物法庭特征的专门法庭或者法庭备审案件记录。由于大部分符合要求的干预名称都使用了“药物法庭”，所以鉴别药物法庭的任务变得容易很多。这个鉴别标准唯一一个模糊的地方在于为了快速解决案件而设立的药物法庭（Belenko，Fagan，Dumanovsky，and Davis，1993）以及“打破循环”（Breaking the Cycle，BTC）项目的评估这一类法庭被认定不符合标准，因为他们关注于快速解决和毒品有关的案件，而不是利用司法监督来提供戒毒治疗。BTC（Breaking the Cycle）的评估也被认定不符合要求。尽管这个干预是在药物法庭的基础上建立的，但是在这个项目中法官通常不积极的监督个案，而且大部分个案几乎从未参加状态听证。也许可以最清楚地说明为什么 BTC 不是一个药物法庭的例子就是最近一个对药物法庭的多地点评估使用了 Pierce 县的 BTC 项目作为一个非药物法庭的对照组（Rossman，Rempel，Roman，Zweig，Lindquis，Green，Downey，Bhati，and Farole，2011）。

第二个选择标准特别要求所有符合标准的评估都必须使用按照标准刑事司法程序进行的控制组或对照组。根本上说，这个标准要求所有的评估都必须有一个对照组，并且对照组的成员需要没有或只获得了极少的药物治疗。我们排除了对比药物法庭和另一个类似强度的药物治疗项目的评估（比如，治疗之间的比较，或者强度与反应比较的评估）。另外，我们也排除了对照组绝大部分甚至全部是由退出了药物法庭的成员组成的评估。排除使用退出的成员作为对照组的评估是因为他们代表了一种研究方法较弱的研究,从而存在严重的内部效力的问题。那些退出药物法庭的人和留在药物法庭的人很可能在很多关键变量上都有很多观察的到或观察不到的区别(Mateyoke-Scrivner,Webster,Staton,Leukefeld,2004)。

第三个和第四个选择标准大致是不言自明的。简单地说,符合要求的评估需要使用一系列衡量再犯的标准,比如官方的逮捕、定罪、再次监禁,或者自我报告犯罪行为。最后,所有符合要求的评估都要有足够的关于计算效应量的信息。

3.2 找到相关研究的搜索办法

这个搜索策略的目的是找出所有发表或没发表的,满足上述要求的评估研究。为了达成这一目标,我们采用了多元化的搜索方法。首先,我们利用电脑关键词搜索了所有文献数据库。具体来说,我们搜索了以下数据库:NCJRS(National Criminal Justice Reference Service),刑事司法摘要库(Criminal Justice Abstracts),毕业论文摘要库(Dissertation Abstracts),PsycINFO,社会学摘要库(Sociological Abstracts),社会科学引用库(Social Science Citation Index),科学引用库扩展版(Sciences Citation Index Expanded),艺术和人文引用库(Arts & Humanities Citation Index),学术会议文章库(Conference Papers Index),Ingentacoonect,C2SPECTR,CINAHL,以及谷歌网络搜索引擎。我们搜集的关键词包括药物法庭(drug court*),醉驾法庭(DWI court*),酒后驾驶法庭(DUI court*),评估,再犯,再次被逮捕,再次被定罪。前三个关键词和后四个关键词一一合并作为搜索关键词。

我们同时也通过阅读已经获得的研究和文献来寻找符合条件的我们不熟悉的评估。具体来说,我们通过阅读所有已评估的参考文献列表来寻找符合要求的评估。(Belenko,2001;Gao,1997,2005;Latimer,Morton-Bourgon,& Chretien,2006;Marlowe,Festinger,Arabia,Croft,Patapis,& Dugosh,2009;Shaffer,2006,2011)类似的,很多被我们选择的评估也总结了以前对于药物法庭的研究。被符合要求的评估提及的不熟悉的研究,也被审核是否符合我们的要求。

另外,我们也搜索了许多知名的研究机构。具体来说,我们在以下网站搜索了相关的研究报告:NPC Research(http://www.npcresearch.com/);National Drug Court Institute(http://www.ndci.org/ndci-home/);the Drug Court Clearinghouse via American University's Justice Programs Office webpage(http://www1. spa. american. edu/justice-old/index. php);RAND Drug Policy Research Center(http://www, rand. org/multi/dprc/);The Urban Institute's website(http://www.urban.org/index.cfm);以及 the University of Cincinnati's School of Criminal Justice publications page(http://www. uc.

edu/ccjr/reports.html)。

在最初审核题目和摘要时,所有看似符合要求的研究都会被仔细地审核以最终确定是否符合要求。具体地说,我们会阅读每一个搜索结果的标题和摘要来寻找证明不符合要求的确切证据。对于那些无法通过标题或摘要来判断不符合要求的,我们会全文获取并阅读,以进一步确定是否符合要求。最终的审核结果会在仔细阅读获得的研究之后得出。

值得注意的是,我们最后的搜索截至 2011 年 8 月。因为我们的搜索极广泛,我们有信心认为找到了绝大部分符合要求的研究。然而,我们很有可能遗失了找到那些在 2011 年 8 月前刚刚完成的研究,因为通常刚刚完成的研究需要经过一段时间才可以在文献数据库或搜索引擎中找到。

3.3 成分研究的研究方法

符合要求的评估研究一般设计两个小组(实验组和对照组),以及对释放后相关结果的测量,比如释放后被刑事逮捕或者使用毒品。符合要求的评估实验使用的对照组是通过很多不同的研究方法建立的,包括历史对比,周围辖区内与毒品相关的缓刑受刑人,符合条件却没有参与项目的与毒品相关的罪犯,或者随机分配。符合条件却拒绝参与的人可能因为多种原因没有参与(比如没有被推荐、被项目管理机构拒绝)。这些评估研究采用的减少选择偏见的统计控制方法也有很大的区别(比如实验配对(matching)、协方差分析(covariate analysis)等)。我们的代码表反映了这些研究方法的区别。

3.4 确定是否为独立研究的标准

在对药物法庭的评估过程中,有几种统计重复是非常明显的。一种比较常见的重复是由犯罪行为的多种衡量标准(比如再次被逮捕、再次被定罪、使用毒品)和针对同一种标准,不同的后续考察期(比如6 个月或12 个月)造成的。另外一个常见的重复是由于许多不同的研究结果是针对一样的参与者样本。

我们下面所要讨论的统计方法需要统计上的独立。换句话说,每一个实验评估必须有自己的研究样本。我们采用了多种方法来保证统计独立性。首先,所有的评估(比如实验组和对照组的比较)都会和其他的评估相对照,来确保针对一个评估研究的不同报告不会在衡量项目效果时被同时使用。其次,针对使用了多个判断犯罪行为标准的评估研究,我们并没有简单地使用多个结果的平均值,而是通过一定的选择标准来建立三个不同的效应量数据库。每一个评估只能为每一个数据库提供一个效应量的数据。在第一组数据库中,我们偏向于使用效应量为:(1)一般性的(包含了所有的犯罪种类而不是具体的某一种犯罪);(2)把逮捕作为衡量犯罪行为的变量;(3)二元性的;(4)追踪样本的后续期为 12 个月。我们选择这样的标准是因为这些标准是最常见的。我们的目标是为每一个符合上述标准的评估研究计算出一个效应量来尽可能地增加不同研究之间的可比性。如果没有符合上述标准的效应量,我们会选择最符合标准的效应量。例如,财产犯罪比暴力犯罪更具有普遍性,根据再次定罪计算的效应量比根据再次监禁计算更具有代表性,以及使用后续考察期最接近 12 个月的效应量。每一个独立的研究都提供一个且只有一个效应量给"一般再犯"这个数据资料。一般再犯数据资料是我们后面分析的主要数据来源。

我们还建立了另外两个具体的数据资料:一个数据库记录与毒品相关的再犯(如因为与毒品相关的指控而被逮捕或定罪),一个数据库记录使用毒品的行为(通过自我报告或者药物检测)。在建立这些数据库的过程中,我们可以选择的效应量相对较少。当有多个效应量时,我们偏向于使用的效应量是:(1)更具有普遍性的(比如包括多种和毒品无关的再犯而不是某一种具体与毒品无关的再犯);(2)二元性的;(3)后续观察期为 12 个月。如果一个评估研究没有提供任何一种上述的结果,那么这个评估研究就不会为任何一个数据库提供数据。

3.5 具体代码分类

为了可以辨识研究中嵌套的效应量,这些编号表是按照等级次序生成的。使用这些表格,每个研究都可能会被记录几个效应量(关于此问题,请参阅 Lipsey 和 Wilson(2001))。

这个代码表记录了治疗的重要体征、研究的参与者、研究方法、结果、观测到的作用的方向和强度。每一个研究都由两个人记录。记录中的分歧会由首席作者来解决。

3.6 统计过程和习惯

我们为每一个评估对比计算了一个效应量。我们使用的是比数比效应量(odds-ratio effective size),因为这个类型的效应量是最适合二元性的结果,如我们倾向地计算再犯结果(Lipsey and Wilson,2001)。当最符合效应量的选择标准是一个连续性的结果,我们会使用标准化均值差效应量(standardized mean difference effect size)。这些效应量是这样被记录的:正效应意味着实验组比对照组有更好的结果(更少的再犯和毒品使用)。

我们使用 Hasselbald 和 Hedges(1995)提出的方法合并了比数比效应量和标准化均值差效应量。具体来说,标准化均值差效应量被转换成了比数比。

我们分析这些效应量的统计方法是 Lipsey 和 Wilson(2001)介绍的。具体来说,我们采用逆方差的方法并假设实验组效果的变化是由被衡量的(被记录的研究特征)和未被衡量的研究之前的区别导致的。也就是说,这是一个随机作用模型。

我们的分析使用的是 David B. Wilson 设计的 Stata 宏观软件(Stat Macro programs)。这些宏观软件计算上述特征随机作用的变化,并进行一系列统计计算,比如整体作用的平均值(overall mean effect),作用统计的同质性(homogeneity)。我们也使用这些宏观软件进行元分析来判断哪些研究特征与观察到的作用有关。我们会分析方差(variance)、回归(regression),用完全信息最大似然法(full-information maximum-likelihood)估计一个综合效果的模型(Raudenbush,1994;Overton,1998)。

3.7 定性数据的处理

我们没有在这个系统总结中包含任何定性研究。但是,在未来进一步的研究中,我们愿意倾听任何相关的建议或者与其他擅长这项的学者进行合作。

4. 结 果

4.1 符合要求的研究概述

我们的搜索找到了 370 个可能符合要求的研究。我们收集到了其中 365 个来进行进一步的分析(剩下的 5 个无法找到)。在收集的研究中,181 个符合这个系统性回顾的要求。然而很多符合要求的研究使用的都是相互重叠的样本,或者是针对一个药物法庭相同的样本进行的初始研究和后续估计研究。这 181 个研究产生了 154 个独立的药物法庭评估。这 154 个符合要求并且独立的评估是这个系统性综述的样本。

表 1-3 提供了符合要求的药物法庭评估研究的概述。大部分药物法庭评估针对的是成年人药物法庭(针对使用非法药物的成年人的药物法庭)的作用。在这 154 个研究中,92 个(60%)评估的是成年人药物法庭。34 个(22%)评估的是未成年人药物法庭,剩下的 28 个(18%)探寻醉驾者(在酒精中毒的状态下开车)法庭的作用。

所有符合要求的、独立的研究中,只有 8 个针对的不是美国的药物法庭。其中,4 个是针对澳大利亚的成年人药物法庭,2 个是加拿大的药物法庭(多伦多(Toronto)和温哥华(Vancouver))。一个分析了新西兰的未成年人药物法庭,另外一个分析了关岛的成年人药物法庭。大部分的评估都是在 1999 年以后进行的。因此这些评估有较好地外部效力,可以很好地反映当代,至少是美国的刑事司法背景。

整体来说,由于每类药物法庭都只有很少随机的实验研究,同时只有成年人药物法庭和未成年人药物法庭有少量的严格的准实验研究,我们所分析的文献大部分研究方法较弱。这一问题将会在下文进一步详细说明。

我们并没有发现样本的特征有较大的变化(见表 3)。这些评估中,绝大部分的样本都是男性。大部分法庭都作出了只接受非暴力罪犯的限制。成年人药物法庭中,大约 25%的样本有轻微的犯罪记录。大约 10%的未成年人药物法庭和醉驾药物法庭的样本有轻微的犯罪记录。也就是说,大部分未成年人和醉驾药物法庭的样本都是初犯。

4.2　不同类型药物法庭的平均效应值

我们计算了每种药物法庭对三种结果的效应量:(1)一般性再犯(通常是任何犯罪的再次逮捕);(2)和毒品有关的再犯(通常是毒品犯罪的再次逮捕);(3)使用毒品(通常是自我报告或验尿检测出使用毒品)。表 4 展示了各种法庭(成年人、未成年人、醉驾)和评估结果(一般再犯、毒品再犯、毒品使用)的平均比数比。图 2-4 展示了一般性再犯效应量的森林图。森林图清晰地展示了支持药物法庭作用的有力的证据。大部分结论都是支持药物法庭的(88%支持成年人药物法庭,70%支持未成年人药物法庭,85%支持醉驾药物法庭)。三种药物法庭对一般性再犯的作用的平均比数比均为轻微到中度,且均具有统计学意义(成年人药物法庭为 1. 66,未成年人药物法庭为 1. 37,醉驾药物法庭为 1. 65)。相对于对照组大约 50%的再犯率,这些比数比转换成再犯率成年人药物法庭为 37. 6%,未成年人药物法庭为 42. 2%,醉驾药物法庭为 37. 7%。因此,参加成年人药物法庭和醉驾药物法庭的人平均比未参加的人再犯的比率低 12%,而参加未成年人药物法庭的人平均比未参加的人再犯率低 8%。

成年人药物法庭和醉驾药物法庭对于和毒品相关的再犯(和毒品相关的犯罪)的作用是非常相似的,他们的随机效应值、比数比分别为 1. 70 和 1. 65。但是未成年人药物法庭对毒品相关再犯的作用就没有那么令人鼓舞了。它的平均比数比仅为 1. 06。从实践的角度看,这样一个比数比基本上是没有效果的。因此,目前的证据质疑未成年人药物法庭对于减少和毒品相关的犯罪是没有效果或极少效果的。

我们惊奇地发现仅有很少的评估研究分析了药物法庭参与者实际使用毒品的情况(通过验尿或自我报告使用毒品)。我们只找到了 9 个独立的评估研究,分析了参与和未参与药物法庭的人在项目结束后使用毒品的情况。其中 4 个分析了参与成年人药物法庭的人的效应量,3 个针对未成年人药物法庭,剩下的 2 个针对醉驾药物法庭。每一个类型的药物法庭,平均效应量都是正向的,这意味着相对于未参加药物法庭的人来说,参加的人使用更少的毒品。然而,因为效应量的规模很小,每一种法庭的平均效应量都不具有统计学上的意义。

尽管对三种药物法庭的评估发现,一般来说参与者相比未参与者有更低的一般性再犯率和与毒品相关的再犯率,这些结果需要放在研究方法是否严格的背景下进一步了解。正如我们下面要解释的,大部分涉及的研究使用的都是比较弱的研究方法。

4.3 结果的稳健性和研究方法的弱点

评估研究被分为四类:(1)较弱的准实验;(2)标准准实验;(3)严格的准实验;(4)随机实验。严格的准实验通常对实验目标的重要特征进行了匹配或使用了倾向评分匹配(Propensity score matching)。标准的准实验研究通常使用历史比较法从档案数据中找到一个符合药物法庭选择标准的对照组,或者使用一些符合要求但是没有被推荐到药物法庭的罪犯。这里关键的特征在于参加者并不是自己选择进入药物法庭或者对照组的。较弱的准实验的对照组通常是那些符合参与药物法庭的标准但自己不愿意参加(refusers)或没有被允许参加(rejects)的毒品罪犯。这样的研究设计的内部效力是值得怀疑的,因为拒绝参与或被拒绝参加的人通常在一些关键的因素,比如在参与治疗前的动力、问题的严重程度、自我效能,以及其他的一些关键变量上会有不同。值得注意的是,如果评估研究使用了拒绝参加或被拒绝的人作为对照组,但是尽可能地减少了选择偏见(比如在分析中控制很多变量的作用),他们会根据尽可能减少偏见所作的具体努力的不同得到更高的得分。

表5-7展示了一般性再犯和与毒品相关再犯的效应量与研究方法的关系。如果只看成年人药物法庭,我们可以发现随着研究方法越来越严格,我们得出的参与药物法庭的作用就越弱。然而,这样的关系并不具有统计上的显著性。具体来说,较弱或者基本的准实验研究都认为药物法庭对于预防再犯有相当大且显著的作用。然而,这些评估的效力因为存在大量的选择性偏见而被削弱了。对于药物法庭作用最清晰的证据是由可信度较高的严格的准实验研究提供的。这些研究的平均效应量有一个合理的规模而且具有统计学意义。

值得担忧的三个最严格的成人药物法庭实验评估发现的平均效应较少。事实上,三个实验评估的平均一般性再犯和与毒品相关的再犯的平均比数比都不具有统计学意义,甚至数据显示药物法庭对毒品相关的再犯几乎没有任何作用。这样的结论值得进一步探索。这个综合评估包含了三个针对成年人药物法庭的随机控制实验,一个是马里科帕县(Maricopa County)的药物法庭(Deschenes, Turner, & Greenwood,1995;Turner, Greenwood, Fain, & Deschenes, 1999),一个是巴尔的摩市(Baltimore City)的药物法庭(Gottfredon, Najaka, & Kearley, 2003;Gottfredon, Najaka, Kearley, & Rocha, 2006),一个是澳大利亚新西南威尔士(New South Wales)的药物法庭(Shanahan, Lancsar, Haas, Lind, Weatherburn, & Chen, 2004)。这三个评估都发现药物法庭对于参加者在参与项目后第一年内的一般性再犯和与毒品相关的再犯有积极的作用。我们的初始分析使用的就是这些结果。这些实验评估的结果是不一致的(异质的)。对于一般性再犯,其中两个得到了中等、正向的结果(比数比为 1.65 和 1.82),而另一个的结果几乎是无效的(比数比为 1.06)。而对于毒品相关的再犯,三分之二的实验找到了轻微、反向的效果。因此,整体来说成年人药物法庭的实验评估并没有证实药物法庭可以显著的减少再犯。得出这样结论的主要原因是三个实验评估的结果是不一致的,而且实验评估的数量也很小(较低的统计效能)。存在区间较大的可信区间也证实了这样的结论。

这三个评估均有独特的特征。然而,马里科帕县(Maricopa)的项目有一个不寻常的特征。它是把药物法庭的参加者和由参加另外一个药物测试项目的罪犯组成的对照组进行比较的。事实上,药物测试对照组的成员比药物法庭的成员进行了更多次的药物检测。这是一个非常不寻常的发现。所以,马里科帕县(Maricopa)的评估缺少了药物法庭评估中很重要的一个因素:治疗组比控制组获得更多的药物检测。考虑到这个问题以及其他的一些因素,我们认为这个评估是存在一定问题的。表 5 展示了这个独特的评估存在的一些问题。我们发现如果将这个评估从分析中移除,实验评估的一般性再犯平均比数比就变为 1.73(95%置信区间为 1.18 到 2.53)。这是一个具有统计学意义的结果,这样得出的效力比严格的准实验研究的结果大。与毒品相关的再犯的平均比数比没有显著的变化(1.05,95%置信区间为 0.69 到 1.60)。马里科帕县(Maricopa)的评估存在的另外一个复杂的问题是它的结果在项目三年的后续评估中变化很大(Turner et al., 1999)。在这个后续评估中,参加了马里科帕县(Maricopa)药物法庭的人明显比对照组的成员有较低的一般性再犯率和与毒品相关的再犯率。如果我们使用这个后续研究的效应量而不是初始的评估数据,那么实验评估的一般性再犯的平均比数比就是 1.65(95%置信区间为 1.25 到 2.18)。这是一个具有统计学意义的结果,而且它的平均效应量几乎和其他所有成年人药物法庭评估结果是一样的。它对和毒品犯罪相关再犯的平均比数比为 1.19(95%置信区间为 0.82 到 1.73)。这个结果不具有统计学上的意义。因此,马里科帕县(Maricopa)的评估结果实际上对一般性再犯的结果会有影响,但是对于和毒品相关的再犯没有实际影响。

通过上述分析,我们得出了三个结论。第一,三个针对成年人药物法庭的实验评估提供了药物法庭可以有效预防再犯的证据。三个实验评估中的两个发现在项目结束后一年内药物法庭可以有效降低犯罪率,剩下的一个发现这样的效果可以持续三年。第二,因为绝大部分的成年人药物法庭评估,甚至是最严格的评估也找到了一定预防一般性再犯的作用,我们相信这些证据支持成年人药物法庭可以减少再犯。第三,计算这些法庭降低再犯的平均效应量的比数比大约为 1.65,也就是说大约如果我们假设未参加的人有 50%的犯罪率,那么参与药物法庭的人的再犯率为 38%。

未成年人药物法庭的评估,特别是那些研究方法比较严格的评估,显示这些法庭对于再犯有小型的作用。对未成年人药物法庭的作用最强有力的证据来自较弱的准实验研究。这些评估对一般性再犯作用的平均比数比相对较大(1.85),并且具有统计学上的意义。然而,一般性再犯的平均比数比在研究方法较严格中的评估中就相对小了很多。标准准实验研究的平均比数比为 1.32(95%置信区间为 1.07 到 1.62)。高效力(严格)的准实验研究和实验评估的平均效应量是相似的,分别为 1.32 和 1.22,且都具有统计学上的意义。然而,如果把严格的准实验评估和实验评估合并,它们的平均效应量就是 1.28(95%置信区间为 1.03 到 1.61),而且具有统计学上的意义。这些结果显示未成年人药物法庭可以减少一般性再犯,但是影响力比成年人药物法庭要弱。对和毒品相关的再犯来说,未成年人药物法庭最强的作用来自于严格的实验。这一作用的规模和一般性再犯的平均比数比相似(大约为 1.30)。因此,未成年人药物法庭最严格的评估显示这些法庭对于预防再犯有少量的作用,大约作用的比数比为 1.30。也就是说,如果我们假设未参加的人是 50%的犯罪率,那么参加了药物法庭的人大约有 43.5%的犯罪率。

值得注意的是,有三个未成年人药物法庭的评估使用的是实验设计。其中两个评估针对的是萨米特县(俄亥俄州)未成年人药物法庭的不同成员群体(Dickie, no date)。这两个评估存在比较严重的放弃率的问题(同时都有超过 50%的样本中途退出,而且其中一个群体放弃的参与者有明显的不同)。因为这些放弃的问题,我们把这两个受影响的实验评价为高效力的准实验。因此,表 6 展示的实验设计的结果是一个高质量随机的实验的结果。这个研究发现了正向尽管不具有统计学意义的结果。这个研究发现的效应仅仅略低于成年人药物法庭的作用(一般性再犯的比数比为 1.39,毒品再犯的比数比为 1.38)。如果把两个受影响的评估研究视为实验,那么我们的结果基本上是不变的：一般性再犯的比数比就会是 1.44，尽管这个平均效应值不具有统计学上的意义。所有三个实验评估的结果都是正向的，这意味着参加未成年人药物法庭的人有较低的再犯率。这些结果进一步支持未成年人药物法庭对预防再犯有少量作用的结论。

对醉驾药物法庭的作用整体的结果和成年人药物法庭较相似。和成年人药物法庭的评估结果相似：(1)醉驾药物法庭最显著的作用是从研究方法较弱的评估中发现的；(2)整体来说，针对一般性再犯和毒品相关再犯，实验研究找到的是较小并且不具有统计学意义的平均比数比；(3)实验评估的平均比数比严重地被一个发现负向结果的评估所影响。针对第一点，三个准实验研究分类的结果都是中等而且具有统计学意义的。但是四个实验评估都只找到了相对小而且不具有统计学意义的结果（比数比为 1.27，95%置信区间为 0.87 到 1.85）。因此，醉驾药物法庭的准实验评估和实验评估有明显不同的结论。针对第二点，实验评估发现了参与者和未参与者在一般性再犯和毒品相关再犯小型而且不具有统计学意义的区别。最后，对四个实验评估的进一步分析发现，其中由 MacDonald，Morral，Raymond 和 Ebner(2007)做的一个实验研究严重地影响了实验研究的平均比数比。尽管另外三个醉驾实验评估发现了一般性再犯正向的比数比(95%置信区间为 1.39 到 2.25)，MacDonald 和他的同事们发现的是负向的结果(比数比为 0.73)。如果我们在对一般性再犯的分析中忽略 MacDonald 的评估，那么平均比数比就会变为 1.58(95%置信区间为 0.99 到 2.64)，并且 p 值为 0.057。相似的，如果这个评估从毒品相关的再犯中忽略，那么平均比数比就为 1.43(95%置信区间为 0.83 到 2.50)，p 值为 0.194。因此，MacDonald 和他的同事们的评估对于实验研究，尤其是一般性再犯的结果有很大的影响。

上述证据发现了药物法庭对预防再犯起到了明显的作用，但是不同类型法庭的证据的效力不同。成年人药物法庭已有超过 90 个独立的药物法庭，并且绝大部分的评估发现药物法庭的参与者比未参与者再犯率低。另外，这些法庭的实验评估也一致地发现再犯率降低了一定的规模。因此，这些证据证明成年人药物法庭可以有效地降低再犯率。同样，我们认为证据在有一定保留的基础上支持醉驾药物法庭是有作用的。尽管准实验评估了较一致地发现醉驾药物法庭明显地抑制了一般性和与毒品相关的再犯率，随机实验评估只发现了较弱而且不具有统计学意义的作用。但是，醉驾者药物法庭的实验评估结果是模糊的，因为除了一个负向且影响力很大的结果外，其他的评估发现的都是正向的结果，而那个负向的结果严重地影响了平均的效应。很明显地，我们需要更多实验评估来确切地解决目前存在的问题。未成年与药物法庭的评估,尤其是那些严格的评估,一致发现未成年人药物法庭对预防再犯的作用较弱。

4.4 药物法庭长期的作用

一个重要的问题是药物法庭的作用是否具有持久性。然而,评估药物法庭的长期作用是很有挑战性的。这里有两个相互关联的问题。第一个问题是正向的结果是否代表了抑制作用。我们分析了很多药物法庭作用的结果。有这样一种可能性:药物法庭在成员参与期间可以有效地抑制犯罪,但是一旦项目结束、行为的偶然性被移除,这样的作用就消失了。第二个问题是是否观察到的结果可以持续较长的一段时间,如持续到项目结束后的三年。

我们通过分析发生再犯和参与药物法庭的时间是否重叠来分析第一个问题。我们使用了三种代码:(1)完全重叠,(2)部分重叠或者,(3)和参与药物法庭不重叠。如果药物法庭对再犯的作用仅限于积极参与法庭的这个时间,那么平均的效应量应该是最大的。如果治疗和再犯的记录时间完全重叠了,那么平均效应量应该随着治疗和记录再犯时间重叠的减少而减少。表 8 展示了每一种类的平均效应量,以及成年人药物法庭在结束之后的作用。可以看出,数据得出的正向的结果不是一个简单的抑制的效果。

我们通过比较不同后续时间的平均比数比来检验第二个问题。上文说过,这些评估最常采用的记录再犯率的时间为参加药物法庭或这个项目结束 12 个月以后。当有多个衡量再犯率的时间点时,我们倾向于最普遍的时间点(12 个月),以方便研究之间的比较。然而不是所有的评估都按照 12 个月来计算再犯。有些评估使用了多个时间点记录再犯(比如 12 个月、24 个月、36 个月)。因此,在一个研究之内和不同研究之间,记录再犯的时间长短是有变化的。我们仔细分析了两种不同的变化。我们通过计算记录再犯时间长短的平均效应量来分析研究之间的变化。这些结果(见表 8)显示,不同后续阶段的平均比值比相对稳定。后续期长度和评估特征的关系增加了这个分析的复杂度。为了解决这个问题,我们也分析了一部分同时计算 12 个月和 24 个月(21 个研究)的评估以及一部分同时计算 12 个月、24 个月和 36 个月(8 个研究)的评估来分析一个研究内部的变化。正如表 8 展示的,成年人药物法庭的作用从 12 个月到 36 个月都相对稳定。

上述分析显示任何成年人药物法庭对再犯的作用都不是短期的。反之,已有的研究认为参与药物法庭的人在参与项目期间和项目结束之后都有较低的再犯率,而且这个作用可以持续到参与药物法庭之后的三年。

4.5　药物法庭的特征

这个综述中包含的药物法庭在很多重要方面都不相同(见表 2 和表 3)。我们是在 Longshore 和他的同事的概念框架下理解药物法庭之间的区别的。Longshore 和他的同事的框架有五个维度:影响力(leverage)、成员问题的严重程度(population severity)、项目的强度(program intensity)、可预测性(predictably)和重视改造(rehabilitative emphasis)。我们成功地衡量了前三个维度。我们无法分析后面两个概念因为很少有评估包含了相关的信息。尽管我们可以记录法庭影响和成员问题严重程度,我们的很多计算包含了因为很多评估没有提供相关的信息而存在大量的缺失值(missing data)(比如项目的强度)。

Longshore 和他的同事认为如果未达到项目要求,面临的结果越严重,药物法庭的影响力就越大。例如,他们认为辩诉交易之后参与药物法庭有更大的影响力,因为参与者已经被定罪而且如果没有从药物法庭毕业就会立刻面临刑罚。同样,如果药物法庭在毕业后撤销指控或赦免定罪,它就会有比较大的影响力。这样的激励比减少刑罚或指控更有吸引力。因此,我们记录了参与药物法庭的在案件审理过程中的时间(辩诉交易之前、辩诉交易之后或者混合),以及毕业后如何处理指控或者处罚(是否撤销或赦免)。很多评估没有提供相关的信息。然而,根据可以获得的信息,辩诉交易之后参与药物法庭更普遍(见表 2)。另外,大部分成年人药物法庭在毕业后会撤销指控,但是撤销指控在未成年人药物法庭和醉驾药物法庭中相对较少。

对于影响力和结果的关系,我们找到了混合的关系(见表 9)。如预期的那样,药物法庭在毕业后撤销或赦免指控对两种再犯都有更高的平均比数比。这个区别对于毒品相关的再犯具有统计学上的意义,但是对于一般性再犯不具有统计学上的意义。和我们的预期相反,在辩诉交易之后参加药物法庭并不会比其他法庭更明显地降低再犯率。

我们通过很多因素来衡量一个项目的强度。项目强度是 Longshore 和他的同事提出的框架中的另外一个方面。分析的结果基本上没有支持项目强度越高,减少的再犯越多这个假设。事实上,大部分的分析显示不同强度的项目的平均比数比基本上相同而且在统计上的含义几乎是一样的。一个值得注意的例外是,状态听证的数量和效应量的关系。对成年人药物法庭的分析发现如果在第一个治疗阶段有大于两次状态听证,这个药物法庭相对其他法庭就会有更好的效果。除了状态听证的数量外,其他的与项目强度有关的因素并没有比其他法庭明显有效。

我们对未成年人药物法庭和醉驾药物法庭重复了这些分析(见表 10 和表 11)。

这些分析因为只有相对较少的项目和缺少数据受到了一定的影响。我们几乎没有找到任何区别。但是值得注意的是，这些分析发现要求频繁的状态听证未成年人药物法庭相比其他法庭对一般性再犯的作用更大。这个发现和成年人药物法庭的分析大致一样。

恐怕最具有争议的就是，Longshore 及其同事假设如果药物法庭对药物依赖和犯罪记录都不是非常严重的群体有较强的抑制作用。这个假设是存在争议的，因为它和 Andrews 及其同事们（1990）对于有效干预的一个原则是直接冲突的。Andrews 和他同事提出的一个原则是越有效的项目应当针对问题越严重的人群。这个"危险原则"已经得到了实证上的支持（Andrews & Bonta，1992）。为了检验群体问题的严重性和项目效力（效应量）的关系，我们用两种方法记录了成员问题的严重性。第一个方法分析是否有暴力犯罪历史的罪犯被允许参加这个项目。第二个方法分析每一个样本的犯罪记录的数量。很多药物法庭同时也排除了有大量定罪历史的罪犯参加。我们建设性地记录了那些使用的样本只有少量犯罪记录的评估研究。具体来说，我们记录了与犯罪记录有关的限制或者在概述性统计中提到的犯罪记录。在分析了所有的评估以后，我们阅读了这些记录并且找到那些样本只有轻微犯罪记录的研究。比如，如果 70%的药物法庭参加者的样本没有被定罪或者只有少于 3 次的逮捕，那么这个样本就会被记录为轻微犯罪记录样本。

表 12 展示了记录的成年人药物法庭根据样本特征的比数比。对一般性再犯的分析支持了 Longshore 和他的同事的预测。具体来说，那些只允许非暴力罪犯参加的样本显著地比那些允许暴力罪犯参加的项目在一般性再犯上有更高的平均比数比。类似的，那些样本有轻微犯罪历史的比严重犯罪历史的有更大的平均比数比。然而，这个区别并不具有统计学上的意义。在分析和毒品有关的再犯时我们并没有找到类似的结果。两种分析群体问题严重程度的方法都没有找到平均比数比明显的区别。因此，这些结果更好地支持了 Longshore 和他的同事的假设，而不是 Andrews 和他的同事的"危险原则"。

我们再次在未成年人药物法庭和醉驾药物法庭重复了上述分析（见表 13 和表 14）。我们没有找到效应量和成员问题的严重程度之间有任何有意义的关系。我们同时也记录了没有直接和 Longshore 及其同事提出的框架相关的毒品的特征。其中一个特征就是毕业率（见表 2 和表 9）。这里，我们发现大部分药物法庭的参与者都没有顺利地完成这个项目。成年人药物法庭、未成年人药物法庭和醉驾药物法庭毕业率的中数分别为 39%、47%和 62%。有趣的是，我们在所有三种药物法庭中都找到了具有统计学意义的、非线性的毕业率和一般性再犯以及与毒品相关的再犯的关系。具体的数据见表 9、表 10 和表 11。这些表格显示毕业率在 26%到 50%之间的药物法庭对一般性和与毒品相关的再犯的作用明显小于那些有更多或更少毕业率的药物法庭。额外的分析(没有呈现在表格中)指出所有的这些区别都具有统计学上的意义(每一个 p 值都小于 0.01)。因此,我们的结果显示毕业率小于 26%或者大于 50%的法庭比毕业率在这两者之间的有更大的效应。我们目前无法确定这反映的是药物法庭的特征还是个案的特征。

另外一个可能重要的特征就是为药物法庭提供治疗服务的网络。有些研究指出仅仅依赖一个治疗供应商的药物法庭更可能提供认知行为的项目(Peyton & Gossweiler,2001)。这样的项目已经被发现是相对有效的(MacKenzie,2002,2006)。另外,使用单一的治疗供应者意味着法庭和供应者之间有较强的沟通管道。因此,使用单一治疗供应者的法庭可能比其他法庭可以更好地预防再犯。尽管存在这些预测,使用单一治疗供应者的法庭和其他法庭有着相似的平均效应量。

4.6 额外敏感性的分析

这个综述中包含的大部分评估研究都是政府机关或私人研究机构未发表的技术报告。拥有部分未发表的评估减少了发表偏倚对药物法庭作用分析的影响。如表 5 所示,成年人药物法庭发表的和未发表的评估的结果是大致相似的。这个结论同样适用于未成年人药物法庭和醉驾药物法庭(见表 6 和表 7)。

其他形式的发表选择偏倚,比如结果选择偏倚是可能存在的。为了判断我们的估计是否受到一些类型的发表偏倚的影响,我们为每一类的法庭都采用了 Duval 和 Tweedie 的 Trim-and-fill 分析。这个方法假设如果不存在发表偏倚,那么效应量和标准误差的效应量的散布图应该是漏斗型的,并且需要增加数据来得到这样的形状。使用这种方法,成年人药物法庭一般再犯的效应量的分布填充了 23 个效应量,这使得总体随机平均比数比的效应值从 1.66 降低到了 1.34。后面一个结果仍然具有统计学上的意义($z=5.18, p<.001$)。成年人药物法庭对毒品相关再犯的作用不需要进行填充。对未成年人药物法庭来说,一般性再犯的效应量不需要填充,但是和毒品相关的再犯需要增加一个额外的效应量,这使得随机平均比数比的效应量从 1.06 降低到了 1.01(两个结果都不具有统计学上的意义)。对醉驾药物法庭来说,一般性再犯的分布增加了 5 个效应量,这使得平均比数比降低到了 1.53($z=3.57, p<.001$)。和毒品相关的再犯增加了两个效应量,使得平均比数比降低到了 1.57($z=4.59, p<.001$)。因此,即使考虑 Trim-and-fill 模型在数据存在严重的异质的情况下容易过度

填充,我们的结果仍然是成立的。

我们也通过敏感性分析来判断结果是否受到少量作者贡献过多效应量的影响。具体来说,如果一个作者对任一类型的药物法庭的效应量贡献了超过 10%,我们就会记录下来,并且在排除了这些效应量的情况下再次进行分析。对成年人药物法庭来说,只有 NPC 的研究提供了超过 10%的效应量(有 15 个)。尽管 NPC 研究的平均比数比效应量(1.94)比其他的研究的要大(1.63),这个区别不具有统计学上的意义。同时,其他研究的平均比数比的效应量和包含了 NPC 评估的平均比数比的效应量几乎是一样的。我们对未成年人药物法庭和醉驾药物法庭进行了类似的研究。这些敏感性分析发现我们的结果没有受到一个作者贡献多个效应量的影响。

最后,我们通过分析 8 个国际评估来判断我们的发现是否适用在美国以外其他的国家。8 个国际评估中,7 个是分析成年人药物法庭的(关岛 1 个,加拿大 2 个,澳大利亚 4 个)。这 7 个中的 6 个发现了对一般性再犯是正向的结果,其中 4 个是中度的效应量(比数比大于 1.60)。一般性再犯的平均比数比是 1.62,95%置信区间为 1.11 到 2.36,这是一个具有统计学意义的结果。注意一般再犯的平均比数比和上面所有成年人药物法庭的平均比数比(1.66)几乎是一样的。只有一个符合我们要求的国际评估是针对未成年人药物法庭的。这个评估分析了新西兰一个未成年人药物法庭。这个评估发现了一个负向的结果,意味着未成年人药物法庭没有降低再犯。这些国际评估得出的结论和我们对成年人药物法庭和未成年人药物法庭的评估基本相似。因此,我们的评估可以准确地反映在美国以外的药物法庭的作用。

5. 结　论

药物法庭在美国的发展速度是非常惊人的。大约 20 年内,药物法庭已经从一个司法辖区的一个法庭发展成为一个全国性法庭的现象,数量也增长到了上千个。成立药物法庭也成为国际化的趋势,很多国家都开始发展药物法庭。

也许最值得注意的是药物法庭实证评估的结果。这个文献综述认为药物法庭的作用是显著而且变化较大的。正如这个总结展示的那样,绝大部分对成年人药物法庭项目的评估发现参加法庭的人比没参加的人有较低的再犯率。这一区别在很多情况下是非常显著的。我们的分析认为通常参加成年人药物法庭的一般再犯率可以从50%降低到38%,而和毒品相关的再犯率可以由50%降低到37%。这些效果可以至少持续到参加项目后三年。因此,综合的证据指出成年人药物法庭对预防再犯是有作用的。这个结论为这个项目提供更多的资金以支持这个项目的发展,同时支持了开展这个项目的合理性。

醉驾药物法庭也有比较好的前景。但是这个结论不是确凿的,因为最严格实验评估发现了混合以及少量无作用的项目。醉驾药物法庭效应的规模和成年人药物法庭相似。但是,因为最严格的随机实验评估找到的结果较模糊,我们认为需要为醉驾药物法庭进行更多实验评估。

未成年人药物法庭相对成年人药物法庭和醉驾药物法庭的作用要小。对这些法庭的评估发现平均参与未成年人药物法庭的再犯率可以从50%降低到43.5%。这个平均作用比成年人药物法庭和醉驾药物法庭的平均作用降低了40%。问题在于,为什么未成年人药物法庭比其他药物法庭的作用要小呢?很明显的,我们不能明确地回答这个问题,但是有两个因素值得考虑。第一,未成年人药物法庭通常是给容易再犯的群体提供服务的,而另外两种法庭通常允许高危险的罪犯参与。第二,未成年人药物法庭的要求相对成年人药物法庭要少,因为药物检测和状态听证在未成年人药物法庭中相对不频繁,参与的时间也相对较短。

在上述一般性结论之外,我们想强调药物法庭的作用是多变的。研究结果得出较大的变化意味着不同药物法庭有不同的效果。我们试图通过分析药物法庭的结构、实施和参加者的特征来探寻导致变化的原因。我们的分析是在Longshore和他的同事(2001)提出的理解不同药物法庭的框架下进行的。我们发现有证据支持法庭影响力的重要性,因为撤销指控或赦免定罪的药物法庭比其他法庭可以更有效地减少再犯。但是这个结果只适用于成年人药物法庭对和毒品相关的再犯的作用。有趣的是,我们几乎没有发现项目强度导致任何区别。强制更多治疗阶段或者药物测试的药物法庭并不比其他法庭更有效。这个发现并没有支持Longshore和他的同事们对于项目强度和项目效果之间的关系的预测。但是,这个结果支持了项目强度对于状态听证频繁的程度和效果之间关系的假设。具体来说,在第一个治疗阶段要求两次以上状态听证的法庭比要求两次或更少状态听证的法庭更有效。但是,这个区别在成年人药物法庭对和毒品相关的再犯中是具有统计学意义的。我们需要更多详细地比较药物法庭不同特征的原始研究来确认这个元分析结果。

与 Longshore 和他的同事的框架的理论类似,我们发现为问题相对较轻的群体提供治疗更容易有效地降低一般性再犯。具体来说,如果一个项目只允许非暴力罪犯参加,它会比其他项目更显著地预防一般性再犯。由于这个发现与 Andrews 及其同事们关于有效干预的危险性原则相冲突,它一定会受到较多的争论和批评。但是,考虑到这个发现是有力的而且一致的,我们认为值得重视这个结果,并针对它进行更多实证研究的检测。我们发现允许暴力罪犯参加的法庭在预防一般性再犯中相对作用较低,这个结果似乎和其他研究者发现暴力罪犯和非暴力罪犯在药物法庭中表现一样好的结论相冲突(Saum,Scarpitt,& Robbins,2001)。然而,进一步地分析发现,Saum 和他的同事们的分析和我们的元分析针对的是不同的分析单位。从本质上,这些学者比较的是有暴力犯罪历史的参与者和非暴力参与者的个人再犯率。然而,我们的元分析研究的是不同法庭之间的区别。由于分析两个问题不同,他们的结论也会不相同。举例来说,Saum 和他的同事们(2001)的研究发现那些有暴力历史的参与者和没有暴力历史的参与者减少的再犯率相近。这个研究分析的是个人之间的区别。在法庭这个层级的分析上,我们发现 Saum 和他的同事的分析发现的效应值比其他研究要小(Scarpitti,Saum,and Robbins,2001)。事实上,这个评估发现参与者比未参与者更高的再犯率。Saum 和他的同事们的研究结果不但没有和我们的结论相冲突,反而支持了我们对于接受暴力罪犯会导致较弱效果的结论。简单来说,很可能两组不同的结果都是正确的;暴力罪犯参加药物法庭的效果和非暴力罪犯一样好,但是允许暴力罪犯参加的法庭比其他法庭的效果要弱。

尽管我们对于允许暴力罪犯参与药物法庭的结论具有争议性,值得注意的是,这个结论不但支持了 Longshore 和他的同事们的理论,而且也印证了联邦的规定。联邦法律规定如果药物法庭想得到联邦的资金支持,就必须限制只有非暴力罪犯可以参加。例如,1994 年的暴力罪犯控制和司法法案第五条(Title V of the Violent Crime Control and Law Enforcement Act of 1994)授权联邦支持药物法庭,但是禁止联邦对允许现在或过去拥有暴力犯罪记录的个案参与的法庭提供资金支持(Gao,1997)。据我们所知,这一个限制仍然适用。简单来说,尽管我们的发现不是确凿的,但是这样的限制是有道理的。

一个我们的数据无法回答的重要问题在于,药物法庭对于参与者其他方面资格的限制是否是合理的。例如,很多药物法庭规定那些没有暴力犯罪记录,但是当前或者过去因为散布或销售毒品而定罪的罪犯也被禁止参加。考虑到大部分散布或销售毒品的罪犯都是通过这样的行为来支持他们依赖昂贵的毒品费用(Johnson et al., 1985),这样的政策很可能排除了一大部分可能在药物法庭中获益的人群。类似的,很多法庭也排除了有大量犯罪历史或者严重精神疾病的药物依赖罪犯。尽管这些罪犯明显可能对社会安全造成更大的威胁,为他们提供药物治疗很有可能成功地抑制再犯,同时也符合"危险性原则"的假设。

在药物法庭背景之外,目前存在一些证据支持药物法庭这个模型可以扩展更广阔的罪犯群体。也许最有说服力的例子是 Adele Harrell 和她的同事们对于全国性打破循环项目展示(National Demonstration of the Breaking the Cycle(BTC))的评估。这个项目对三个地区(华盛顿州的塔科马县(Tacoma, WA),阿拉巴马州的伯明翰县(Birmingham, AL),佛罗里达州的杰克逊维尔县(Jacksonvile, FL))几乎所有因为重罪被逮捕且有毒瘾的罪犯提供了根据药物法庭模型设计的干预。尽管这个项目只有部分得到了实施,这个评估发现参与 BTC 项目可以减少犯罪行为(Harrell et al., 2002; Mitchell and Harrell, 2006)。BTC 的结果最近也被一个模仿分析所支持。这个分析认为放松参与药物法庭的资格可以使更多的罪犯符合治疗的标准,从而抑制上千万可能会发生的犯罪。这样的研究认为成年人药物法庭可以被扩展到更严重、非暴力的罪犯,而且仍然可以成功地降低再犯。

6. 更新综述的计划

我们计划每三年根据康拜尔合作的指导对这个系统总是进行更新。然而考虑到准实验评估的数量和他们结果的一致性,我们认为持续地进行这样的综合性评估没有很高的价值。在下一次更新时,我们计划只分析实验评估的结论。

7. 致　谢

我们要感谢 Jerry Lee 基金会对这个项目的部分支持。我们同时要感谢参与编码工作的许多研究生对这个项目的贡献。

8. 图　表

表 1　评估的重要特征

变量	成年人药物法庭(k^a=92) 频率(%)	未成年人药物法庭(k=34) 频率(%)	醉驾药物法庭(k=28) 频率(%)
发表类型			
期刊或书的章节	21(23%)	3(9%)	4(14%)
未发表	71(77%)	31(92%)	24(86%)
发表年份			
1989—1993 年	1(1%)	0(0%)	0(0%)
1994—1998 年	13(14%)	1(3%)	0(0%)
1999—2003 年	41(45%)	10(29%)	4(14%)
2004 年之后	35(38%)	14(41%)	16(57%)
无日期信息	2(2%)	9(26%)	8(29%)
衡量结果的方法			
只有一般性再犯	49(53%)	20(59%)	13(47%)
包含了和毒品相关的再犯	39(42%)	11(32%)	13(47%)
包含了使用毒品	4(4%)	3(9%)	2(7%)
最长后续跟踪期			
少于 12 个月	42(46%)	18(53%)	21(75%)
12 个月到 24 个月	23(25%)	8(24%)	2(7%)
24 个月到 36 个月	6(7%)	2(6%)	0(0%)
大于 36 个月	8(9%)	4(12%)	2(7%)
无相关信息/不明确	13(14%)	2(6%)	1(4%)
后续考察期和治疗期的重叠			
完全重叠	26(28%)	7(21%)	5(17%)
部分重叠	46(50%)	7(21%)	14(50%)
无重叠	17(18%)	9(26%)	8(29%)
无相关信息/不明确	3(3%)	11(32%)	1(4%)
研究方法严格性评分			
弱准实验	18(20%)	4(12%)	3(11%)
标准准实验	51(55%)	17(50%)	7(25%)
严格的准实验	20(22%)	11(32%)	5(18%)
随机试验	3(3%)	1(3%)	4(14%)

续表

变量	成年人药物法庭($k^a=92$)频率(%)	未成年人药物法庭($k=34$)频率(%)	醉驾药物法庭($k=28$)频率(%)
无相关信息/不明确	0(0%)	1(3%)	9(32%)
对照组类型			
不愿意参与或被拒绝	28(30%)	5(15%)	1(4%)
历史性控制	24(26%)	7(21%)	5(18%)
符合标准未被推荐	9(10%)	0(0%)	1(4%)
普通缓刑	15(16%)	10(29%)	2(7%)
其他不符合药物法庭标准的	9(10%)	1(3%)	5(18%)
未记录/无法判断	4(4%)	2(6%)	9(32%)
整体退出率>20%			
是	4(4%)	4(12%)	3(11%)
否	87(95%)	28(82%)	25(89%)
无相关信息/不明确	1(1%)	2(6%)	0(0%)
有差异的退出率>20%			
是	5(4%)	3(8%)	2(7%)
否	87(95%)	30(88%)	26(93%)
无相关信息/不明确	1(1%)	1(3%)	0(0%)

a. 评估的数量

表 2　重要的药物法庭特征

变量	成年人药物法庭($k^a=92$)频率(%)	未成年人药物法庭($k=34$)频率(%)	醉驾药物法庭($k=28$)频率(%)
法庭的成熟程度[b]			
初期(开始运行两年内)	54(59%)	17(50%)	16(57%)
发展中(第三年或第四年)	12(13%)	9(27%)	0(0%)
成熟的(超过四年)	10(11%)	1(3%)	0(0%)
无记录	16(17%)	7(21%)	12(43%)
处理办法			
辩诉交易前	21(23%)	0(0%)	0(0%)
辩诉交易后	36(39%)	18(53%)	11(39%)
二者兼有	13(14%)	1(3%)	1(4%)
无记录	22(24%)	15(44%)	16(57%)
毕业后撤销指控			

续表

变量	成年人药物法庭($k^a=92$)频率(%)	未成年人药物法庭($k=34$)频率(%)	醉驾药物法庭($k=28$)频率(%)
是	34(37%)	8(24%)	1(4%)
否	19(21%)	3(9%)	12(43%)
无记录	39(42%)	23(68%)	15(57%)
治疗阶段的数量			
二	4(4%)	0(0%)	0(0%)
三	41(45%)	7(21%)	3(11%)
四	16(17%)	16(47%)	7(25%)
五	5(4%)	0(0%)	3(11%)
不适用阶段	2(2%)	1(3%)	1(4%)
无记录	24(26%)	10(29%)	14(50%)
每周药物检测的数量[c]			
少于两次	21(23%)	5(15%)	5(18%)
大于两次	16(16%)	3(9%)	1(4%)
无记录	55(60%)	26(74%)	22(79%)
每周治疗的数量[c]			
少于三次	9(10%)	2(6%)	1(4%)
大于三次	6(7%)	3(9%)	1(4%)
无记录	77(84%)	29(85%)	26(93%)
每月状态听证的数量[c]			
少于两次	19(21%)	7(21%)	8(29%)
多于两次	16(17%)	3(9%)	0(0%)
无记录	57(62%)	24(71%)	20(71%)
毕业所需要的时间			
少于 12 个月	20(22%)	17(50%)	4(14%)
12 个月到 15 个月	46(50%)	13(38%)	8(29%)
大于 15 个月	12(13%)	0(0%)	5(18%)
无记录	14(15%)	4(12%)	11(39%)
毕业率[d]			
.00 到 .25	10(11%)	1(3%)	0(0%)
.26 到 .50	38(41%)	15(44%)	2(7%)
.51 到 .75	13(14%)	10(29%)	10(36%)
大于 .75	0(0%)	0(0%)	5(18%)
无记录	31(34%)	8(24%)	11(39%)

续表

变量	成年人药物法庭($k^a=92$)频率(%)	未成年人药物法庭($k=34$)频率(%)	醉驾药物法庭($k=28$)频率(%)
只有一个治疗供应者			
是	15(16%)	3(9%)	0(0%)
否	28(30%)	8(24%)	5(18%)
无记录	49(53%)	23(68%)	23(82%)

[a]评估的数量

[b]在评估的开始阶段

[c]在药物法庭的第一个治疗阶段

[d]毕业率是以离开项目的个案中成功完成项目的比率(排除了目前正在参与的)

表 3　样本的重要特征

变量	成年人药物法庭($k^a=92$)频率(%)	未成年人药物法庭($k=34$)频率(%)	醉驾药物法庭($k=28$)频率(%)
性别组成比率			
全部男性(超过 90%以上成员是男性)	1(1%)	2(5%)	1(4%)
大部分是男性(60—90%是男性)	77(84%)	32(94%)	19(68%)
大致相等(59—40%是男性)	7(8%)	0(0%)	0(0%)
大部分是女性(39—10%是男性)	0(0%)	0(0%)	0(0%)
全部女性(小于 10%是男性)	0(0%)	0(0%)	0(0%)
无记录	7(8%)	0(0%)	8(29%)
罪犯种类			
只有非暴力罪犯	72(79%)	18(53%)	23(82%)
包含暴力罪犯	16(17%)	4(12%)	0(0%)
无记录	4(4%)	12(35%)	5(18%)
较少犯罪记录			
是	22(24%)	2(6%)	2(7%)
否	48(52%)	17(50%)	14(43%)
无记录	22(24%)	15(44%)	12(50%)

[a]评估的数量

表 4　不同再犯类型的随机作用平均比数比

95%置信区间						
结果	**平均效应量**	**可信下限**	**可信上限**	*Q*	k^a	Tau^2
成年人药物法庭						
一般再犯[b]	1.66*	1.50	1.84	442.19*	92	0.178
和毒品相关的再犯[c]	1.70*	1.39	2.08	323.98*	42	0.368
使用毒品	1.45	0.92	2.28	15.78*	4	0.165
未成年人药物法庭						
一般再犯	1.37*	1.15	1.63	66.31*	34	0.105
和毒品相关的再犯	1.06	0.69	1.63	29.65*	14	0.357
使用毒品	1.50	0.67	3.34	2.05	3	0.359
醉驾药物法庭						
一般再犯[d]	1.65*	1.35	2.02	78.40*	28	0.159
和毒品相关的再犯[e]	1.59*	1.22	2.09	16.84	14	0.054
使用毒品	1.87	0.34	10.23	5.02*	2	1.227

[a]评估的数量

[b]排除了三个正向、较强的效应量后，平均效应量是 1.57(95%置信区间：1.43—1.72)

[c]排除了两个正向、较强的效应量后，平均效应量是 1.46(95%置信区间：1.28—1.67)

[d]排除了一个正向、较强的效应量后，平均效应量是 1.63(95%置信区间：1.33—1.99)

[e]排除了一个正向、较强的效应量后，平均效应量是 1.57(95%置信区间：1.20—2.04)

* $p<0.05$

表 5　成年人药物法庭随机作用下研究方法特征的平均比数比

	一般再犯			**和毒品相关的再犯[b]**		
变量	**平均值**	95% C.I.	k^c	**平均值**	95% C.I.	*k*
发表状态	$QB=0.05, df=1, p=0.828, tau^2=0.220$			$QB=0.51, df=1, p=0.477, tau^2=0.787$		
发表的	1.63	1.29—2.07	21	1.97	1.23—3.16	15
未发表的	1.68	1.48—1.91	71	1.59	1.11—2.27	28
再犯数据来源	$QB=0.00, df=1, p=0.998, tau^2=0.220$			$QB=0.34, df=1, p=0.562, tau^2=0.788$		
逮捕记录	1.67	1.47—1.90	74	1.82	1.29—2.57	30
其他	1.67	1.33—2.10	22	1.52	0.92—2.51	13
对照组不愿或被拒绝参与药物法庭	$QB=0.06, df=1, p=0.800, tau^2=0.197$			$QB=0.47, df=1, p=0.492, tau^2=0.800$		
是	1.66	1.37—2.01	31	1.51	0.90—2.53	13

续表

	一般再犯			和毒品相关的再犯[b]		
变量	平均值	95% C.I.	k^c	平均值	95% C.I.	k
否	1.61	1.41—1.84	60	1.87	1.32—2.66	29
历史性比较	$QB=0.00, df=1$, $p=0.956, tau^2=0.197$			$QB=0.06, df=1$, $p=0.803, tau^2=0.807$		
是	1.62	1.31—2.01	24	1.66	0.97—2.82	13
否	1.63	1.44—1.85	67	1.79	1.27—2.54	29
整体退出率 > 20%	$QB=0.52, df=1$, $p=0.471, tau^2=0.220$			$QB=0.03, df=1$, $p=0.865, tau^2=0.795$		
是	1.37	0.78—2.40	4	1.62	0.77—3.41	6
否	1.69	1.51—1.89	87	1.74	1.28—2.37	37
有差异的退出率 >20%	$QB=0.27, df=1$, $p=0.601, tau^2=0.221$			$QB=0.01, df=1$, $p=0.965, tau^2=0.796$		
是	1.95	1.09—3.46	4	1.76	0.59—5.30	3
否	1.66	1.49—1.87	87	1.72	1.28—2.31	40
研究方法严格性评分	$QB=2.35, df=3$, $p=0.504, tau^2=0.212$			$QB=2.04, df=3$, $p=0.563, tau^2=0.755$		
弱	1.97	1.54—2.54	18	2.05	0.98—4.27	6
标准	1.63	1.40—1.89	51	1.53	1.00—2.33	20
强	1.57	1.25—1.97	20	2.07	1.28—3.33	14
实验	1.45	0.80—2.62	3	1.03	0.37—2.88	3

[a]评估数量

[b]如果排除两个正向、较强的效应量，整体结果和这些基本一致；但是，变化的部分缩小为大约 0.10

[c]评估的数量

表 6　未成年人药物法庭随机作用下研究方法特征的平均比数比

	一般再犯			和毒品相关的再犯		
变量	平均值	95%置信区间	k	平均值	95%可信区间	k
发表状态	$QB=0.76, df=1$, $p=0.383, tau^2=0.093$			$QB=0.24, df=1$, $p=0.627, tau^2=0.304$		
发表的	1.70	1.02—2.83	3	0.85	0.32—2.28	2
未发表的	1.34	1.12—1.59	31	1.11	0.71—1.74	12
再犯数据来源	$QB=0.00, df=1$, $p=0.986, tau^2=0.095$			$QB=0.09, df=1$, $p=0.769, tau^2=0.304$		
逮捕记录	1.37	1.15—1.63	31	1.10	0.68—1.78	10
其他	1.36	0.79—2.35	3	0.96	0.43—2.12	4
对照组不愿或被拒绝参与药物法庭	$QB=9.83, df=1$, $p=0.002, tau^2=0.068$					

续表

	一般再犯			和毒品相关的再犯		
变量	平均值	95%置信区间	k	平均值	95%可信区间	k
是	0. 66	0. 40—1. 09	5	—	—	—
否	1. 49	1. 25—1. 76	27	—	—	—
历史性对照	QB=2. 91, df=1, p=0. 088, tau^2=0. 092					
是	1. 72	1. 23—2. 40	7	—	—	—
否	1. 24	1. 01—1. 52	25	—	—	—
整体退出率>10%	QB=0. 02, df=1, p=0. 886, tau^2=0. 093			QB=1. 11, df=1, p=0. 293, tau^2=0. 294		
是	1. 27	0. 66—2. 44	4	2. 67	0. 46—15. 66	2
否	1. 33	1. 11—1. 58	28	1. 01	0. 66—1. 53	12
有差异的退出率>10%	QB=0. 01, df=1, p=0. 952, tau^2=0. 097			QB=1. 11, df=1, p=0. 293, tau^2=0. 294		
是	1. 38	0. 68—2. 77	3	2. 67	0. 46—15. 66	2
否	1. 35	1. 13—1. 61	30	1. 01	0. 66—1. 53	12
研究方法严格性评分	QB=3. 14, df=2, p=0. 208, tau^2=0. 062			QB=2. 25, df=1, p=0. 133, tau^2=0. 236		
弱	1. 85	1. 26—2. 72	4	0. 53	0. 15—1. 93	1
标准	1. 32	1. 07—1. 62	17	0. 85	0. 42—1. 69	4
强	1. 22	0. 90—1. 65	11	1. 31	0. 76—2. 23	8
实验	1. 39	0. 50—3. 85	1	1. 38	0. 37—5. 07	1

表 7　醉驾药物法庭随机作用下研究方法特征的平均比数比

	一般再犯			和毒品相关的再犯		
变量	平均值	95% C.I.	k	平均值	95% C.I.	k
发表状态	QB=0. 19, df=1, p=0. 661, tau^2=0. 165			QB=0. 75, df=1, p=0. 388, tau^2=0. 065		
发表的	1. 50	0. 91—2. 46	4	1. 38	0. 87—2. 14	3
未发表的	1. 69	1. 35—2. 12	24	1. 76	1. 23—2. 51	11
再犯数据来源	QB=0. 74, df=1, p=0. 389, tau^2=0. 158			QB=0. 01, df=0, p=0. 043, tau^2=0. 000		
逮捕记录	1. 61	1. 30—1. 99	25	1. 60	1. 20—2. 12	13
其他	2. 20	1. 11—4. 34	3	1. 57	0. 44—5. 60	1

续表

	一般再犯			和毒品相关的再犯		
变量	平均值	95% C.I.	k	平均值	95% C.I.	k
对照组不愿或被拒绝参与药物法庭	$QB=0.02, df=0$, $p=.$, $tau^2=0.067$					
是	1.95	1.01—3.78	1	—	—	—
否	1.85	1.47—2.39	18	—	—	—
历史性对照	$QB=0.23, df=1$, $p=0.635$, $tau^2=0.062$			$QB=1.86, df=0$, $p=.$, $tau^2=0.050$		
是	1.99	1.32—3.00	5	7.78	0.53—115.0	1
否	1.84	1.40—2.40	14	1.45	1.07—1.97	12
整体退出率>10%	$QB=1.33, df=1$, $p=0.250$, $tau^2=0.155$			$QB=0.15, df=0$, $p=.$, $tau^2=0.062$		
是	2.58	1.18—4.65	3	1.38	0.63—3.04	1
否	1.60	1.30—1.97	25	1.63	1.21—2.19	13
有差异的退出率>10%	$QB=0.61, df=1$, $p=0.435$, $tau^2=0.162$					
是	2.40	0.92—6.26	2	—	—	—
否	1.63	1.32—2.00	26	—	—	—
研究方法严格性评分	$QB=21.76, df=3$, $p=0.001$, $tau^2=0.000$			$QB=8.44, df=2$, $p=0.015$, $tau^2=0.000$		
弱	1.99	1.49—2.65	3	7.78	0.55—110.9	1
标准	2.56	1.66—3.96	7	2.13	1.29—3.51	4
强	1.99	1.49—2.65	5	1.78	1.30—2.44	5
实验	1.15	0.79—1.67	4	1.03	0.70—1.51	3

表 8　成年人药物法庭的随机作用下平均比数比随时间的变化

	一般再犯			和毒品相关的再犯		
评估之间的比较	平均值	95%可信区间	k^a	平均值	95%可信区间	k
再犯计算和药物法庭重合	$QB=1.66, df=2$, $p=0.435$, $tau^2=0.213$			$QB=1.77, df=2$, $p=0.412$, $tau^2=0.766$		
完全重合	1.57	1.27—1.94	26	1.35	0.71—2.56	8
部分重合	1.77	1.51—2.06	47	2.04	1.42—2.94	26
无重合	1.49	1.16—1.92	18	1.41	0.74—2.69	8

续表

	一般再犯			和毒品相关的再犯		
评估之间的比较	**平均值**	**95%可信区间**	k^a	**平均值**	**95%可信区间**	k
不同后续事件提供的结果	$QB=1.33, df=3$, $p=0.723, tau^2=0.141$			$QB=6.39, df=3$, $p=0.094, tau^2=0.807$		
少于 12 个月	1. 62	1. 37—1. 92	43	1. 50	0. 92—2. 46	15
12 个月到 24 个月	1. 65	1. 31—2. 07	26	1. 56	0. 62—3. 93	4
24 个月到 36 个月	1. 70	1. 09—2. 66	6	3. 72	1. 92—7. 20	8
大于 36 个月	2. 22	1. 53—3. 22	8	1. 67	0. 84—3. 31	7
计算 12 个月和 24 个月再犯率的评估						
12 个月	1. 74	1. 40—2. 17	21	—	—	—
24 个月	1. 66	1. 38—1. 98	21	—	—	—
计算 12 个月、24 个月、36 个月再犯率的评估						
12 个月	1. 71	1. 18—2. 48	8	—	—	—
24 个月	1. 72	1. 29—2. 29	8	—	—	—
36 个月	1. 80	1. 44—2. 24	8	—	—	—

[a]评估的数量

表 9　成年人药物法庭不同法庭特征随机作用下平均比数比

	一般再犯[a]			和毒品相关的再犯[b]		
变量	**平均值**	**95%可信区间**	k^c	**平均值**	**95%可信区间**	k
药物法庭成熟程度	$QB=4.95, df=2$, $p=0.084, tau^2=0.228$			$QB=3.43, df=1$, $p=0.064, tau^2=0.979$		
初期	1. 86	1. 59—2. 16	55	2. 21	1. 44—3. 39	24
发展中	1. 32	0. 97—1. 79	12	1. 09	0. 50—2. 35	7
成熟	1. 63	1. 17—2. 27	10	1. 61	0. 22—11. 81	1
超过 3 个治疗阶段	$QB=0.29, df=1$, $p=0.657, tau^2=0.188$			$QB=3.18, df=1$, $p=0.075, tau^2=0.909$		
是	1. 60	1. 29—2. 00	21	1. 07	0. 51—2. 21	8
否	1. 69	1. 45—1. 96	50	2. 06	1. 38—3. 06	25
每周超过 2 次药物检测	$QB=1.55, df=1$, $p=0.214, tau^2=0.172$			$QB=0.06, df=1$, $p=0.802, tau^2=0.109$		
是	1. 42	1. 11—1. 81	16	1. 46	1. 07—2. 00	7
否	1. 62	1. 32—1. 99	24	1. 41	0. 99—2. 02	6

续表

	一般再犯[a]			和毒品相关的再犯[b]		
变量	平均值	95%可信区间	k^c	平均值	95%可信区间	k
每月超过两次状态听证	$QB=0.05, df=1, p=0.816, tau^2=0.176$			$QB=28.58, df=1, p=0.001, tau^2=0.020$		
是	1.57	1.22—2.03	16	2.26	1.64—3.11	4
否	1.54	1.23—1.92	19	1.37	1.10—1.70	7
每周超过3次治疗	$QB=2.91, df=1, p=0.088, tau^2=0.179$			$QB=1.48, df=0, p=.\ , tau^2=0.099$		
是	1.50	1.08—2.07	9	1.60	0.75—3.44	1
否	1.80	1.17—2.78	6	1.32	0.91—1.92	5
毕业所需最短时间	$QB=1.07, df=2, p=0.586, tau^2=0.155$			$QB=3.03, df=2, p=0.220, tau^2=0.765$		
少于12个月	1.58	1.29—1.94	22	1.54	0.82—2.86	9
12个月到15个月	1.77	1.54—2.03	47	2.03	1.41—2.92	25
大于15个月	1.61	1.22—2.12	12	0.78	0.24—2.55	3
案件处理方法	$QB=0.40, df=2, p=0.820, tau^2=0.195$			$QB=5.50, df=2, p=0.064, tau^2=0.819$		
辩诉交易前	1.74	1.37—2.19	22	1.52	0.89—2.60	13
辩诉交易后	1.60	1.35—1.89	38	1.52	0.91—2.54	13
两者兼有	1.57	1.19—2.06	13	4.51	1.97—10.33	6
毕业后撤销指控	$QB=0.87, df=1, p=0.350, tau^2=0.167$			$QB=6.18, df=1, p=0.013, tau^2=0.020$		
是	1.65	1.40—1.95	36	1.54	1.35—1.76	19
否	1.50	1.21—1.86	20	1.21	0.97—1.49	7
毕业率	$QB=12.79, df=2, p=0.001, tau^2=0.172$			$QB=10.18, df=2, p=0.006, tau^2=0.082$		
.00—.25	1.91	1.38—2.64	11	1.40	0.98—2.01	5
.26—.50	1.41	1.20—1.64	39	1.29	1.06—1.57	17
.51—.75	2.17	1.65—2.87	14	2.48	1.48—4.17	2
单独治疗供应者	$QB=0.00, df=1, p=0.984, tau^2=0.182$			$QB=0.10, df=1, p=0.753, tau^2=0.099$		
是	1.55	1.18—2.04	16	1.48	0.98—2.25	6
否	1.56	1.29—1.87	30	1.56	1.25—1.95	12

[a] 排除三个正向的效应值不会造成显著的区别

[b] 如果排除两个正向、较强的效应量，整体结果和这些基本一致；但是，变化的部分缩小为大约0.10

[c] 评估的数量

表 10　未成年人药物法庭不同法庭特征随机作用下平均比数比

	一般再犯			和毒品相关的再犯		
变量	**平均值**	**95%可信区间**	***k***	**平均值**	**95%可信区间**	***k***
药物法庭成熟程度	$QB=4.91, df=1, p=0.027, tau^2=0.068$			$QB=8.91, df=1, p=0.003, tau^2=0.099$		
初期	1. 32	1. 05—1. 67	17	0. 50	0. 28—0. 91	4
发展中	1. 20	0. 92—1. 57	9	1. 42	0. 92—2. 20	7
成熟	2. 29	1. 31—4. 00	1	—	—	—
超过 3 个治疗阶段	$QB=0.15, df=1, p=0.700, tau^2=0.124$			$QB=4.35, df=1, p=0.037, tau^2=0.169$		
是	1. 27	0. 98—1. 65	16	1. 32	0. 85—2. 07	8
否	1. 18	0. 84—1. 66	8	0. 59	0. 32—1. 11	4
每周超过 2 次药物检测	$QB=0.61, df=1, p=0.430, tau^2=0.112$			$QB=16.98, df=0, p=., tau^2=0.000$		
是	2. 03	1. 47—2. 81	2	0. 53	0. 22—1. 26	1
否	1. 31	0. 69—2. 47	1	1. 82	0. 99—3. 33	2
每月超过两次状态听证	$QB=4.86, df=1, p=0.027, tau^2=0.101$			$QB=10.97, df=0, p=., tau^2=0.111$		
是	1. 65	1. 06—2. 56	3	0. 53	1. 18—1. 57	1
否	1. 54	1. 00—2. 04	6	1. 68	0. 71—3. 98	2
每周超过 3 次治疗	$QB=18.44, df=1, p=0.000, tau^2=0.036$					
是	2. 03	1. 53—2. 69	4	—	—	—
否	1. 07	0. 71—1. 61	2	—	—	—
毕业所需最短时间	$QB=0.07, df=1, p=0.795, tau^2=0.100$			$QB=1.06, df=1, p=0.304, tau^2=0.290$		
少于 12 个月	1. 38	1. 11—1. 73	17	0. 80	0. 40—1. 60	4
12 个月到 15 个月	1. 32	0. 99—1. 76	13	1. 23	0. 72—2. 12	7
大于 15 个月						
案件处理方法	$QB=1.45, df=0, p=., tau^2=0.161$					
辩诉交易前	—	—	—	—	—	—
辩诉交易后	1. 26	0. 98—1. 63	18	—	—	—
两者兼有	0. 58	0. 17—2. 00	1	—	—	—
毕业后撤销指控	$QB=1.63, df=1, p=0.202, tau^2=0.113$			$QB=9.21, df=0, p=., tau^2=0.000$		
是	1. 71	1. 22—2. 40	8	0. 46	0. 23—0. 91	2
否	1. 35	0. 85—2. 13	3	1. 10	0. 47—2. 53	1
毕业率	$QB=10.86, df=1, p=0.001, tau^2=0.054$			$QB=5.93, df=1, p=0.015, tau^2=0.178$		
. 00—. 25	2. 29	1. 38—3. 80	1	—	—	—

续表

	一般再犯			和毒品相关的再犯		
变量	平均值	95%可信区间	k	平均值	95%可信区间	k
.26—.50	1.11	0.88—1.40	15	0.76	0.47—1.22	7
.51—.75	1.63	1.24—2.13	10	2.01	0.97—4.18	3
单独治疗供应者	$QB=0.15, df=1,$ $p=0.699, tau^2=0.105$			$QB=22.19, df=0,$ $p=., tau^2=0.000$		
是	1.62	0.79—3.35	3	3.19	1.32—7.72	1
否	1.46	1.11—1.93	8	0.77	0.42—1.41	2

表 11 醉驾药物法庭不同法庭特征随机作用下平均比数比

	一般再犯			和毒品相关的再犯		
变量	平均值	95% C.I.	k	平均值	95% C.I.	k
药物法庭的成熟程度						
初期	—	—	—	—	—	—
发展中	—	—	—	—	—	—
成熟的	—	—	—	—	—	—
大于 3 个治疗阶段	$QB=4.77, df=1,$ $p=0.03, tau^2=0.000$			$QB=0.094, df=1,$ $p=0.760, tau^2=0.000$		
是	2.37	1.67—3.32	10	1.87	1.21—2.88	7
否	1.87	1.41—2.48	4	1.74	1.30—2.31	3
每周超过 2 次药物检测	$QB=1.13, df=0,$ $p=., tau^2=0.000$					
是	1.24	0.36—4.22	1	—	—	—
否	1.70	1.35—2.13	6	—	—	—
每月超过两次状态听证						
是	—	—	—	—	—	—
否	—	—	—	—	—	—
每周超过 3 次治疗						
是	—	—	—	—	—	—
否	—	—	—	—	—	—
最少毕业时间	$QB=0.24, df=2,$ $p=0.887, tau^2=0.0112$			$QB=2.29, df=2,$ $p=0.318, tau^2=0.064$		
少于 12 个月	1.82	1.05—3.15	4	1.29	0.60—2.73	2
12 个月到 15 个月	1.89	1.24—2.88	8	2.05	1.02—3.21	7
多于 15 个月	1.70	1.08—2.70	5	1.33	0.87—2.03	3
案件处理方法	$QB=0.69, df=0,$ $p=., tau^2=0.102$			$QB=0.37, df=0,$ $p=., tau^2=0.063$		

续表

	一般再犯			和毒品相关的再犯		
变量	平均值	95% C.I.	k	平均值	95% C.I.	k
辩诉交易前	—	—	—	—	—	—
辩诉交易后	1.74	1.25—2.42	11	1.42	1.01—2.00	9
二者兼有	3.21	0.79—13.09	1	0.66	0.06—7.59	1
毕业后撤销指控	$QB=5.77, df=0$, $p=.$, $tau^2=0.109$					
是	5.05	1.08—23.70	1	—	—	—
否	1.73	1.25—2.46	12	—	—	—
毕业率	$QB=12.89, df=2$, $p=0.002$, $tau^2=0.000$			$QB=2.09, df=1$, $p=0.149$, $tau^2=0.000$		
.00—.25	—	—	—	—	—	—
.26—.50	1.15	0.66—2.00	2	—	—	—
.51—.75	2.12	1.57—2.84	10	1.84	1.29—2.65	6
.75+	1.73	1.29—2.33	5	1.31	0.76—2.26	4
单一治疗供应者						
是	—	—	—	—	—	—
否	—	—	—	—	—	—

表 12　成年人药物法庭不同样本特征随机作用下的比数比

	一般再犯[a]			和毒品相关的再犯[b]		
变量	平均值	95%可信区间	k^c	平均值	95%可信区间	k
性别组成比率	$QB=1.63, df=1$, $p=0.202$, $tau^2=0.124$			$QB=1.59, df=1$, $p=0.207$, $tau^2=0.249$		
全部男性（超过90%是男性）	1.55	0.44—5.50	2	—	—	—
大部分是男性（60—90%是男性）	1.61	1.46—1.77	79	1.74	1.28—2.36	37
大致相等（59—40%是男性）	2.06	1.42—2.97	8	0.84	0.14—5.13	2
罪犯种类	$QB=7.38, df=1$, $p=0.007$, $tau^2=0.147$			$QB=0.03, df=1$, $p=0.856$, $tau^2=0.749$		
只有非暴力罪犯	1.68	1.51—1.86	70	1.63	1.19—2.24	34
包含暴力罪犯	1.25	1.03—1.52	16	1.74	0.93—3.26	8
较少犯罪历史	$QB=2.91, df=1$, $p=0.088$, $tau^2=0.130$			$QB=0.15, df=1$, $p=0.700$, $tau^2=0.000$		
是	1.80	1.48—2.20	23	1.52	0.75—3.07	8

续表

	一般再犯[a]			和毒品相关的再犯[b]		
变量	平均值	95%可信区间	k[c]	平均值	95%可信区间	k
否	1.51	1.33—1.72	50	1.75	1.18—2.60	27

[a]排除了三个正向、较大的效应量

[b]如果排除两个正向、较大的效应量,不会有显著的区别

[c]评估的数量

表 13　未成年人药物法庭不同样本特征随机作用下的比数比

变量	一般再犯			和毒品相关的再犯		
	平均值	95%可信区间	k	平均值	95%可信区间	k
性别组成比率	$QB=0.96, df=1, p=0.327, tau^2=0.089$			$QB=1.59, df=1, p=0.207, tau^2=0.249$		
性别组成比率	0.96	0.46—2.00	2	1.90	0.71—5.11	2
全部男性(超过90%是男性)	1.40	1.18—1.65	32	0.95	0.62—1.45	12
大部分是男性(60—90%是男性)	—	—	—	—	—	—
大致相等(59—40%是男性)	$QB=0.04, df=1, p=0.839, tau^2=0.095$			$QB=0.01, df=0, p=., tau^2=0.000$		
罪犯种类	1.50	1.20—1.88	18	0.58	0.35—0.96	5
只有非暴力罪犯	1.57	0.98—2.50	4	0.59	0.17—2.03	1
较少犯罪历史	$QB=0.11, df=1, p=0.736, tau^2=0.136$					
是	1.22	0.59—2.54	2	—	—	—
否	1.35	1.04—1.76	17	—	—	—

表 14　醉驾药物法庭不同样本特征随机作用下的比数比

	一般再犯			和毒品相关的再犯		
变量	平均值	95%可信区间	k	平均值	95%可信区间	k
性别组成比率	$QB=23.83, df=0, p=., tau^2=0.000$			$QB=8.60, df=0, p=., tau^2=0.000$		
全部男性(超过90%是男性)	0.73	0.42—1.27	1	0.73	0.42—1.27	1
大部分是男性(60—90%是男性)	1.91	1.61—2.25	19	1.80	1.42—2.28	12
大致相等(59—40%是男性)	—	—	—	—	—	—

续表

	一般再犯			和毒品相关的再犯		
变量	**平均值**	**95%可信区间**	*k*	**平均值**	**95%可信区间**	*k*
罪犯种类						
只有非暴力罪犯	—	—	—	—	—	—
包括暴力犯罪	—	—	—	—	—	—
较少犯罪历史	$QB=1.955, df=1, p=0.213, tau^2=0.100$			$QB=0.01, df=0, p=., tau^2=0.101$		
是	1.40	0.54—3.64	2	1.57	0.42—5.93	1
否	2.10	1.58—2.79	14	1.64	1.14—2.35	10

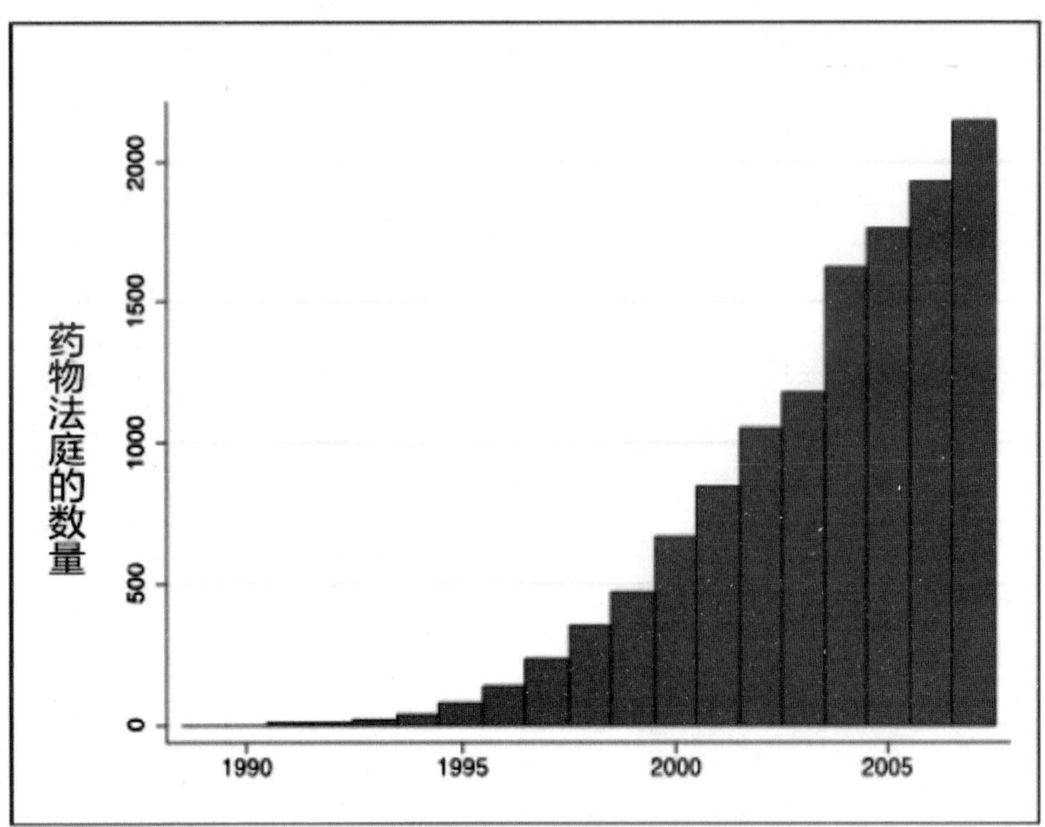

图 1　美国药物法庭的数量（1989—2007）

来源：Huddleston, Marlowe, and Casebolt（2008）

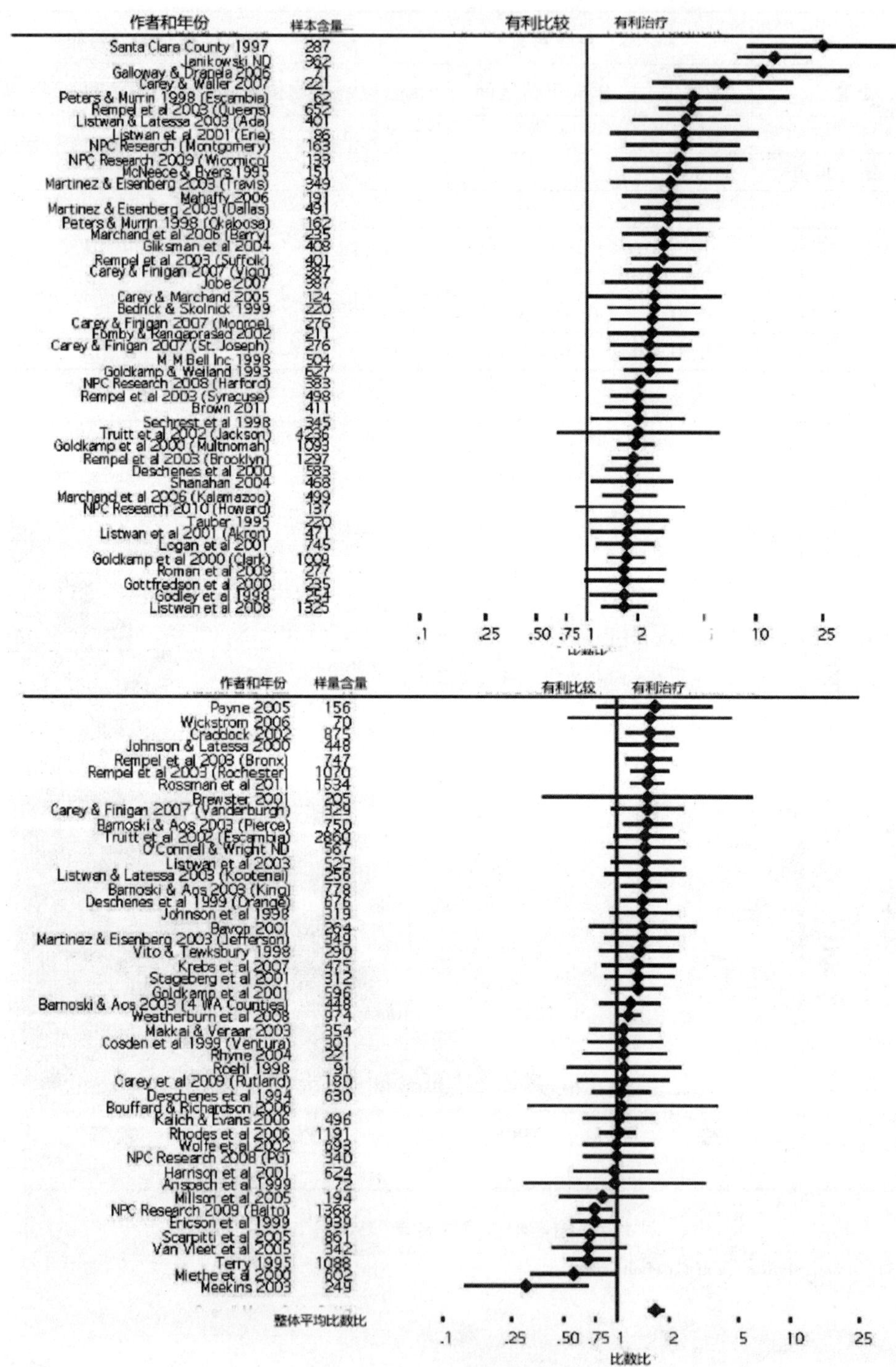

图 2 成年人药物法庭一般性再犯效应量的森林图

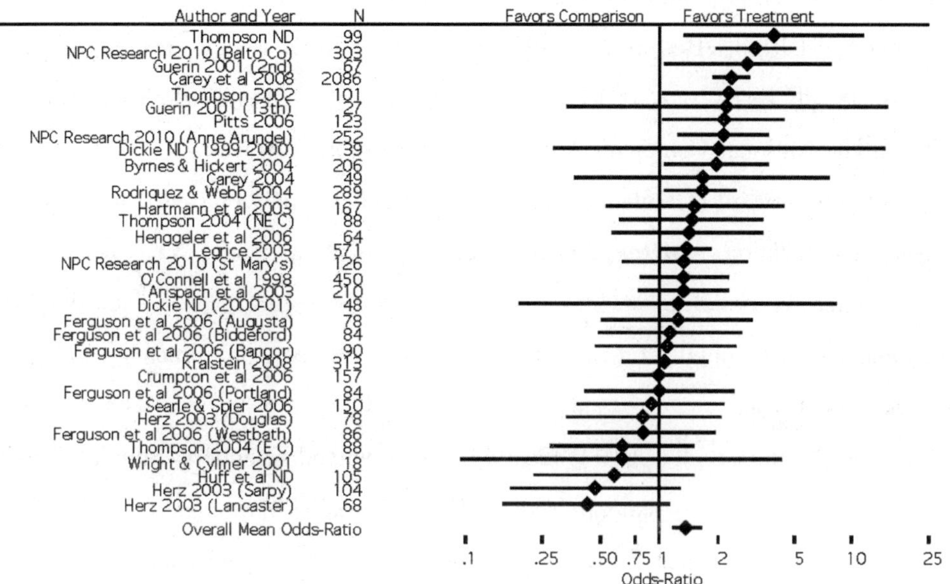

图 3　未成年人药物法庭一般性再犯效应量的森林图

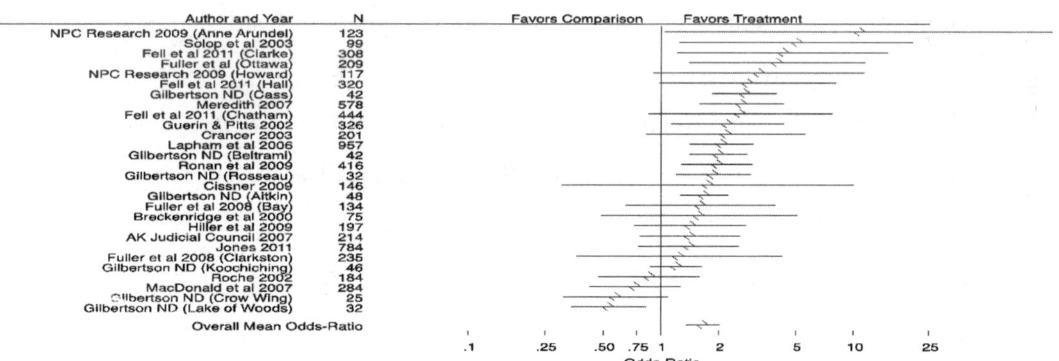

图 4　醉驾药物法庭一般性再犯效应量的森林图

9. 参考文献

Andrews, D.A., & Bonta, J. (1992). *The psychology of criminal conduct*. Cincinnati, OH: Anderson.

Andrews, D. A., Zinger, I., Hoge, R. D., Bonta, J., Gendreau, P., & Cullen, F. T. (1990). *Does correctional treatment work? A clinically relevant and psychologically informed meta-analysis*.Criminology,28,369–397.

Belenko,S.(1998).Research on drug courts:A critical review.*National Drug Court Institute Review*,1,1–26.—.(2001).*Research on drug courts:A critical review* 2001 *update*. New York:The National Center on Addiction and Substance Abuse

Belenko,S.,Fagan,J.,Dumanovsky,T.,& Davis R.C.(1993).*New York City's special drug courts: Recidivism patterns and processing costs*. New York, NY: New York City Criminal Justice Agency,Inc.

Berman,G.& Feinblatt,J.(2005).*Good courts:The case for problem-solving courts*. New York:New Press.

Bhati,A.,& Roman,J.(2010).Treating drug involved offenders:Simulated evidence on the prospects of going to scale.*Journal of Experimental Criminology*,6,1–33.

Deschenes,E.P.,Turner,S.,& Greenwood,P.W.(1995).Drug court or probation:An experimental evaluation of Maricopa County drug court.*Justice System Journal*,18,55–73.

Dickie,J.L.(No Date).*Summit County juvenile court drug court:Evaluation report* July 1,1999-June 30,2000 Unpublished manuscript,The Institute for Health and Social Policy, University of Akron,Akron,OH.

—.(No Date).*Summit County juvenile court drug court:Evaluation report* July 1, 2000-June 30,2001 Unpublished manuscript,The Institute for Health and Social Policy,University of Akron,Akron,OH.

Farrington,D.F.,Gottfredson,D.C.,Sherman,L.W.,& Welsh,B.C.(2002).The Maryland Scientific Methods Scale. In L. W. Sherman, B. C. Welsh, D. Farrington & D. L. MacKenze(Eds.),*Evidence-Based Crime Prevention*(pp.13–21).London:Routledge

Gottfredson,D.C.,Najaka,S.S.,& Kearley,B.(2003).Effectiveness of drug treatment courts:Evidence from a randomized trial.*Criminology and Public Policy*,2,171–196.

Gottfredson,D.C.,Najaka,S.S.,Kearley,B.W.,& Rocha,C.M.(2006).*Long-term effects of participation in the Baltimore City drug treatment court:ResultS from an experimental study*.Journal of Experimental Criminology,2,67–98.

Harrell,A.,Mitchell,O.,Hirst,A.,Marlowe,D.,& Merrill,J.(2002).*Breaking of cycle of drugs and crime:Findings from the Birmingham BTC demonstration*.Criminology & Public Policy,1,187–216.40

Hasselblad,V.& Hedges,L.V.Hedges.(1995).*Meta-Analysis of Screening and Diag-*

nostic Tests. Psychological Bulletin 117, 167–78.

Hora, P.F.(2002). *A dozen years of drug treatment courts: Uncovering our theoretical foundation and the construction of a mainstream paradigm.* Substance Use & Misuse, 37, 1469–1488.

Huddleston, C.W., III, Marlowe, D.B., & Casebolt, R.(2008). *Painting the current picture: A national report card on drug courts and other problem-solving court programs in the United States.* Washington, D.C.: National Drug Court Institute.

Huddleston, W., & Marlowe, D.B.(2011). *Painting the Current Picture: A national report on drug courts and other problem-solving court programs in the United States.* Washington, D.C.: National Drug Court Institute.

Johnson, B.D., Goldstein, P.J., Preble, E., Schmeidler, J., Lipton, D.S., Spunt, B., et al.(1985). *Taking care of business: The economics of crime by heroin abusers.* Lexington, MA: Lexington Books.

Kalich, D., & Evans, R.D.(2006). *Drug court: An effective alternative to incarceration.* Deviant Behavior, 27, 569–590.

Latimer, J., Morton-Bourgon, K., & Chrtien, J.-A.(2006, August). *A Meta-Analytic Exami-Nation of Drug Treatment Courts: Do They Reduce Recidivism?* (Tech. Rep. No. rr06–7). Ottawa, Ontario: Department of Justice Canada.

Lipsey, M.W., & Wilson, D.B.(2001). *Practical meta-analysis.* Thousand Oaks, CA: Sage.

Longshore, D., Turner, S.W., Morral, A., Harrell, A., McBride, D., Deschenes, E., et al.(2001). Drug courts: A conceptual framework. *Journal of Drug Issues*, 31, 7–26

MacDonald, J.M., Morral, A.R., Raymond, B., & Eibner, C.(2007). The efficacy of the Rio Hondo DUI court: A 2-year field experiment. *Evaluation Review*, 31, 4–23.

MacKenzie, D.L.(2002). Reducing the criminal activities of known offenders and delinquents: Crime prevention in the courts and corrections. In L.W.Sherman, D.P.Farrington, B.C.Welsh & D.L.MacKenzie(Eds.), *Evidence-based crime prevention*(pp.330–404). London: Routledge.

MacKenzie, D.L.(2006). *What works in corrections? Reducing the criminal activities of offenders and delinquents.* Cambridge, UK: Cambridge Press.

Marlowe, D.B., Festinger, D.S., Arabia, P.L., Croft, R., Patapis, N.S., and Dugosh K.

L. (2009). A systematic review of DWI court program evaluations. *Drug Court Review*, 6, 1-52.

Mateyoke-Scrivner, A., Webster, J. M., Staton, M., & Leukefeld, C. (2004). Treatment retention predictors of drug court participants in a rural state. *The American Journal of Drug and Alcohol Abuse*, 30(3), 605-625.

Mitchell, O. (2011). Drug and other specialty courts. In M. Tonry (Ed.), *Oxford handbook of crime and criminal justice* (pp.843-871), New York: Oxford University Press.

Mitchell, O., & Harrell, A. (2006). Evaluation of the breaking the cycle demonstration project: Jacksonville, FL and Tacoma, WA. *Journal of Drug Issues*, 36, 93-114.

National Association of Drug Court Professional. (1997). *Defining drug courts: The key components*. Washington, D.C.: Bureau of Justice Assistance.

Overton, R. C. (1998). A comparison of fixed-effects and mixed (random-effects) models for meta-analysis of moderator variable effects. *Psychological Methods*, 3, 354-379.

Raudenbush, S. W. (1994). Random effects models. In H. Cooper & L. V. Hedges (Eds.), *The Handbook of research synthesis* (pp.301-321). New York: Russell Sage Foundation.41

Rossman, S.B., Rempel, M., Roman, J. K., Zweig, J. M., Lindquist, C. H., Green, M., Downey, P.M., Bhati, A.S., & Farole, D.J., Jr. (2011). *The multi-site adult drugcourt evaluation: The impact of drug courts*. Washington, D.C.: The Urban Institute.

Saum, C.A., Scarpitti, F.R., & Robbins, C.A. (2001). Violent offenders in drug court. *Journal of Drug Issues*, 31, 107-128.

Scarpitti, F.R., Butzin, C. A., Saum, C. A., Gray, A. R., & Leigey, M. E. (2005). *Drug court offenders in outpatient treatment: Final report to National Institute of Drug Abuse*. Newark, DE: University of Delaware.

Searle, W., & Spier, P. (2006). *Christchurch youth drug court pilot: One year follow-up study*. Wellington, New Zealand: Ministry of Justice.

Shaffer, D. K. (2006). *Reconsidering drug court effectiveness: A meta-analytic review* (Tech.Rep.). Las Vegas, NV: University of Nevada.

—. (2011). Looking inside the black box of drug courts: A meta-analytic review. *Justice Quarterly*, 28, 493-521.

Shanahan, M., Lancsar, E., Haas, M., Lind, B., Weatherburn, D., & Chen, S. (2004).

Cost-effectiveness analysis of the New South Wales adult drug court program. *Evaluation Review*, 28, 3-27.

Turner, S., Greenwood, P., Fain, T., & Deschenes, E. (1999). Perceptions of drug court: How offenders view ease of program completion, strengths and weaknesses, and the impact on their lives. *National Drug Court Institute Review*, II, 58-8.

U. S. General Accounting Office. (1997). *Drug courts: Overview of growth, characteristics, and results.* Washington, D.C.: United States General Accounting Office.

—. (2005). *Adult drug courts: Evidence indicates recidivism reductions and mixed results for other outcomes.* Washington, D.C.: United States General Accounting Office.

Wilson, D.B., Mitchell, O., & MacKenzie, D.L. (2006). A systematic review of drug court effects on recidivism. *Journal of Experimental Criminology*, 2, 459-487.

10. 被选入此系统回顾的文献

Note: The studies marked with an asterisk (*) were included in the analyses reported here. The other studies listed are eligible but statistically dependent.

Alaska Judicial Council. (2005). *Evaluation of the outcomes in three therapeutic courts.* Anchorage, AK: Alaska Judicial Council.

*Alaska Judicial Council. (2007). *Recidivism in Alaska's felony therapeutic courts.* Anchorage, AK: Alaska Judicial Council.

*Anspach, D.F., & Ferguson, A.S. (1999). *Cumberland County's drug court program: An evaluation report of Project Exodus.* Washington, DC: U.S. Department of Justice, Office of Justice Programs, Drug Courts Program Office.

*Anspach, D.F., Feguson, A.S., & Phillips, L.L. (2003). *Evaluation of Maine's statewide juvenile drug treatment court program: Fourth year outcome evaluation report.* Portland: ME: University of Southern Maine, Department of Sociology.

Banks, D. C. (2001). *The Baltimore City drug treatment court program: Drug court effect on time until rearrest* (Doctoral dissertation, University of Maryland). Dissertation Abstracts International. (University Microfilms No.3035756).

Banks, D., & Gottfredson, D.C. (2003). The effects of drug treatment and supervision on time to rearrest among drug treatment court participants. *Journal of Drug Issues*, 33, 385-414.

Banks, D.& Gottfredson, D.C. (2004). Participation in drug treatment court and time to rearrest: A research note. *Justice Quarterly*, 21, 637-658.

* Barnoski, R., & Aos, S. (2003). *Washington State's drug courts for adult defendants: Outcome evaluation and cost-benefit analysis.* Olympia, WA: Washington State Institute for Public Policy.

* Bavon, A. (2001). The effect of the Tarrant County drug court project on recidivism. *Evaluation and Program Planning*, 24, 13-22.

Bedrick, B., & Skolnick, J.H. (1999). From "treatment" to"justice" in Oakland, California In Terry, W.C. (Ed.), *The early drug courts: case studies in judicial innovation* (pp. 43-76). Thousand Oaks, CA: Sage.

* Bouffard, J. A., & Richardson, K. A. (2006). *Process and outcome evaluation of the South Central judicial district (Bismarck, ND) adult drug court.* Fargo, ND: North Dakota State University.

Bouffard, J. A., & Richardson K. A. (2007). The effectiveness of drug court programming for specific kinds of offenders: Methamphetamine and DWI offenders versus other drug-involved offenders. *Criminal Justice Policy Review*, 18, 274-293.

Bouffard, J.A., Richardson, K.A., & Franklin, T. (2010). Drug courts for DWI offenders? The effectiveness of two hybrid drug courts on DWI offenders. *Journal of Criminal Justice*, 38, 25-33.

* Breckenridge, J.F., Winfree, L.T., Maupin, J.R., & Clason, D.L. (2000). Drunk drivers, DWI 'drug court' treatment and recidivism: Who fails? *Justice Research and Policy*, 2, 87-105.

* Brewster, M. P. (2001). An evaluation of the Chester County (PA) drug court program. *Journal of Drug Issues*, 31, 177-206.

* Brown, R. (2011). Drug court effectiveness: A matched cohort study in the Dane County Drug Treatment Court. *Journal of Offender Rehabilitation*, 50, 191-201.

* Byrnes, E.C., & Hickert, A.O. (2004). *Process and outcome evaluation of the Third Judicial District Juvenile Drug Court in Dona Ana County, New Mexico.* Glacier Consulting Inc.

* Carey, S.M. (2004). *Clackamas County juvenile drug court outcome evaluation: Final report*. Portland, OR: NPC Research.

Carey, S.M., Crumpton, D., Finigan, M., & Waller, M. (2005). *California drug courts: A methodology for determining costs and benefits (Phase II: Testing the Methodology)*. Portland, OR: NPC Research.

* Carey, S.M., & Finigan, M.W. (2007). *Indiana drug courts: Monroe County drug treatment court: Process, outcome and cost evaluation*. Portland, OR: NPC Research.

* Carey, S.M., & Finigan, M.W. (2007). *Indiana drug courts: St. Joseph County drug court program: Process, outcome and cost evaluation*. Portland, OR: NPC Research.

* Carey, S.M., & Finigan, M.W. (2007). *Indiana drug courts: Vigo County drug court process, outcome, and cost evaluation*. Portland, OR: NPC Research.

* Carey, S.M., & Finigan, M.W. (2007). *Vanderburgh County day reporting drug court evaluation*. Portland, OR: NPC Research.

Carey, S.M., Finigan, M., Crumpton, D., & Waller, M. (2006). California drug courts: Outcomes, costs and promising practices: An overview of Phase II in a statewide study. *Journal of Psychoactive Drugs, SARC Supplement* 3, 345–356.

* Carey, S., & Marchand, G. (2005). *Marion County adult drug court outcome evaluation: Final report*. Portland, OR: NPC Research.

* Carey, S.M., & Waller, M.S. (2007). *Guam adult drug court outcome evaluation: Final report*. Portland, OR: NPC Research.

Carey, S.M., & Waller, M.S. (2011). *Oregon drug court cost study: Statewide costs and promising practices*. Final report. Portland, OR: NPC Research.

* Carey, S.M., Waller, M., & Byrne, F. (2008). *California drug courts: Costs and benefits*. Portland, OR: NPC Research.

Carey, S.M., Waller, M., & Marchand, G. (2006). *Clackamas County juvenile drug court enhancement: Process, outcome/impact and cost evaluation*. Portland, OR: NPC Research.

* Cissner, A.B. (2009). *The drug court model and persistent DWI: An evaluation of the Erie and Niagara DWI/Drug courts*. New York: Center for Court Innovation.

* Cosden, M., Crothers, L., & Peerson, S. (1999). *Superior court of California County of Ventura drug court: Summary findings*. Santa Barbara, CA: University of California, Grad-

uate School of Education.

*Craddock, A. (2002). *North Carolina drug treatment court evaluation: Final report.* Washington, DC: U.S. Department of Justice, Office of Justice Programs, Drug CourtProgram Office.

*Crancer, A. (2003). *An analysis of Idaho's Kootenai County DUI Court.* Unpublished manuscript.

Creuzot, J., & Turley, M. (2002, June). "*DIVERT Court evaluation: Recidivism Findings.*" Paper presented at the meeting of the Report to house Corrections Interim Committee. Unpublished manuscript.

*Crumpton, D., Carey, S.M., Mackin, J.R., Finigan, M.W., Pukstas, K., Weller, J.M.,

Linhares, R., & Brekhus, J. (2006). *Harford County juvenile drug court performance evaluation: Program process, outcome and cost analysis.* Portland, OR: NPC Research.

Deschenes, E. P., Cresswell, L., Emami, V., Moreno, K., Klein, Z., & Condon, C. (2001). *Success of drug courts in Orange County, California: Process and outcome evaluations.* Long Beach, CA: California State University Long Beach, Department of Criminal Justice.

Deschenes, E.P., & Greenwood, P.W. (1994). *Maricopa County's drug court: An innovative program for first time drug offenders on probation.* Unpublished manuscript, RAND.

*Deschenes, E. P., Iman, I., Foster, T., Castellonos, E., Ha, C., Michaels, K., & Ward, D. (2000). *Evaluation of Los Angeles County drug courts: 1994 – 1997.* Richmond, CA: The Center for Applied Local Research.

*Deschenes, E.P., Iman, I., Foster, T.L., Diaz, L., Moreno, V., Patascil, L., & Ward, D. (1999). *Evaluation of Orange County drug courts.* Richmond, CA: The Center for Applied Local Research.

*Deschenes, E.P., Turner, S., & Greenwood, P.W. (1995). Drug court or probation-An experimental evaluation of Maricopa County drug court. *Justice System Journal*, 18(1), 55–73.

*Dickie, J.L. (No Date). *Summit County juvenile court drug court: Evaluation report July* 1, 1999-*June* 30, 2000. Unpublished manuscript, The Institute for Health and Social Policy, University of Akron, Akron, OH.

*Dickie, J.L. (No Date). *Summit County juvenile court drug court: Evaluation report*

July 1,2000-*June* 30,2001. Unpublished manuscript,The Institute for Health and Social Policy,University of Akron,Akron,OH.

* Ericson,R.,Welter,S.,& Johnson,T.L.(1999).*Evaluation of the Hennepin County drug court*.Minneapolis,MN:Minnesota Citizens Council on Crime & Justice.

Fell,J.C.,Tippetts,A.S.,& Langston,E.A.(2008).*An evaluation of the process and impact of three Georgia DUI courts*.Calverton,MD:Pacific Institute for Research and Evaluation

* Fell,James C.,Tippetts,A.S.,& Langston,E.A.(2011).*An evaluation of the three Georgia DUI courts*.Washington,DC:U.S.Department of Transportation,National Highway Traffic Safety Administration.

* Ferguson,A.,McCole,B.,& Raio,J.(2006).*A process and site-specific outcome evaluation of Maine's juvenile drug treatment court programs*.Augusta,ME:Office of Substance Abuse,Department of Health and Human Services.

Fielding,J.E.,Tye,G.,Ogawa,P.L.,Imam,I.J.,& Long,A.M.(2002).Los Angeles County drug court programs:Initial results.*Journal of Substance Abuse Treatment*,23(3),217–224.

Finigan,M.(1998).*An outcome program evaluation of the Multnomah County S.T.O.P drug diversion program*.Unpublished manuscript,State Justice Institute,Portland,OR.

Finigan,M.W.,Carey,S.M.,& Cox,A.(2007).*Impact of a mature drug court over* 10 *years of operation:Recidivism and costs*.Portland,OR:NPC Research.

* Fomby,T.B.,& Rangaprasad,V.(2002).*DIVERT Court of Dallas County:Cost-Benefit analysis*.Dallas,TX:Southern Methodist University,Department of Economics.

* Fuller,B.,Carey,S.M.,& Kissick,K.(2007).*Michigan DUI courts outcome evaluation:Final report*.Portland,OR:NPC Research.

* Galloway,A.L.,& Drapela,L.A.(2006).Are effective drug courts an urban phenomenon? Considering their impact on recidivism among a nonmetropolitan adult sample in Washington State.*International Journal of Offender Therapy and Comparative Criminology*,50(3),280–293.

* Gilbertson,T.(Undated).2008 *DWI court evaluation report*. Bemidji,MN:Bemidji State University,Criminal Justice Department.

* Gliksman,L.,Newton-Taylor,B.,Patra,J.,& Rehm,J.(2004).*Toronto drug*

treatment court evaluation project final report. London, ON: Centre for Addiction and Mental Health, Social, Prevention and Health Policy.

* Godley, M. D., Dennis, M. L., Funk, R., Siekmann, M., & Weisheit, R. (1998). *Madison County alternative treatment and court: Final evaluation report.* Normal, IL: Lighthouse Institute, Chestnut Health Systems.

Goldkamp, J.S. (1994). Miami's treatment drug court for felony defendants: Some implications of assessment findings. *The Prison Journal*, 73(2), 110-166.

* Goldkamp, J.S., & Weiland, D. (1993). *Assessing the impact of Dade County's felony drug court: Final report.* Philadelphia, PA: Crime and Justice Research Institute.

* Goldkamp, J.S., Weiland, D., & Moore, J. (2001). *The Philadelphia treatment court, its development and impact: The second phase* (1998-200?). Philadelphia, PA: Crime and Justice Research Institute.

* Goldkamp, J.S., White, M.D., & Robinson, J.B. (2000). *Retrospective evaluation of two pioneering drug courts: Phase I findings from Clack County, Nevada, and Multnomah County, Oregon.* Philadelphia, PA. (NCJRS Document Reproduction Service No.197055)

Goldkamp, J.S., White, M.D., & Robinson, J.B. (2001). Context and change: The evolution of pioneering drug courts in Portland and Las Vegas (1991-1998). *Law & Policy*, 23(2), 141-170.

Goldkamp, J.S., White, M.D., & Robinson, J.B. (2001). Do drug courts work? Getting inside the drug court black box. *Journal of Drug Issues*, 31(1), 27-32.

Goldkamp, J.S., White, M.D., & Robinson, J.B. (2001). *From whether to how drug courts work: Retrospective evaluation of drug courts in Clark County (Las Vegas) and Multnomah County (Portland)—Phase II report from the national evaluation of drug courts.* Philadelphia, PA: Crime and Justice Research Institute.

Gottfredson, D.C., Coblentz, K., & Harmon, M.A. (1996). *A short-term outcome evaluation of the Baltimore City drug treatment court program.* College Park, MD: University of Maryland, Department of Criminology and Criminal Justice.

Gottfredson, D.C., & Exum, M.L. (2002). The Baltimore City drug treatment court: One-year results from a randomized study. *Journal of Research in Crime and Delinquency*, 39(3), 337-356.

* Gottfredson, D. C., Kearley, B. W., Najaka, S. S., & Rocha, C. M. (2005). The

Baltimore City drug treatment court:3-year self-report outcome study.*Evaluation Review*,29(1),42-64.

Gottfredson,D.C.,Kearley,B.W.,Najaka,S.S.,& Rocha,C.M.(2007).How drug treatment courts work:An analysis of mediators.*Journal of Research in Crime and Delinquency*,44(1),3-35.

*Gottfredson,D.C.,Najaka,S.S.,& Kearley,B.(2003).Effectiveness of drug treatment courts:Evidence from a randomized trial.*Criminology and Public Policy*,2(2),171-196.

Gottfredson,D.C.,Najaka,S.S.,Kearley,B.W.,& Rocha,C.M.(2006).Long-term effects of participation in the Baltimore City drug treatment court:Results from an experimental study.*Journal of Experimental Criminology*,2(1),67-98.

Granfield,R.,Eby,C.,& Brewster,T.(1998).An examination of the Denver drug court:The impact of a treatment-oriented drug-offender system.*Law & Policy*,20(2),183-202.

*Guerin,P.(2001).*Evaluation of the Second Judicial District Court County Juvenile Drug Court:Quasi-experimental outcome study using historical information.* Albuquerque,NM:University of New Mexico,The Institute for Social Research.

*Guerin,P.(2001).*Evaluation of the Thirteenth Judicial District Court Sandoval County Juvenile Drug Court:Quasi-experimental outcome study using historical information.* Albuquerque,NM:University of New Mexico,The Institute for Social Research.

*Guerin,P.,& Pitts,W.J.(2002).*Evaluation of the Bernalillo County metropolitan DWI/drug court final report.* Albuquerque,NM:Institute for Social Research,University of New Mexico,Center for Applied Research and Analysis.

Harrell,A.,Roman,J.,& Sack,E.(2001).*Evaluation of the Brooklyn treatment court:* 1996-1999.Unpublished manuscript,The Urban Institute,Washington,D.C.

*Harrison,R.S.,Parsons,B.V.,Byrnes,E.I.,& Sahami,S.(No Date).*Salt Lake County drug court evaluation report:July*,1996 *through September*,1998.Salt Lake City,UT:University of Utah,Social Research Institute.

*Harrison,L.,Patrick,D.,& English,K.(2001).*An evaluation of the Denver drug court:The early years* 1995-1996.Denver,CO:Colorado Department of Public Safety.

*Hartmann,D.J.,Rhineberger,G.M.,Gregory,P.,Mullins,M.,Tollini,C.,&

Williams, Y.(2003).*Evaluation of the Kalamazoo County juvenile drug treatment court program: October 1,2001—September 30,2002, Year* 5.Kalamazoo, MI: Western Michigan University, Kecher Center for Social Research.

* Henggeler, S. W., Halliday-Boykins, C. A., Cunningham, P. B., Randall, J., Shapiro, S.B., & Chapman, J.E.(2006).Juvenile drug court: Enhancing outcomes by integrating evidence-based treatments.*Journal of Consulting and Clinical Psychology*, 74(1), 42-54.

* Herz, D.C., Phleps, J., & DeBuse, A.(2003).*The Tri-County Juvenile Drug Court Evaluation Study: A final report.* Omaha, NE: Nebraska Commission on Law Enforcement and Criminal Justice.

* Hiller, M. Saum, C., Taylor, L., et al. (2009). *Waukesha Alcohol Treatment Court (WATC). Process and outcomes.* Philadelphia, PA: Temple University, Department of Criminal Justice.

* Huff, D., Stageberg, P., Wilson, B., & Moore, R.G.(No Date).*An assessment of the Polk County Juvenile Drug Court.* Iowa: Iowa Department of Human Rights, Division of Criminal & Juvenile Justice Planning & Statistical Analysis Center.

* Janikowski, W.R.(No Date).*Impact study of the Shelby County, TN drug court.* Memphis, TN: University of Memphis, Center for Community Criminology and Research.

* Jobe, A.L.(2007).*The Douglas County adult drug court: Using recidivism rates as an indicator of long-term effectiveness*. Unpublished master's thesis, University of Nebraska, Omaha, NE.

* Johnson, G. D., Formichella, C. M., & Bowers, David Jr. (1998). Do drug courts work?: An outcome evaluation of a promising program.*Journal of Applied Sociology*, 15(1), 44-62.

* Johnson, S., & Latessa, E.J.(2000).*The Hamilton County drug court: Outcome evaluation findings.* Unpublished manuscript, University of Cincinnati, Center for Criminal Justice Research, Cincinnati, OH.

Jones, R.K.(2005).*Evaluation of the DUI court program in Maricopa County.* Winchester, MA: Mid-American REsearch institute, Inc.of New England.

* Jones, R.K.(2011).*Evaluation of the DUI court program in Maricopa County, Arizona.* Washington, DC: U.S.Department of Transportation.

* Kalich, D., & Evans, R.D.(2006).Drug court: An effective alternative to incarcera-

tion.*Deviant Behavior*,27(6),569-590.

Krebs,C.,Lindquist,C.H.,Koetse,W.,Lattimore,P.K.(2007).Assessing the long-term impact of drug court participation on recidivism with generalized estimating equations. *Drug and Alcohol Dependence*,91,57-68.

Kobus,K.(2007).*Examining the impact of drug court participation for moderate and high risk offenders*. Unpublished master's thesis, University of Nevada Las Vegas, Las Vegas,NV.

* Kralstein,D.(2008).*Evaluation of the Suffolk County Juvenile Treatment Court: Process and impact findings*.New York NY:Center for Court Innovation.

* Lapham,S.C.,Kapitula,L.R.,Baca,J.C.,McMillan,G.P.(2006).Impaired-driving recidivism among repeat offenders following an intensive court-based intervention.*Accident Analysis and Prevention*,38,162-169.

Latessa,E.J.,Listwan,S.J.,Shaffer,D.K.,Lowenkamp,C.,& Ratansi,S.(2001).*Preliminary evaluation of Ohio's drug court efforts*. Cincinnati,OH:University of Cincinnati, Center for Criminal Justice Research.

Latessa,E.J.,Shaffer,D.K.,& Lowenkamp,C.(2002).*Outcome evaluation of Ohio's drug court efforts*.Cincinnati,OH:University of Cincinnati,Center for Criminal Justice Research.

* Legrice,L.N.(2003).Effectiveness of juvenile drug court on reducing delinquency (Doctoral dissertation,University of Texas at Arlington).*Dissertation Abstracts International* (University Microfilms No.3117572).

Lind,B., Weatherburn, D., Chen, S., Shanahan, M., Lancsar, E., Haas, M., & De Abreu Lourenco,R.(2002).*New South Wales drug court evaluation:Cost-effectiveness*. Sydney,New South Wales:NSW Bureau of Crime Statistics and Research.

* Listwan,S.J., Shaffer, D.K., & Latessa, E.J.(2001).*The Akron Municipal drug court:Outcome evaluation findings*. Cincinnati, OH: University of Cincinnati, Center for Criminal Justice Research.

* Listwan,S.J.,Shaffer,D.K.,& Latessa,E.J.(2001).*The Erie County drug court: Outcome evaluation findings*.Cincinnati,OH:University of Cincinnati,Center for Criminal Justice Research.

* Listwan,S.J.,Sundt,J.L.,Holsinger,A.M.,& Latessa,E.J.(2003).Effect of drug

court programming on recidivism: The Cincinnati experience. *Crime & Delinquency*, 49(3), 389-441.

* Listwan, S.J., & Latessa, E.J. (2003). *The Kootenai and Ada county drug courts: Outcome evaluation findings*. Cincinnati, OH: University of Cincinnati, Center for Criminal Justice Research.

* Listwan, S.J., Borowiak, J., & Latessa, E.J. (2008). *An examination of Idaho's felony drug courts: Findings and recommendations*. Kent, OH: Kent State University, Institute for the Study and Prevention of Violence.

* Logan, T.K., Hoyt, W., & Leukefeld, C. (2001). *Kentucky Drug Court outcome evaluation: Behavior, costs, and avoided costs to society*. Lexington, KY: University of Kentucky, Center on Drug and Alcohol Research.

* MacDonald, J.M., Morral, A.R., Raymond, B., & Eibner, C. (2007). The efficacy of the Rio Hondo DUI court: A 2-year field experiment. *Evaluation Review*, 31(4), 4-23.

* Mahaffy, K.A. (2006). *Lancaster County court of common pleas adult drug court*. Millersville, PA: Millersville University, Department of Sociology/Anthropology.

* Makkai, T., & Veraar, K. (2003). *Final report on the South East Queensland drug court*. Canberra, ACT: Australian Institute of Criminology.

* Marchand, G., Waller, M., & Carey, S. W. (2006). *Barry County adult drug court outcome and cost evaluation*. Portland, OR: NPC Research.

* Marchand, G., Waller, M., & Carey, S. M. (2006). *Kalamazoo County adult drug treatment court outcome and cost evaluation: Final report*. Portland, OH: NPC Research.

Martin, T. J., Spohn, C. C., Piper, R. K., & Robinson, J. (1999). *Phase II Douglas County drug court evaluation: Final report*. Omaha, NE: Institute for Social and Economic Development.

* Martinez, A. I., & Eisenberg, M. (2003). *Initial process and outcome evaluation of drug courts in Texas*. Austin, TX: Criminal Justice Policy Council.

* Meekins, B.J. (2003). *Deterrence in the drug court setting: Case study and quasi experiment* (Doctoral dissertation, University of Virginia). Dissertation Abstracts International (University Microfilms No.3077307).

* Meredith (2007). *Georgia's DUI court programs reduce recidivism*. Atlanta, GA: Applied Research Services, Inc.

* McNeece, C. A., & Byers, J. B. (1995). *Hillsborough County drug court two-year follow-up study*. Unpublished manuscript, Florida State University, Institute for Health and Human Services Research, Tallahassee, FL.

* Miethe, T. D., Lu, H., & Reese, E. (2000). Reintegrative shaming and recidivism risks in drug court: Explanations for some unexpected findings. *Crime & Delinquency*, 46 (4), 522–541.

Miller, M.L., Scocas, E.A., & O'Connell, J.P. (1998). *Evaluation of the juvenile drug court diversion program*. Washington, DC: Bureau of Justice Assistance, United States Department of Justice. (NCJRS Document Reproduction Service No.172247)

* Millson, W.A., Robinson, D., Stringer, A., & Van Dietan, M. (2005). *Drug treatment court of Vancouver program evaluation: Final evaluation report.* Ottawa, ON: Orbis Partners, Inc.

* M.M.Bell Inc. (1998). *King County drug court evaluation: Final report*. Seattle, WA: M.M.Bell Inc.

* New Mexico Sentencing Commission (2010). *Report in Brief: Bernalilo County Metropolitan Court DWI-Drug Court intent-to-treat outcome study stage* 2. Albuquerque, NM: New Mexico Sentencing Commission.

NPC Research (2007). *Indiana drug courts: A summary of evaluation findings in five adult programs*. Portland, OR: NPC Research

* NPC Research (2008). *Harford County district court drug court outcome and cost evaluation*. Portland, OR: NPC Research

* NPC Research (2008). *Prince George's County circuit court adult drug court: Outcome and cost evaluation*. Portland, OR: NPC Research

* NPC Research (2009). *Anne Arundel County DUI court program outcome and cost evaluation*. Portland, OR: NPC Research.

* NPC Research (2009). *Baltimore City Circuit Court adult treatment court and felony diversion initiative: Outcome and cost evaluation*. Portland, OR: NPC Research

NPC Research (2009). *Baltimore City District Court: Adult drug treatment court: 10-year outcome and cost evaluation*. Portland, OR: NPC Research

* NPC Research (2009). *Howard County district court DUI court program outcome and cost evaluation*. Portland, OR: NPC Research.

* NPC Research (2009). *Vermont drug courts: Rutland County adult drug court process, outcome, and cost evaluation (Final report)*. Portland, OR: NPC Research.

* NPC Research (2009). *Wicomico County circuit court adult drug treatment court program: Outcome and cost evaluation*. Portland, OR: NPC Research.

* NPC Research (2010). *Anne Arundel County Juvenile Treatment Court outcome and cost evaluation*. Portland, OR: NPC Research.

* NPC Research (2010). *Baltimore County Juvenile Drug Court outcome and cost evaluation*. Portland, OR: NPC Research.

* NPC Research (2010). *Howard County District Court drug treatment court program: Outcome and cost evaluation*. Portland, OR: NPC Research.

* NPC Research (2010). *Montgomery County Adult Drug Court program outcome and cost evaluation*. Portland, OR: NPC Research.

* NPC Research (2010). *St. Mary's County Juvenile Drug Court Outcome and Cost Evaluation*. Portland, OR: NPC Research.

* O'Connell, J.P., Nestlerode, E., & Miller, M.L. (1999). *Evaluation of the Delaware juvenile drug court diversion program*. Dover, DE: Statistical Analysis Center.

* O'Connell, P., & Wright, D. (No Date). *Evaluation of Oklahoma drug courts, 1997–2000*. Oklahoma City, OK: Oklahoma Criminal Justice Resource Center.

* Payne, J. (2005). *Final report on the North Queensland drug court*. Canberra, ACT: Australian Institute of Criminology.

* Peters, R.H., & Murrin, M.R. (1998). *Evaluation of treatment-based drug courts in Florida's first judicial circuit*. Tampa, FL: University of South Florida, Department of Mental Health Law & Policy.

Peters, R.H., & Murrin, M.R. (2000). Effectiveness of treatment-based drug courts in reducing criminal recidivism. *Criminal Justice and Behavior*, 27(1), 72–96.

* Pitts, W. J. (2006). Measuring recidivism in a juvenile drug court: Systematic outcome study of a juvenile drug court using historical information. *Southwest Journal of Criminal Justice*, 3(1), 17–34.

Pitts, W.J., & Guerin, P. (2004). *Evaluation of the Eleventh Judicial District San Juan County Juvenile Drug Court: Quasi-experimental outcome study using historical information.* Albuquerque, NM: University of New Mexico, The Institute for Social Research.

Reese, E.N.(1999). *Examining specialized drug courts: An evaluation of the Las Vegas drug court treatment program* . Unpublished master's thesis, University of Nevada Las Vegas, Las Vegas, NV.

Rempel, M., & DeStefano, C. (2001). Predictors of engagement in court-mandated treatment: Findings from the Brooklyn treatment court, 1996–2000. *Journal of Offender Rehabilitation*, 33(4), 87–124.

Rempel, M., Fox, D., Farole, D., & Cissner, A. (2002, November). *The impact of three New York City drug courts on recidivism: Results for post-arrest and post-program recidivism.* Paper presented at the meeting of the American Society of Criminology, Chicago, IL.

* Rempel, M., Fox-Kralstein, D., Cissner, A., Cohen, R., Labriola, M., Farole, D., Bader, A., & Magnani, M. (2003). *The New York State adult drug court evaluation: Policies, participants, and impacts.* New York, NY: Center for Court Innovation.

* Rhodes, W., Kling, R., & Shively, M. (2006). *Suffolk County Drug Court evaluation.* Cambridge, MA: Abt Associates Inc.

* Rhyne, C., (2004). *Clean Court outcome study.* Portland, OR: Multnomah County Department of Community Justice.

Rocha, C.M. (2011). *Examining time to rearrest by drug treatment experience of drug court eligible offenders* (Doctoral dissertation, University of Maryland). Dissertation Abstracts International.

* Roche. B.K. (2002). *Missoula Youth Drug Court: Program evaluation.* Missoula, MT: Missoula Youth Drug Court.

* Rodriquez, N., & Webb, V.J. (2004). Multiple measures of juvenile drug court effectiveness: Results of a quasi-experimental design. *Crime & Delinquency*, 50(2), 292–314.

* Roehl, J. (1998). *Monterey County drug court evaluation report* #1. Pacific Grove, CA: Justice Research Center.

* Roman, J.K., Chalfin, A., Reid, J., and Reid, S. (2009). *Impact and cost-benefit analysis of the Anchorage wellness court.* Washington, D.C.: The Urban Institute.

* Ronan, S.M., Collins, P.A., & Rosky, J.W. (2009). The effectiveness of Idaho DUI and misdemeanor/DUI courts: Outcome evaluation. *Journal of Offender Rehabilitation*, 48, 154–165.

* Rossman, S.B., Rempel, M., Roman, J.K., Zweig, J.M., Lindquist, C.H., Green, M.,

Downey, P.M., Bhati, A.S., & Farole, D.J., Jr. (2011). *The multi-site adult drug court evaluation: The impact of drug courts.* Washington, D.C.: The Urban Institute.

* Santa Clara County Courts. (No Date). *Santa Clara County Courts Drug Treatment Courts Third Progress Report One Year Period* (March 1, 1996-March 31, 1997). Santa Clara, CA: Santa Clara County Courts.

* Scarpitti, F.R., Butzin, C.A., Saum, C.A., Gray, A.R., & Leigey, M.E. (2005). *Drug court offenders in outpatient treatment: Final report to National Institute of Drug Abuse.* Newark, DE: University of Delaware.

* Searle, W., & Spier, P. (2006). *Christchurch youth drug court pilot: One year follow-up study.* Wellington, New Zealand: Ministry of Justice.

* Sechrest, D.K., Shichor, D., Artist, K., & Briceno, G. (1998). *The Riverside County drug court: Final research report for the Riverside County probation department, Riverside County, California.* San Bernardino, CA: California State University, Criminal Justice Department.

Shaffer, D.K., Bechtel, K., & Latessa, E.J. (2005). *Evaluation of Ohio's drug courts: A cost benefit analysis.* Cincinnati, OH: University of Cincinnati, Criminal Justice.

Shaffer, D., Listwan, S.J., Latessa, E.J., & Lowenkamp, C.T. (2008). Examining the differential impact of drug court services by court type: Findings from Ohio. *Drug Court Review*, 6(1), 33-66.

* Shanahan, M., Lancsar, E., Haas, M., Lind, B., Weatherburn, D., & Chen, S. (2004). Cost-effectiveness analysis of the New South Wales adult drug court program. *Evaluation Review*, 28(1), 3-27.

* Solop, F.I., Wonders, N.A., Hagen, K.K., & McCarrier, K (2003). *Coconino County DUI/drug court evaluation.* Flagstaff, AZ: Northern Arizona University, Social Research Laboratory.

Spohn, C., Piper, R. K., Martin, T., & Frenkel, E. D. (2001). Drug courts and recidivism: The results of an evaluation using two comparison groups and multiple indicators of recidivism. *Journal of Drug Issues*, 31(1), 149-176.

* Stageberg, P., Wilson, B., & Moore, R.G. (2001). *Final report on the Polk County adult drug court.* Unpublished manuscript, Iowa Department of Human Rights, Division of Criminal and Juvenile Justice Planning.

Tauber, J.S. (1993, March). *The importance of immediate and intensive intervention in a court-ordered drug rehabilitation program.* Paper presented at the meeting of The President's Commission on Model State Drug Laws, Philadelphia, PA.

* Tauber, J.S. (1995, January). *An evaluation of the Oakland County drug court after three years.* Paper presented at the meeting of the National Association of Drug Court Professionals, National Training Conference, Las Vegas, NV.

* Terry, W.C.III (1995). *Repeat offenses of the first year cohort of Broward County, Florida's drug court.* Unpublished manuscript, Florida International University, Miami, FL.

Terry, W.C.III (1999). Broward County's dedicated drug treatment court: From postadjudication to diversion. In Terry, W.C.III (Ed.), *The early drug courts: Case studies in judicial innovation. Drugs, Health, and Social Policy Series, Volume* 7 (pp.77−107). Thousand Oaks, CA: Sage Publications, Inc.

Thompson, K.M, (2001). *A preliminary outcome evaluation of North Dakota's Juvenile Drug Court: Recidivism analysis.* Unpublished manuscript, Fargo, ND: North Dakota State University, Department of Sociology.

* Thompson, K. (2002). *Statistical summary of North Dakota Juvenile Court: May* 2000 *to June* 2002. Fargo, ND: North Dakota State University, Department of Sociology.

* Thompson, K. (2004). *An adult recidivism outcome evaluation of North Dakota's Juvenile Drug Court.* North Dakota State University, Department of Criminal Justice and Political Science.

Thompson, K.M. (No Date). *A recidivism outcome evaluation of a juvenile drug court.* Unpublished manuscript, Fargo, ND: North Dakota State University, Fargo, ND.

* Truitt, L., Rhodes, W. M., Hoffman, N. G., Seeherman, A. M., Jalbert, S. K., Kane, M., Bacani, C.P., Carrigan, K.M., & Finn, P. (2002). *Evaluating treatment drug courts in Kansas City, Missouri and Pensacola, Florida: Final reports for Phase I and Phase II.* Cambridge, MA. (NCJRS Document Reproduction Service No.198477)

Turley, M. (2002). *Examining the effectiveness of the Dallas County Drug Court program* (Master's thesis). Southern Methodist University, 2002.

* Turner, S., Greenwood, P., Fain, T., & Deschenes, E. (1999). Perceptions of drug court: How offenders view ease of program completion, strengths and weaknesses, and the impact on their lives. *National Drug Court Institute Review*, II(1), 58−81.

Utah Substance Abuse & Anti-Violence Coordinating Council (2001). *Salt Lake County drug court: Outcome evaluation*. Salt Lake City, UT: Utah Substance Abuse & Anti-Violence Coordinating Council.

* Van Vleet, R.K., Hickert, A.O., & Becker, E.E. (2005). *Evaluation of the Salt Lake County Adult Felony Drug Court final report*. Salt Lake City, UT: University of Utah, Criminal and Juvenile Justice Consortium, College of Social Work.

* Vito, G. F., & Tewksbury, R. A. (1998). The impact of treatment: The Jefferson County (Kentucky) drug court program. *Federal Probation*, 62(2), 46–51.

Vito, G.F., & Tewksbury, R.A. (1998). *Jefferson County drug court program: Impact evaluation*, 1997. Unpublished manuscript, University of Louisville, Louisville, KY.

* Weatherburn, D., Jones, C., Snowball, L., & Hua, J. (2008). *The NSW drug court: A re-evaluation of its effectiveness* (Crime and justice bulletin: Contemporary issues in crime and justice). Sydney, NSW: NSW Bureau of Crime Statistics and Research.

* Wickstrom, J.P. (2006). *An outcome evaluation of the Iron County, Michigan drug court treatment program*. Unpublished master's thesis, Northern Michigan University, Marquette, MI.

* Wolfe, E., Guydish, J., & Termondt, J. (2002). A drug court outcome evaluation comparing arrests in a two year follow-up period. *Journal of Drug Issues*, 32(4), 1155–1172.

* Wright, D., & Clymer, B. (2001). *Beckham County Juvenile Drug Court: Phase II Analysis and Evaluation*. Oklahoma Criminal Justice Resource Center.

街道层面禁毒执法问题：基于元分析的评论

Street-level Drug Law Enforcement: A Meta-analysis Review

作者：Lorraine Mazerolle，David W.Soole，Sacha Rombouts

译者：匡凯　核定：张金武

内容概要

19 世纪 90 年代，随着集中性与能动性警务策略的发展，在警察解决街道层面毒品问题的能力上出现了一些新的警务模式。本文运用元分析方法来对警务模式进行评价，通过构建随机效应模型、利用比值比对干预的前后测试效应进行比较分析，最后论述各方法的结果效应。我们发现问题导向型警务干预模式（包括警察之间和警察与第三方的合作）比社区内合作的警务模式更为有效。这两者又比传统模式更为有效。所以街道层面的毒品法律实施应当：（1）与第三方开展积极有效的合作；（2）

集中干预“毒品高发地点”而非对所有小区都实施等量干预;(3)对街道毒品市场问题中存在的犯罪诱因保持警惕。

1. 研究背景

禁毒执法是世界各国禁毒工作的核心组成部分。2002 年,美国将超过 50%的控制非法毒品的联邦经费都用在了国内法律实施上。在澳大利亚,联邦政府的非法毒品控制计划为法律实施提供了价值超过 2.1 亿美元的各种支持(占整个基金比例的 41%)(Howard,2000;Moore,2005)。英联邦对于毒品法律实施支出的比例更高,19 世纪 90 年代末,大约有 75%的“毒品滥用”预算被用在了法律实施上(Royal College of Psychiatrists,2000)。

毒品法律实施之所以已经成为,而且将会长期成为国家毒品政策基本构成的重要因素,是因为(Caulkins,2002):第一,警察能够对地区的毒品问题快速适应和反应。第二,针对不同的毒品问题,法律实施能够采用不同的策略。第三,政策制定者相信法律实施能够减少毒品供给,不管是通过提高卖方(提价)还是提高买方(降低购买度)的风险门槛方式。全世界所有的警察用不同策略迅速应对新的毒品问题,其目的都是减少毒品供给量。而街道层面的毒品法律实施策略则包括严惩、突击检查、特情引诱、第三方警务和问题主导型警务。

本文通过元分析研究方式评价街道层面的毒品法律实施干预问题。我们采用的是 Weisburd 和 Eck(2004)对法律实施策略的概念分类体系,从而比较和对比四组毒品法律实施方式:(1)社区警务模式,它包括了与非警察机关的合作和使用一些不同的干预措施,其针对的是较大区域,例如整个社区或者小区。(2)问题导向型警务模式,其主要针对毒品类犯罪高发地区,包括与非警察机关的合作,以及使用一些不同的干预措施。(3)犯罪高发地点警务,它采用传统的警务策略,例如严惩和突袭检查,但是只针对毒品犯罪高发地点。(4)法律实施的标准型和传统型模式,这主要是指依靠法律实施资源的非区域性集中模式(例如以预防性为目的的巡逻和逮捕)。[①]

本文考察了不同方式对街道层面毒品法律实施的评估结果,从而确定降低毒品和相关犯罪问题最为有效的方法。我们采用 Weisburd 和 Eck(2004)的分类来评价

① 本回顾所纳入的研究论文,通常在社区警务、问题导向警务或热点警务中选择一种与传统的例行禁毒执行活动相比较。Weisburd 和 Green(1995)的研究除外,他们将仅采用热点警务模式与问题导向警务模式进行比较。

法律实施方式前,笔者也询问他们是否找到了关于法律实施效果的一般性结论。我们以比较和对比打击街道毒品市场时运用的不同警察主导方式开始,然后介绍搜索资料方法和采纳/排除资料的标准。同时,通过论述结果、相关政策的含义以及我们研究的局限性,元分析方法本身也得到了很好的解释。

2. 街道层面的毒品法律实施

1979 年,Gary Cordner 就注意到了"警察的巡逻可以分为两个重要的部分:一是被动性的……二是主动性的。"(1979,p.59)传统的被动性警务工作主要是指区域上平均分布警力,且巡警只根据报警电话实施行动。主动性警务指的就是自我发动型的活动,而不受巡逻时间的限制。多年以来,主动性和被动性一直是警察工作内容的重要概念。但是 19 世纪 80 年代末和 19 世纪 90 年代,正值"社区时代"的繁荣期,主动性/反应性概念成为区分不同警务干预模式的重要标准(Kelling & Moore,1998)。2000 年,国家科学学会下的国家研究委员会(National Research Council,NRC)召集成立了一个由警察专家组成的专业委员会,其目的是管理能够公开和需要保密的警务(Skogan,2004;Skogan & Fraydl,2004)。NRC 审议得出了一个结果:对于犯罪控制急需新的警务理念(Weisburd & Eck,2004)。Weisburd 和 Eck(2004)采用狭义的观点,对法律实施不同途径的相关影响进行评论时,提出了方法论上的两个维度:一个是多种方法的运用;另外一个是运用方法的关注度。

Weisburd 和 Eck(2004)概念的第一个维度是"关注的层级",这些层级从分散型的犯罪控制策略(例如,地域涵盖广泛,没有对多次侵害人和多次受害人予以必要关注的策略)到高度集中型的犯罪控制策略(例如,关注犯罪高发地点、多次侵害人、多次受害人、多次拨打求救电话者的策略)。Weisburd 和 Eck(2004)的概念模型第二个维度是警察主导的犯罪控制策略中所使用干预方法的多样性程度(例如包括与非警察机构的合作关系)。

19 世纪 80 年代以前,街道警察干预几乎都是采用"标准模型"。这个方式包括了警力的分散布置、主要依靠传统法律实施方式、被动对求救电话进行快速反应、社区内的例常巡逻以及在司法中增加警察数量。Weisburd 和 Eck(2004)注意到,对于这种普遍采用的传统警务模式并没有实证的支持。

从 19 世纪 80 年代到 90 年代,在警务策略中出现了一个创新性的转变,它见证了在犯罪高发地点巡逻、社区警务和问题导向型警务的发展。犯罪高发地警务与标准模式类似,主要是由法律实施策略构成的。但是犯罪高发地警务方法采取的策略是将其重点放在减少犯罪发生高度集中的地“点”上。在 Weisburd 和 Eck(2004)对法律实施文献的评论中,他们论证得出:犯罪高发地警务方法在减少犯罪和失序问题上具有强大实证支撑。

“社区警务”或“问题导向型警务”策略的广泛运用标志着警察在处理问题上向多机关合作的现代转变。这些方法使用的干预措施都包括了与非警察机关的合作。图 1 的纵坐标就清晰地展现了仅依靠法律实施的模式与社区和问题导向型模式的不同之处。Weisburd 和 Eck 进一步指出,运用方法“关注的层级”是区分社区型警务和问题导向型警务两种方法的标准。社区警务干涉模式主要是采用多机关合作途径,而对多次侵害人、多次受害人,以及在法院管辖区域内的犯罪高发地点这三个方面基本不予关注。相反,问题导向型警务也采取合作的途径,但主要是将资源集中在问题人群(被害者、侵犯者、求救者)或问题区域(有许多社区性问题,从而被认为是犯罪高发地)上。干预的目的主要是改善小区警民关系,例如“Weed and Seed”项目,就是一个启动社区警务的例子。问题导向型警务策略包括了:(a)分析导致问题出现的潜在性犯罪诱因;(b)针对不同问题开发和实施不同的反应模式;(c)使用评价回馈环路方法来确定干预是否减少了问题。问题导向型警务能够做到区域集中、问题人群集中以及构建合作关系这三个方面。根据 Weisburd 和 Eck(2004)论述,一方面,当社区警务方式已经显示出其能够提高社区安全感时,它对于犯罪和失序作用的证据就会不一致。另一方面,在减少犯罪、失序和恐惧上,问题导向型警务方式的效果则会有一致性和大量的实证证据来支撑。

3. 研究目的

我们采用了 Weisburd 和 Eck(2004)的概念模型对街道毒品法律实施情况进行元分析评价,而他们则是用来描述一般性犯罪控制的法律实施方法来研究这个问题的。本研究实证性确定了打击街道毒品市场最有效的毒品法律实施方法。我们采用毒品法律效果和相关的犯罪种类(例如失序性犯罪、财产犯罪和人身犯罪)来评价警察主导下的不同种类警务方法对街道层面毒品市场活跃性的影响。

4. 资料搜索方法

第一,我们将会在不同学科的主要数据库中设置合适的关键词[①],这一方面使得方法具有导向性,另一方面也会对相关的研究主题进行多次搜索,从而避免文献的遗漏。这些学科包括了犯罪学、法学、政治学、行政管理学、心理学、行为科学、教育学和健康学[②]。第二,除澳大利亚 Griffith 大学的数据库外,Rutgers 大学图书馆员 Phullis Schultze 协助我们在线搜索了美国的数据库(例如,美国政府出版物类型、社科文献国际索引和政治档案),从而获得澳大利亚没有的资料。第三,我们对所有采用了元分析、系统评论的毒品法律实施类资料和论文述评的参考文献进行了搜索,从而补充相关的评论性研究。第四,搜索了法律实施领域的主要期刊,从而获得近期出版的相关文章。第五,采用类似的搜索词汇来收集网上公开的相关研究(例如 Home Office, COPS, AIC, BJA, the POP Center)。第六,与 Phyllis Schultze、本领域内主要研究者和研究生交流。第七,通过各种方式获取一些未出版的文献。这些方法都尽可能地保证了本文收集资料的全面性。

研究的过程是具有反复性的。开始是采用最广泛的搜索术语,例如"警察和毒品"。随后不断缩小引擎词的范围。这个过程在早期会有一些不相关的文献,但不可否认,它是获得最全面文献的方法。在运用中,我们也会用近义词来增加相关术语。

5. 资料选择标准

我们只对关于警察启动、管理和实施干预的文献进行元分析,随后进一步将警察

① 关键词包括毒品、警察、警务、法律实施、(犯罪)高发区、问题导向、社区警务、第三方、学者引导、毒品控制、民事补偿、区域法规、地下毒品购买和毒品市场运作、注射严惩、突袭检查、特情引诱、扫毒、停业、禁令、直接巡逻、使用/滥用/错用药品、无毒地区、预防、零容忍、交易、街道层面市场、公开的毒品市场、毒品市场、非法交易量、重建小区、补偿通知、草坪清理/替代、拘留、多样性、警告、减少供应/需求/损害、降低、胡言乱语、聚众吸毒、提升邻里关系、邻里间互相认识、特定情况下犯罪预防、通过改善环境来预防犯罪。当然我们采用了不同的拼写方式(例如 neighbourhood/neighborhood, revitalization/ revitalisation)。

② 这些数据库包括了出版和未出版的资料和未出版的研究。一些数据库(应用社会科学指标和摘要《Applied Social Science Index and Abstracts, ASSIA》, Acompline《Greater London 授权使用》, Planex《IDOX plc》, SOLIS《德国》和 Inside Web)受到研究经费的制约而没能使用。

干预的目标分为防止或者减少非法毒品的使用、毒品交易和贩毒地点的其他问题。[①] 文章排除了司法性、矫正性和治疗性的干预,以及由非警察机关(例如海关和军队)实施的反毒策略,但是提到了针对非法毒品(至少在某种程度上来说对其利用是违法的,例如海洛因、可卡因/高纯度古柯碱、脱氧麻黄碱和大麻)的措施,此外我们没有对研究非法使用或者是贩卖合法上瘾物(例如香烟、酒精或者某些溶剂)和处方药品的文献进行论述。[②] 本文中的相关研究不受发表时间、发表形式和运用的语言的限制,例如采用了出版和未出版的期刊文章、论文、报告、书籍和会议论文,同时也有英语文献和非英语文献[③]。虽然在检索时只发现少量的文献采用了高质量的方法,但评价没有局限在随机性、对照研究上,或者是只研究那些统计匹配处理组和对照组的文献。需要指出的是,元分析中必须包括具有前后对照组设计的准试验。

我们最终得到 167 个研究,然后我们能够检索到评价了 132 个独立干预的 155 个研究。[④] 在此之中,我们仅发现了 14 个研究符合本文关于街道层面法律实施元分析评论的搜索标准。这意味着他们必须满足以下条件:(1)以街道毒品问题为目标(与针对财产犯罪和人身犯罪的法律实施干预相对的,而且我们没有包括针对毒品批发、制造和运输问题的警察干预);(2)警察领导的干预(与海关或者是治疗机构的干预相对);(3)采用结果测度,其内容是求救电话以及在"问题地点"侵犯数量的变化,而不是简单的个人毒品使用自我汇报(例如,这个标准就排除评价单个拘留项目的研究);(4)使用了前后对比组设计;(5)有足够的数据来计算效应量。[⑤]

5.1 编排研究的特点

每个研究的设计、样本、设置和干预方式、主要结论、研究局限和相关因素都被进行了编排。两位助研搜寻和检索了相关的研究并对其进行了二次组合。符合标准的评价文章最开始是通过对摘要的仔细阅读,如果摘要没有提供足够的信息来确定文章是否合格时,他们就会对整篇文章进行搜索。为了解决对"合格"理解的差异,两

---

① 本文没有包括警察引导的校园毒品教育项目(例如 DARE 项目)。此类研究可以参见 Soole, Mazerolle 和 Rombouts(2005)的文章。同样文本也没有包括针对个人的警察干预,例如个别拘留。我们排除了"人身导向型"的干预(与"区域导向型"相反),因为前者的设置、环境和结果测量都不同于"区域导向型"(社区或者犯罪高发区),而我们只能把精力放在后者上。

② 例如我们没有研究"黑色市场"的运转。

③ 研究注意到了,虽然我们尽量广泛地采用世界各国各地区的文献,但是最终的结果还是以美国的数据居多。因为它比其他国家投入了更多的资源在创造高质量的法律实施评价上(采用处理和对照组方法)。

④ 我们对在 Mazerolle, Soole 和 Rombouts 中检索得到的整个 132 个研究中所有的人进行了狭义上的评论,在 Mazeralle, Soole 和 Rombouts 中对于这 132 个研究都有注释性的文献。

⑤ 当我们对 14 个研究进行元分析时, Sviridoff 等(1992)提出了两个独立的处理—对比的比较方式,因此变成了最终具有 15 个研究。

个研究者之间,研究者与项目领导者之间都不断进行沟通。

附录 A 指出了本文元分析评价研究和设计的特点。4 个研究评价了毒品犯罪高发区的警务干预,5 个评价了问题导向警务模式,5 个评价了社区警务。文献类型有技术报告(42.9%)和主要参考文献(42.9%)。与前文评价标准一样,元分析评论中所有的研究都使用了前后组和对照组的设计。我们注意到,除 Weisburd 和 Green (1995)的评价外,其他所有研究的对照组都是标准型的分散警务模式(包括了例常巡逻、对疑犯的监视和逮捕)。恰恰相反,Weisburd 和 Green(1995)的研究是使用传统法律实施模式(例如巡逻)与街道毒品市场的问题导向型警务评价模式进行对比。少于四分之一的研究(N=3,21.4%)随机分配了毒品市场作为对照组和实验组,另外 3 个研究(21.4%)在选择比较区域时,采用了统计匹配的方式进行比较。[①] 大多数研究(N=9,64.3%)的后试验测试时期是干预开始后的 12 个月和 23 个月。[②] 5 个研究(35.7%)在干预实施后包括了一年的后实验测量时期。5 个研究的后试验测量时期包括了干预过程和正式的后试验追踪时期。有趣的是,在采用短期(少于 12 个月)后实验测量时期的 5 个研究中,4 个研究评价了相对短期的项目(例如,持续时间为三到六个月)。最后,大部分的研究(85.8%)有相同数量的前实验和后实验测量时期。[③]

6. 数据分析

6.1 元分析方法

元分析技术从大量使用类似结果变量的文献中综合得出研究结论,从而评价一个干预是否起到了作用。我们使用元分析方法从评价性的研究中计算效应量,然后将比值比(见下)作为一般性标准(Lipsey & Wilson,2001),来比较从多个研究中得出的结论。本文研究了各种不同的街道毒品法律实施策略对大量输出变量的影响。基

---

① 在比较地点中,Giacomazzi 的地点与实验地点在大小、人口和土地使用上是一致的。他们同样在主要运输中心设置、旧城区的居住区集中度、大量暂住人口、酒吧和客栈的数量、社会服务项目的数量上具有类似的特征。当这些地点具有前干预时关于盗窃和强奸的比较数据时,比较组在前干预时期具有较低的因毒品而逮捕和抢劫率。

② 除了一个以外,其他所有的研究都有一个 12 个月的追踪性研究。三个研究还另外有一个 24 个月的追踪性研究。

③ 两个采用非均等前后测量时期的研究都是有一个较长的后实验测量时期。因此,项目的效果就被低估了。后面的分析中有的只有部分包括了这两个研究。但在最终的结果上,是否包括这两个研究并没有存在统计上的显著性差异,因此,可以认为他们对结果并不具有消极影响。

于警务方式,我们将研究分为以下三种类型:(1)犯罪高发地点警务模式(例如突袭检查、严惩、公安特情);(2)问题导向型警务(例如毒品区域法规、民事补偿);(3)社区警务(例如 Weed and Seed 项目)。Weisburd 和 Eck(2004)还提出了第四种警务模型:标准模型。这种模型在我们的研究中是作为对照组而存在的。[①] Weisburd 和 Green(1995)的研究是例外,他们将仅采用传统执行方法的犯罪高发地警务模式与采用问题主导型方法的犯罪高发地警务模式进行比较。

为了测量不同方法对毒品法律实施的影响,我们试图得出干预对在案的侵犯率和求救电话的效果[②③]。侵犯率和求救电话效果被分为:(1)与毒品相关的;(2)与社会失序相关的;(3)针对人身的侵犯和求救电话;[④](4)与财产犯罪相关的。[⑤] 每个结果的类型都采用了单独的元分析来研究,而且有的研究中包括了对以上类型中两个或两个以上的类型的效应量进行计算。

以前的研究(Wilson,Gottfredsonhe Najaka,2001)发现,构建统计相关性模型后,有价值的信息是能够通过缓解独立性的假设来获得,因此,采用同一个对照组的独立样本处理组就能够被单独的评价,而不是从多个“处理—比较”对照中获得的效应量来校正最终结果。在毒品法律实施领域内缺乏高质量的评价,但我们采用“处理—比较”对照作为元分析中分析的单位,而不是依靠标准的方式(在这种方式中,为了遵循独立性假设,一个研究对象仅对每个元分析的一个效应量提供数据[⑥])(Lipsey & Wilson,2001)。

6.2 干预效应的计算

法律实施评价研究文献中发现,人们倾向于报告两组事件的数据——前后干预

---

① 元分析使用标准模型作为典型的对照组干预就意味着我们的对照组区域中将出现效果。因此,我们的实验并不是对比警察主导型干预(以打击毒品市场活跃性为目标)和没有干预的情况,而是不同类型警察主导型干预与标准警察干预之间的比较。

② 逮捕率没有作为测量结果,因为从这样的一个测量中得出的干预影响将会有歧义。特别是,一些干预是随着增加逮捕数量而发展的,而其他的则为了减少逮捕数量。另外,一些干预会在逮捕率预期下降之前慢慢提高比率。

③ 在元分析中,只要结果中出现了下降(求救电话、侵犯数量)就意味着干预成功。但在没有事先警告的情况下,这个成功的干预并不会得到承认(Mazerolle et al.,2000)。而且 Giacomazzi 提出“如果一个决定认为变化的方向是项目成功的指标,那么这个决定本身就是有问题的”。(Giacomazzi,1995,p.279)

④ 人身侵犯包括了暴力犯罪(例如殴打、抢劫、谋杀等)和性侵犯(例如强奸、强奸未遂、性骚扰等)。

⑤ 对于每个结果,研究中单个的效果大小有时被融入了进去(例如,记录在案的殴打、抢劫和性犯罪的效果大小就被纳入计算针对人身犯罪的整体效果大小中了)。

⑥ 唯一的一个例外就是(Sviridoff et al.,1992)当前元分析评论中,将在两个不相关警察巡逻区域的干预效果(TNT)与一个正常的比较组区域进行对比。当这两个“处理—比较”对照都采用了同一个比较组时,干预组就都是独立的。

时期的干预组和对照组数据。因此,比值比的效应量就是当前元分析选择的效应量。[①] 但是应当注意到,在元分析中运用比值比并不具有典型性。一般来说,比值比允许在干预组和对照组之间进行比较。这种比较是发现在通过使用独立观察方法(例如,事件与非事件发生的可能性)得出有关异值过程中,作为干预实施的结果的改变情况(Lipsey & Wilson,2001)。本文中,比值比是用来评价在实施干预后,试验区域和对照区域中,同一个结果变量的不同比率(例如,侵犯和求助电话在不同组中的比率),这也会涉及这些区域内干预实施前的结果变量比率问题。就其本身而言,比值比采用以下的公式:

$$OR = \frac{f_{post\ c}/f_{pre\ c}}{f_{post\ e}/f_{pre\ e}}$$

注:在前后干预中,f 代表的是试验组或者对照组的频率(分别用脚注 e 和 c 代表)。

比值比以 1 为界点分布,0~1 是负干预效应,=1 是无干预效应,>1 是正干预效应[②](Lipsey & Wilson,2001)。

具有代表性的,如果在比值比的周围 95%的置信区间没包括 1,那么效应的统计显著性就应当取值 $p<0.05$。但是,由于非典型比值比没有遵循独立性假设(例如,每一组都包括了前后状况),所以这个公式对于比值比标准误差的计算并不能用于置信。由此导致的结果是,置信区间和统计显著性检测的 p 值也可能会不精确,而我们也不能肯定地说数据完全遵循了泊松分布。基于 Campbell Collaboration"方法编辑"的建议,以及本文回顾人的建议(2007 年 3 月 9 日,笔者与 David Wilson 进行了私下交流),我们决定不将对结果的解释放在显著性测验上,而是构建了一个"比值比基准点"来衡量效应量。此基准点则可以通过采用运行一系列典型样本含量[③]的模拟测验得到。通过这些模拟可以知道,当设置对照组区域的行为时,1.15 的比值比效应量就意味着其具有"实际上的"显著性。[④] 于是,我们就用得到的比值比效应量与

---

① 没有使用标准化均值差的效应量(d),考虑到法律实施评价的有个不报告标准化分数(标准差或者标准误差)的趋势(如果计算 d 的话,这就是一个有效的信息)。进一步地,依据 Lipsey 和 Wilson(2001),将 d 转换至比值比是基本上不可信的。因此,研究 d 能够计算但比值比不能计算的研究将会被排除在外。重要的是,仅仅有小部分的研究将会在这个前提下被排除,而且这些研究无论如何都会因缺乏前干预数据或缺乏对照组而被排除掉。

② 积极的比值比能够通过下述途径获得:a. 在实验组中,结果变量向期望方向转变,而对照组中结果变量则是向不期望的方向改变。b. 在实验组中结果变量向期望方向的变动大于其在对照组中向期望方向的变动。c. 在实验组中结果变量向非期望方向的变化小于其在对照组中向非期望方向的变化。相反的则是消极影响。

③ 这些典型性样本大小可以从元分析包含的文献中获取。

④ 在森林图中,我们列出了每个效果大小的置信区间,读者应当注意这可能不会十分准确。

这个基准点进行比较，从而评价干预的重要性程度。

6.3 随机效应模型

元分析也采用了一个随机效应模型，此模型在计算方差时需要考虑到组间方差和组内方差两个方面，而我们在修正效应模型中，仅用组内方差来计算方差。如果组间研究不存在变化性，那么修正和随机效应模型的计算结果就没有差别。选择随机效应模型的原因有：第一，随机效应模型对于方差估计来说更为保守，降低了高估干预效应的可能性。使用随机效应模型计算得出的置信区间会较宽，因此将会导致 p 值的显著性变小。第二，在研究之间的随机差异是假设的，因此修正效应模型将会低估方差结果，反过来说就是高估了效应。第三，当元分析仅采用少量的效应量数据时（Song，Sheldon，Sutton，Abrams & Jones，2001），修正效应模型的可信度并不会被认可。

6.4 调节分析

方差的模拟分析方法（Lipsey & Wilson，2001）被用来研究大量假设变量的效应，从而中和毒品法律实施干预对结果变量效应的影响。这个方法将效应量分布与对应层级的调节变量进行比较。因此，调节分析将能够影响最终效应量的变量进行了一个更为系统化的评价。警务方式的效应结果非常有意思。这也是我们要回答的主要问题：犯罪高发地警务、社区警务以及问题导向型警务模式是否对毒品、犯罪和失序的结果有影响。其他调节变量包括干预实施的年份①、发表类型②、研究设计③、后续研究期间的长度④和方法的严谨度。

6.5 方法的严谨度

我们基于文献中包括的研究设计（例如随机分配、统计匹配、非均衡的准实验方法），同时考虑到设计本身的“缺陷”（例如前后实验测量期间不相同），来对元分析中文献采用方法的严谨度进行分类编排。在“健康加拿大”对驾驶干预的处理和修复性干预的基础上，笔者修正了侵害人变量，最终确定了本文方法严谨度的级别。

等级特点

5　　随机试验设计（在前干预时期进行群组比较）

4　　随机化的试验设计（在前干预时期群组间有显著差异）

---

① 干预实施的年份指的是开始实施干预的第一年，其被划分为：（1）1990 年前；（2）1990—1994 年；（3）1995—1999 年。没有被评价的干预是从 2000 年开始向前追溯的。

② 发表的类型被分为两个类型：（1）同行人回顾的期刊文章；（2）其他（包括六个报告，一篇书籍章节和一篇论文）。

③ 研究设计被分为三个类型：（1）随机分配；（2）匹配比较；（3）非平衡比较。

④ 后续研究期间的长度被分为两个类型：（1）短期结果（少于 1 年）；（2）长期结果（1 年到 23 个月）。

3　　准试验的匹配性比较设计(在前干预时期进行群组比较)

2　　准试验的匹配性比较设计(在前干预时期群组间有显著差异)

1　　非均衡性比较,准试验设计(在前干预时期进行群组比较)

0　　非均衡性比较,准试验设计(在前干预时期群组间有显著差异)

所有的研究都是基于这六个尺度进行评价的。另外,我们检查了每个研究在方法上的缺陷,例如有的研究在已经进入后干预测量时,目标的区域仍然在实施干预措施;有的研究后干预期间比前干预期间还要长,这直接降低了对干预影响的评估。我们在实际运用中依据方法的严谨性采取了 0.5 进制,而最终变成了从-1 到 5 的 13 个层级。

表 1 展示了层级跨度,用来总结每个文献的方法质量等级的最终结果。

从表 1 可以看出,3/14 的研究方法获得了最高质量等级的分数,而绝大部分都只是 2 分及其以下。这其实是说这是一组质量较低的研究。

我们采用电脑程序“全面的元分析——1.0.25 版”(Borenstein & Rothstein, 1999)来计算比值比大小、95%CI 和测试方差的模拟分析。

7. 主要结果

7.1 所包含研究的描述

7.1.1 毒品高发地点警务

文本的元分析包括了四个针对毒品高发地点的警务干预,其目的是通过警察的力量打击街道层面毒品市场的活跃性。在堪萨斯城,警察特别行动小组对嫌疑毒贩的住所进行了搜索、拘留了嫌疑分子并没收了非法物品(例如毒品、武器和赃物)。在突袭检查时,他们故意采取武力和高调公开的方式,借此来对周边居民起到威慑作用(Sherman & Rogan, 1995)。类似的,弗吉尼亚州里奇蒙的“闪电行动”和“春花行动”都有针对失序和毒品犯罪高发地区的严打行为(Smith, 2001)。Sviridoof, Sadd, Curtis 和 Grinc(1992)评价了纽约城的“毒品战术小组”(TNT),这个小组为了降低街道层面毒品交易的活跃性先后开展了特情引诱行动和街区毒品扫荡行动。在德克萨斯的达拉斯,打击黑帮的行动(Fritsch et al., 1999)是通过采取不间断巡逻、宵禁、学校训导员参与、特情引诱和在毒品交易地点树立警告牌等方式来减少街道的毒品行动。针对毒品犯罪高发地点的研究,其方法的质量等级从 0.5 到 5(M=2.38)不等。

7.1.2 社区警务

总共有5个研究是关于社区警务干涉模式的，这为本文的元分析提供了足够的数据。被归纳到"社区警务"的干预都强调在社区内警察与第三方的合作，而且与高发地"点"比较，这种类型的警务的毒品法律实施则关注的是地"区"。社区范围警务最开始是为了提高警民关系，构建和谐、加强居民联系和增强相互信任。这些项目通过非警务服务机构、社区成员和警察机关的合作来实现毒品法律实施。在本文元分析评论中，我们分析了"马里兰项目"（在马里兰两个小区内实施的社区导向型警务和毒品防治干预活动，见 Koper，1993）、"Des Moines Weed 和 Seed 项目"（儿童和家庭政策中心，1999）、在德拉威州维明顿的"东部药物滥用关注项目"（Harris & O'Connell，1994）、华盛顿的斯波坎"重建家园项目"（Giacomazzi，1995）和纽约城的"社区警察巡逻项目"（McElroy，Cosgrove & Sadd，1990）。社区警务研究的质量等级分布是从0到2（M=0.8）。

7.1.3 问题导向型警务

本文元分析包括了5个问题导向型警务发动模式。这些项目都是通过警察的行动来分析特定的毒品问题，而且都包括了专门针对特定区域和行为的法规（例如侮辱、失序、暴力、街角和公园中的安全感缺乏），以及多个机关的合作（例如与管理者和社区成员的第三方合作）。元分析中问题导向型警务干预无一例外的都在地理上集中关注毒品犯罪高发地点。毒品市场实验所在地——泽西城（Weisburd & Green，1995）就是司法部资助的毒品市场分析项目的五个城市之一。泽西城毒品法律实施干预包括了毒品市场的系统辨认，其采用的是海关开发的"地理信息系统"（GIS）。这种干预首先是警察与城市观察员、商人和市民合作，一同缩小问题地区，然后是严打和在毒品犯罪高发地点不间断地巡逻。通过这两种方式成功地维持了干预得到的成果。

我们的分析将奥克兰的区域健康项目作为说明问题导向型警务模式的毒品法律实施的示例。其设立了特别联合机构反应小组（SMART），干预方式包括了警察通过求救电话来源密级地确定问题地区，与问题地区的居民和商人构建合作关系，以及对问题地区的改善提供有用的建议（例如，提高安全性，纠正疏于治理和骚乱的问题，与消防、安全和其他相关城市职能部门保持密切联系）。SMART 的反应是区域健康项目的核心问题，其包括了警察与"第三方"密切合作（例如城市观察员）来清理城市环境（例如封闭空楼、清除虫害和处理垃圾）和签署相关反侵犯协议（Green，1996；Mazerolle，Roehl & Kadleck，1998；Mazerolle，Price & Roehl，2000）。

问题导向型警务评价还包括了圣地亚哥涉毒区域法规项目(Clarke & Bichler-Robertson,1998)和芝加哥的“城市毒品和帮派实施项目”(MDGE)(Higgins & Coldren,2000),后者包括了警察强制要求不良房东清理财产。警察告诫到,如果不清理的话,将会被逮捕、组织观察员将其房屋编入“易受侵犯”的黑名单和适用州法律冻结其财产。有两个方法等级评定为 5 的研究论述了问题导向型警务,而对于问题导向型警务研究的质量等级平均数是 2.5。

我们的研究采用元分析方法,通过与毒品法律实施的传统模式比较,系统地检验毒品犯罪高发地点警务模式、社区警务模式和问题导向型警务模式的相关效果。文本采用文献中最高质量等级的研究来回答我们的核心问题。

7.2 元分析结果

总共有 10 个评价分析了毒品法律实施对以下两个方面的影响:(1)在案的侵犯和特定类型的求救电话(关于毒品、暴力侵犯和财产犯罪、社会骚乱);(2)所有类型的侵犯和其求救电话。在结果的第一部分,我们论述了毒品法律实施干预对毒品、犯罪和失序结果的整体影响,然后论述了不同警务模式对于这些结果的特殊效果。其后我们展示了一系列关于这些研究的报告表格、警务方式评价的类型、效应量、置信水平的高低程度,以及描述效应量的森林图。

我们没有将分析局限在单个案例的显著性测试结果和平均效应量上,而是通过将它们与 1.15 的比值比基数进行比较,从而评估不同的效应量。因此,本文的重心主要是放在结果的现实意义上。例如超过 1.15 的效应量就被认为是构成了积极的影响,而小于 1.15 则被认为是没有实际效益。

第一个元分析检验了干预对毒品类侵犯的效果。通过表 2 可以看出,针对毒品侵犯的毒品法律实施干预的评价已经超过了我们的基准点(OR=1.53)。而且,在三个研究之间存在有明显的异质性(Q=45.95,df=2,p<.0001)。问题导向型和社区警务干预(严格度分别是 2 和 0)对于涉毒类侵犯具有积极的影响分别是 OR=2.44 和 OR=1.85;而毒品犯罪高发地警务干预(严格度是 3)则出现了负干预效应(R=0.87)。

表 3 显示,四个研究评价了毒品法律实施对毒品相关的求救电话的影响。结果显示出了一个整体的积极影响(OR=1.33)。另外,它们出现了显著性的不均衡(Q=29.73,df=4,p<.0001)。启动问题导向型警务模式(严格度是 5,5,-0.5)被发现对毒品相关的求救电话具有实质性的影响(整体上是 OR=1.44 或者两个方法严格度是 5 的研究的 OR=1.49),而评价社区警务方法(严格度为 1)的一个研究对比我们

的基准点(OR=1.10),则没有显示出正效应。[①]

表4显示,不论是毒品犯罪高发区警务模式(OR=1.06,严格度是1,5,3)、社区警务模式(OR=1.06,严格度是1,2,0)、整体模式上(OR=1.06),或者是单纯的问题导向警务干预评价(OR=1.14,严格度是2),它们对于观察到的人身性侵犯并没有实质性的影响。但是我们注意到,检测毒品犯罪高发区警务模式的两个研究中,其比值比超过了我们的基准点,这意味着针对毒品犯罪高发区的警察工作对于侵犯人身(类似殴打和抢劫)的犯罪具有一个虽不明显,但却符合期望的效果。

表5显示了联合干预并没有对涉及人身侵犯的求救电话数量产生实质性的影响(OR=0.97)。另外一组中,针对打击街道层面毒品法律市场的问题导向型警务干预模式对求助于警察解决打架和抢劫事件的电话也不具有积极的影响(OR=0.97,严格度都是5)。但是,单一的毒品犯罪高发地点警务干预评价对于这个结果测度具有积极的影响(OR=1.19,严格度是5)。[②]

从表6可知,一共有7个评价评估了毒品法律实施干预对财产侵犯的影响。我们早就预料到了,对财产犯罪而言,针对街道毒品市场的毒品法律实施干预不会产生预期的作用(OR=1.02)。毒品犯罪高发地点警务影响并不在原先期望的方向上(OR=1.00,严格度是1,5,3),社区警务也没有产生积极的影响(OR=1.02,严格度是1和2)。但一个针对财产侵犯的问题导向型方法的评价效果却具有了正效应,而且还超过了我们的基准点(OR=1.20,严格度是2)。在毒品犯罪高发区警务评价之间存在有显著的异质性(Q=8.71,df=3,p<.05),这意味着在他们关于财产犯罪的效应会具有变化性。

表7显示了对与财产犯罪的相关求救电话来说,联合干预还是缺乏积极的影响(OR=0.94);而问题导向型警务干预也并没有观察到的正效应(OR=0.92,严格度都是5)。但是,唯一的一个毒品犯罪高发地点评价超过了我们设定的基准线(OR=1.23,严格度是5)。[③]

表8显示,仅仅有两个研究评价了毒品法律实施对失序性侵犯的影响,累计超过了我们的基准点(OR=1.18)。在这两个研究中发现有显著性的异质性(Q=8.2,df=1,p<.01)。社区警务方法发现具有积极的效果(OR=1.36,严格度是0),而毒品犯

① 在本处元分析中,没有研究评价毒品犯罪高发区警务干预模式。

② 在本处元分析中,没有研究评价社区警务干预模式。

③ 在本处元分析中,没有研究评价社区警务干预模式。

罪高发地点警务方式却没有发现这样的效果(OR=1.05,严格度是3)[1]。

如果使用比值比基准方式来解释得到的结果,我们会发现毒品法律实施对于失序相关的求救电话,在整体上并没有影响(OR=1.05)(见表9)。问题导向型警务评价并没有发现对失序类求救电话产生整体上的期望影响(OR=1.05,严格度都是5),而且唯一一个毒品犯罪高发地点警务干预评价研究也没有达到比值比的基准(OR=1.05,严格度是5)。[2]

表10显示了毒品法律实施对于所有类型的侵犯不存在整体上的积极影响(OR=1.09)。在5个研究之间具有显著的异质性(Q=21.78,df=4,p<.001)。社区警务方法没有发现具有实质效应(OR=1.12,严格度是0,0,2),而对社区警务研究之一却产生了积极的影响(OR=1.19,严格度是0)。"高发地点"研究的组合效应没有发现具有实质性的影响(OR=1.04,严格度是5,3),但是一个"高发地点"的研究发现具有正效应(OR=1.18,严格度是5)。[3]

毒品法律实施干预对所有类型求救电话的作用在某种程度上来说更具有积极性。整体上的模型(OR=1.81)和问题导向型警务干预模型(OR=1.81,严格度是5,5和1)是有积极影响的,但是唯一的社区警务模型没有达到我们的基准线(OR=1.02,严格度是1)。对于"高发地点"警务评价没有观察到其具有实质性的影响(OR=1.04,严格度是0.5和5)(见表11)。我们同样注意到了,此处整体上(Q=143.89,df=5,p<.0001)和问题导向型警务评价(Q=131.61,df=2,p<.0001)中存在有显著的异质性。

7.3 调节分析结果

有趣的是,在大量不同的结果测度中,我们运用元分析方法发现了警务方法居然有缓和作用。对于毒品侵犯而言,虽然每个警务方法只有一个评价,但是我们还是发现在不同类型的干预之间存在有大量的不同之处。与"高发地点"警务干预(M=0.87)来相比较,社区警务(M=1.85)和问题导向型(M=2.44)警务干预会产生较好的结果。当我们将毒品侵犯作为表现出来的结果测度时,我们发现社区警务和问题导向型警务评价之间并没有不同。相反,对于涉毒的求救电话,与唯一的一个社区警务评价相比(M=1.02),另外三个问题导向型警务干预评价产生了更多的有效结果(M=1.08)。

---

① 在本处的元分析中,没有研究评价问题导向型警务干预模式。

② 在本处的元分析中,没有研究评价社区警务干预模式。

③ 在本处的元分析中,没有研究评价问题导向型警务干预模式。

在论述所有类型的求助电话时，我们将社区警务方式（M = 1.02）与问题导向型警务方式（M = 1.08）进行比较，发现后者更加有效。但是，问题导向型警务和"高发地点"方式之间、在社区警务和"高发地点"警务之间都存在有不同之处。我们缺乏失序性侵犯和整体类型侵犯的数据，所以无法对问题导向型警务进行元分析。对于这些结果测度的分类而言，警务方式对效应量作用的分析中，本文仅仅关注了社区和"高发地点"的警务。在两个社区警务干预的案例中，他们都产生了更大的积极效果。对于失序和人身侵犯、财产侵犯相关的求救电话、人身侵犯、财产侵犯而言，他们中间并没有不同之处。

一些研究设计的特点导致了观测效应间的差异性。与随机分配设计和地点匹配性比较设计（毒品侵犯地点：M = 1.89；失序侵犯地点：M = 1.36；各种类型总体侵犯地点：M = 1.19）的对比来看，非均衡性比较设计产生了更大的作用。如果采用随机分配方式的话，与毒品相关的求救电话将会产生更大的作用（M = 1.48）。类似的，地点匹配性比较对所有类型求救电话产生了更大的正效应（M = 6.57）。采用高质量方法的研究（严格度在3.5和5之间）只会对与毒品相关的求救电话产生了较大的效应量（M = 1.48）。但是，低质量的方法论（严格分数在-0.5至1之间）对毒品侵犯（M = 1.85）、失序性侵犯（M = 1.36），所有类型的侵犯（M = 1.19）和所有类型的求救服务（M = 1.02）会产生较大的效应量（M = 1.85）。中等质量的方法（严格度在1.5至3之间）仅对所有类型求救电话产生了更大的效应量（M = 6.57）。

对得到的数据进行分析后，8个结果变量我们仅得出了一个有意义的结果：在较短跟踪研究时期里（少于12个月），与失序相关的求救电话将会有较大的效应量（M = 1.10）。但是这个结论基本上没有回答后续跟踪研究时期长度的效应问题。

我们也检测了其他调节变量，从而得出构成元分析结果的因素。干预实施的年份对结果几乎没有作用。可以对变量的调节分析得出8个结果①，干预实施的年份仅对两个起到了重要的调节作用：整体类型的求救电话（$M_{1990年前}$ = 1.02；$M_{1990—1994}$ = 1.10）和与失序相关的求救电话（$M_{1990—1994}$ = 1.10），但这种作用都不是持续性的。我们的结果显示后期实施的干预对于所有类型的求救电话成功性较小，但是当结果测度是关于失序性问题时，则其具有较大的成功性可能。关于文献类型同样也没有证

① 由于元分析中缺乏研究的变化性，以下结果的调节变量效果无法得出：实施的年份（毒品侵犯、失序侵犯）、表现类型（与人身侵犯、财产侵犯和失序相关的求救电话）、比较区域的均衡性（与人身侵犯、财产侵犯和失序相关的求救电话）、后测试期的长度（毒品侵犯和失序侵犯），以及方法的严密度（与人身侵犯、财产侵犯和失序相关的求救电话）。

据显示其影响具有持续性。5/7 的结果被发现具有调节效应。研究中更好的效应量出现在报告、论文、学位论文和书本章节类型的文献中,而非同行审阅的出版物中①。同行回顾期刊文章中发现毒品相关的求救电话(M=1.48)和所有类型的求救电话(M=1.08)会有较好的结果。

7.4 元分析和调节分析的概要

总之,在 10 个实施的元分析中,毒品法律实施干预被发现对毒品相关的求救服务、人身犯罪和所有种类的求救电话实现了所期望的效果。我们假设不同警务方法对毒品问题产生了不同的作用,而结果也验证了这种假设。问题主导型警务被发现对所有类型的求救电话、与毒品相关的求救电话具有积极的作用,同时其也对毒品侵犯具有积极的效果(它们的比值比都超过了我们的基准点)。社区警务对于毒品和失序性侵犯、所有类型的求救电话也具有正效应。但是对于这些结果类型而言,仅仅只有一个研究来支撑其结论。财产侵犯方面同样也产生了期望效应,只是这个结果却有可能被 McElroy(1990)评价(见表 7)中的大频率所影响。在所有类型侵犯和财产侵犯求救电话中,“高发地点”警务模式显示出了其会产生期望的结果。另外,这个结果的重要性看上去已经被一个研究(Fritsch 等所包含的大频率)所左右了(见表 11)。

我们的调节分析发现一些重要的因素,从而可以用来厘清和区分元分析结果的细微差异。特别是当在处理与人身和财产相关的问题时,毒品法律实施方式之间并没有显著性的差异。那么通过调节分析我们可以发现:问题导向型警务方式在处理毒品侵犯,毒品相关的求救电话和所有类型的侵犯时是有效果的。社区警务也在处理毒品侵犯、失序侵犯、所有类型侵犯,以及所有类型的求救电话中会得到期望的效果。

8. 研究的不足

本文关于街道毒品法律实施的元分析中具有以下局限性。第一,大量的变化性出现在干预中。干预被分为社区警务(例如目标是小区毒品市场问题的合作)、问题导向型警务(例如与在集中区域的“第三方”的合作关系)、犯罪高发地点警务(例如在集中区域的严打、突袭检查、特情引诱)以及标准的法律实施型警务(Weisburd &

① 出版内容是关于财产侵犯(M=1.36)、人身侵犯(M=1.08)、毒品侵犯(M=1.89)、失序侵犯(M=1.36)和所有类型侵犯(M=1.18)。

Eck,2004)。这些分类从逻辑上是来源于一个概念的观点,但从观察的分析点来看获取它们就不怎么合适了。特别是,在同一个分类下不同的干预会有不同的特点。

第二,元分析干预的特征。干预必须是针对毒品问题的,而且必须符合元分析的特征。这就排除了一般性的法律实施干预评价①。我们可以想象得到,一般性的警务干预(目标是一系列犯罪问题,例如财产犯罪、失序和暴力犯罪)也许能够减少街道层面与其他犯罪问题一起出现的毒品市场问题。但是,因为他们不是专门论述毒品法律市场,所以我们将之排除在外。

第三,主要采用法律实施评价的一个重要问题就是,什么情况能够反映出积极或者成功的干预效应(Giacomazzi,1995;Mazerolle et al.,2000)。是在逮捕人数增多或者减少?抑或是求救电话数量降低?这是一个开放性的讨论,答案取决于具体的干预和设计。例如,某个干预目标是提高警民和谐关系和互信,那么求救电话数量上升以及随后的逮捕可以认为是干预成功的表现(Mazerolle et al.,2000)。相反的,消极性干预产生的效果则是电话和逮捕人数的降低;但是,这主要还是取决于后测试评价阶段工作。有人可能会期望干预实施之后,逮捕率和求救电话数量突然提高,随后又逐渐下降。因此,从分析角度而言,混淆了干预实施期和后干预期的法律实施干预评价效果是有问题的。所以,我们的评论并没有检测干预对于逮捕结果的作用。而且我们采用的是结果测度的方式,这就成功地将干预实施期与结果时期区分开来。

第四,我们的元分析评论没有讨论显著性测试的结果,只是使用一个比值比的模拟基准点,以之作为我们结果解释和讨论的标准。这是因为我们缺乏高质量的法律实施类文献,以及不精确的标准误差数据,后一种情况的出现,部分上是因为我们在运用比值比提出元分析结果的有效性时,对比值比计算采取了异于常规的用法。

第五,在当前研究中,组间的极度异质性将会对比值比的计算产生影响,而且也会影响到比较和解释。例如,在比较组的等值中就会有变化(一些研究使用了随机指派、匹配比较、非等值比较;一些研究则采用了诸如城市范围的极端非等值比较);又例如在前测试和后测试干预测量的时期长度会有变化(研究具有从30天到2年不等的前后测试期间)。在组间研究的高度异质性并不能排除运用元分析,元分析结果的评价内容必须要论述到缺点和局限。

第六,有一些结论对毒品和失序侵犯的效果看似真实,但是其效应数据只是基于一个研究而分析得出的。进一步而言,计算比值比的时候,一个有大频率的研究严重地

---

① 并非专门针对毒品问题,但是却会对毒品相关的结果产生积极影响的干预。

影响了所有类型的侵犯和所有类型的求救电话数据。这个问题有点类似于样本含量和样本强度问题。确实,我们仅包括了一个社区警务干预的案例,此案例中包括了所有类型的求救电话。三个干预评价了所有类型的侵犯,其中两个显示出具有消极的作用。作为调节分析基础的修正效应模型并不是简单用小部分数量就能构建好的。

样本含量也限制了从检测调节变量的作用中获得令人信服结论的能力。另外,少量的研究,以及基于大频数据得出的少量比值比的研究也会影响到最终结果。考虑到这些限制,干预实施的年份或者出版类型都对结果没有影响。而且"采用较低严格度的设计会产生较大的效应量"并没有足够的论据来支撑。

最后,我们的研究没能够运用数据回答一些公共政策问题:什么样的毒品问题(吸食快克、海洛因、兴奋剂等)采用什么样的策略将会最有效果?什么样的地点(商场、居住区、公租房、低收入地区)采用什么样的策略最好?组间研究的变化和元分析中较少的研究使得我们无法进一步分析。显然的,这个缺点是因为在毒品法律实施评价中缺乏高质量的文献。

9. 研究结论

在过去的十年里,有些著名的学者已经研究和评论了一般法律实施干预的效果(Braga,2001;Poyner,1993;Sherman,Gottfredson,MacKenzie,Eck,Reuter & Bushway,1997;Weisburd & Eck,2004)。这些狭义的评论显示出:集中性的、合作类型、多方法的法律实施干预与完全依赖法律实施资源的、分散型的干预方式相比较,前者对犯罪问题将会产生更大的效应(Weisburd & Eck,2004)。确实,根据 Weisburd 和 Eck 得出的结论:采用多方法的问题导向型警务对于街道犯罪问题来说是最为有效的方法。而通过在犯罪高发地点合理利用法律实施资源的"犯罪高发地点"警务模式对社区干预效应具有显著性的提高。Weisburd 和 Eck(2004)建议社区导向型干预可以成为继问题导向型干预模式和"高发地点"警务干预模式之后的第三种干预方式;而标准的、分散型的单一法律实施干预方式则应当逐渐抛弃。

我们的元分析评论对打击街道毒品市场的干预型警务模式的文献进行了一个有效和实证的检测。虽然缺乏评价街道毒品法律实施干预的最高质量文献,但本文通过一些有意义的变化和新的视角,为那些关于一般性法律实施方法的前期研究结论提供了新的支撑。尽管受到可得数据的限制,我们的评论还是具有启发意义的:采用合作方式打击街道毒品市场活跃性的区域集中型和问题导向型警务模式，相较于采取合作方式减少小区内毒品和失序问题的社区警务模式而言，前者在方法和理念上是一个很大的提高。评论中我们发现，在减少毒品问题上，社区合作方式和问题导向型的合作方式，比起对毒品高发地点采取单一法律实施方式而言，前两者中不论哪一种都比第三者更为有效。与一般法律实施干预的评论中所得结论不同，研究发现：以打击街道层面的毒品市场问题的多机构、问题导向型和社区警务方式，比起针对“高发地点”的直接法律实施策略而言，前三者在减少毒品问题上更为有效。另外，采用合作和构建良好的警民合作关系的社区警务模式，比起简单的针对问题高发区的警务模式来说，前者在处理社区毒品问题上更为有效。一定程度上而言，这是一个与一般法律实施干预效应不同的重要结论。

我们的结果与 Mason 和 Bucke 的狭义观点一致（他们的研究检测了针对地区毒品市场的干预）。Mason 和 Bucke 发现包括区域法规和民事补偿的第三方警务干预（Mazerolle & Ransley，2006），对于打击居民区和商业区建筑内的毒品交易问题上是最为有效的策略，而采用突袭检查和警务干预的方式则只是部分有效。

我们的研究也可以给一些政策提供建议。第一，我们的研究建议，警察应当考虑那些可能导致街道层面的毒品市场活跃的潜在犯罪诱因。虽然我们知道问题警务模式具有积极作用，但是在问题导向警务模式中，采用与 SARA 的分析要素方法的话，能够帮助警察选择最合适的搭档（健康和安全观察员、居民、训导员、建筑物管理员）以及最合适的反应方法（最能有效地减少毒品交易和毒品市场繁荣的方法）。即算是在一个小范围内，采用地理信息系统和从大范围收集而来的数据将肯定会提高警察理解街道毒品市场变化的能力（Eck，1994）。

第二，我们的结果显示，同警察导向的干预相比较（采用与非警方的第三方合作模式），仅仅采用法律实施资源方式（如同在“高发地点”警务模式和标准模式中使用的那样，见 Weisburd 和 Eck，2004）基本不可能减少街道层面的毒品市场问题。含有共同要素的几个项目（例如，区域健康项目中的 SMART 观察）都说明：采取与第三方合作，根据需要的差异选择具体的合作对象，都比仅仅在不同的地区采取一个普遍的法律实施方式（例如突袭检查）的项目更加容易成功。因此，Weisburd 和 Eck（2004）提出：在警察主导的打击街道层面毒品市场时，其应当采用多种方式的策略。

第三，我们的研究与 Weisburd 和 Eck（2004）的结论不同。他们的结论是：关注的层面（在二维分类模型中的横轴）是导致干预成功与失败的主要因素。相反，我们认为：在街道毒品市场干预中，纵坐标（例如描绘“不同方式”）是决定成败的主要因素。我们提出,方法的多样性将会为警察处理毒品市场问题提供大量的新资源,这可以通过警察与第三方合作的关系来证明。另外,我们的评论说明这些合作关系和方法的多样性比警察仅仅依赖法律实施资源更为有效,而不论这些资源是投放在社区范围还是在“高发地点”上。

第四,我们的研究重点提到了毒品法律实施干预缺少高质量的评价。即算国家预算将超过半数的毒品政策的基金放到了法律实施上(其他的部分由治疗、防止和有害减少支出组成),笔者认为需要更多基金投资在我们认为毒品法律实施中最好的实践方式上。基于我们的元分析,我们建议政策制定者需要投资在问题导向型警务(包括了合作关系和集中在毒品高发区),把资金放在评价这些最好的实践方式上,以及构建一个更加广泛的论据基础。政策制定者不但需要投资来构建一个更好的论据基础,以此来理解不同最优法律实施途径;而且他们同样需要证据去指导他们,在不同市场中应当采取哪种干预方式最为效。

10. 图　表

表 1　元分析中文献采用方法的质量等级

研究	质量等级
Sherman & Rogan(1995)	5
Weisburd & Green(1995)	5
Mazerolle, Price & Roehl(2000)	5
Fritsch, Caeti & Taylor(1999)	3
Higgins & Coldren(2000)	2
Giacomazzi(1995)	2
Clarke & Bichler-Robertson(1998)	1
Harris & O'Connell(1994)	1
Sviridoff, Sadd, Curtis & Grinc(1992)	1
McElroy, Cosgrove, & Sadd(1990)	1
Smith(2001)	0.5
CFPC(1999)	0
Koper(1993)	0
Green(1996)	-0.5

表 2　毒品法律实施干预对于毒品侵犯影响结果的 Meta 分析(通过警务方式)

警务方法	引用	处理	控制	效果量	低	高	p 值	0. 1	0. 2	0. 5	1	2	5	10
社区	CFPC(1999)	365/633	672/1583	1. 85	1. 53	2. 22	. 00							
热点地区	Fritsch 等(1999)	1037/2322	637/1327	. 87	. 76	1. 00	. 05							
问题主导型	Higgins 和 Coldren(2000)	123/158	36/61	2. 44	1. 30	4. 60	. 01							
合并值(3)		**1525/3113**	**1345/2971**	**1. 53**	**. 75**	**3. 13**	**. 25**							

表 3　毒品法律实施干预对于毒品相关求救电话影响结果的 Meta 分析(通过警务方式)

警务方法	引用	处理	控制	效果量	低	高	p 值	0.1	0.2	0.5	1	2	5	10
社区	Harris 和 O'Connell(1994)	243/677	285/847	1.10	.89	1.36	.36							
社区		**243/677**	**285/847**	**1.10**	**.89**	**1.36**	**.36**							
问题主导型	Weisburd 和 Green(1995)	611/1077	519/1043	1.32	1.12	1.57	.00							
问题主导型	Mazerolle 等(2000)	383/739	581/1043	1.66	1.39	1.98	.00							
问题主导型	Green(1996)	28/55	807/1705	1.15	.67	1.97	.60							
问题主导型(3)		**1022/1871**	**1907/4226**	**1.44**	**1.16**	**1.77**	**.00**							
合并值(4)		**1265/2548**	**2192/5073**	**1.33**	**1.07**	**1.65**	**.01**							

表 4 毒品法律实施干预对于侵犯人身影响结果的 Meta 分析(通过警务方式)

警务方法	引用	处理	控制	效果量	低	高	p 值	0.1	0.2	0.5	1	2	5	10
社区	McElroy 等(1999)	40330/81696	36408/77034	1.09	1.07	1.11	.00							
社区	Giacomazzi(1995)	25/59	18/33	.61	.26	1.45	.26							
社区	CFPC(1999)	183/350	839/1555	.94	.74	1.18	.57							
社区(3)		**40538/82105**	**37265/78622**	**1.06**	**.96**	**1.16**	**.23**							
热点地区	Sviridoff 等(1992,70th)	609/1308	586/1192	.90	.77	1.05	.19							
热点地区	Sviridoff 等(1992,67th)	753/1462	591/1241	1.17	1.00	1.36	.04							
热点地区	Sherman & Rogan(1995)	121/209	96/189	1.33	.90	1.98	.16							
热点地区	Fritsch 等(1999)	4133/9091	3242/7308	1.05	.98	1.11	.16							
热点地区(4)		**5616/12070**	**4515/9930**	**1.06**	**.94**	**1.19**	**.38**							
问题主导	Higgins & Coldren(2000)	150/283	616/1236	1.14	.88	1.47	.34							
问题主导(1)		**150/283**	**616/1236**	**1.14**	**.88**	**1.47**	**.34**							
合并值(8)		**46304/94458**	**42396/89788**	**1.06**	**1.00**	**1.12**	**.05**							

表 5　毒品法律实施干预对于关于人身侵犯求救电话的影响结果的 Meta 分析(通过警务方式)

警务方法	引用	处理	控制	效果量	低	高	p 值	0.1	0.2	0.5	1	2	5	10
热点地区	Sherman & Rogan(1995)	103/182	89/170	1.19	.78	1.81	.42							
热点地区(1)		**103/182**	**89/170**	**1.19**	**.78**	**1.81**	**.42**							
问题主导型	Weisburd & Green(1995)	2039/4136	2056/4085	.96	.88	1.05	.35							
问题主导型	Mazzerolle 等(2000)	742/1462	766/1496	.98	.85	1.13	.81							
问题主导型(2)		**2781/5598**	**2822/5581**	**.97**	**.90**	**1.04**	**.35**							
合并值(3)		**2884/5781**	**2911/5751**	**.97**	**.90**	**1.05**	**.44**							

表 6 毒品法律实施干预对于财产犯罪影响结果的 Meta 分析(通过警务方式)

警务方法	引用	处理	控制	效果量	低	高	p 值	0.1	0.2	0.5	1	2	5	10
社区	McElroy 等(1999)	65268/130425	61457/124172	1.02	1.01	1.04	.01							
社区	Giacomazzi(1995)	8/25	9/28	.99	.31	3.15	.99							
社区(2)		**65276/130450**	**61466/124200**	**1.02**	**1.10**	**1.04**	**.01**							
热点地区	Sviridoff 等(1992,70th)	697/1362	591/1063	.84	.71	.98	.03							
热点地区	Sviridoff 等(1992,67th)	644/1209	569/1155	1.17	1.00	1.38	.05							
热点地区	Sherman & Rogan(1995)	105/195	109/199	.96	.65	1.43	.85							
热点地区	Fritsch 等(1999)	7489/15593	7998/16813	1.02	.98	1.06	.41							
热点地区(4)		**8935/18359**	**9267/19230**	**1.00**	**.87**	**1.14**	**.99**							
问题主导	Higgins & Coldren(2000)	252/468	1038/2109	1.20	.98	1.47	.07							
问题主导(1)		**252/468**	**1038/2109**	**1.20**	**.98**	**1.47**	**.07**							
合并值(7)		**74463/149227**	**71771/145539**	**1.02**	**.97**	**1.08**	**.34**							

表 7　毒品法律实施干预对于与侵犯财产犯罪相关的求救电话影响结果的 Meta 分析(通过警务方式)

警务方法	引用	处理	控制	效果量	低	高	p 值	0.1	0.2	0.5	1	2	5	10
热点地区	Sherman & Rogan	115/185	99/173	1.23	.80	1.87	.34							
热点地区(1)		**115/185**	**99/173**	**1.23**	**.80**	**1.87**	**.34**							
问题主导型	Weisburd & Green(1995)	811/1556	1056/1948	.92	.80	1.05	.22							
问题主导型	Mazerolle 等(2000)	535/1028	571/1060	.93	.78	1.10	.40							
问题主导型(2)		**1346/2584**	**1627/3008**	**.92**	**.83**	**1.03**	**.14**							
合并值(3)		**1461/2769**	**1726/3181**	**.94**	**.85**	**1.04**	**.23**							

表 8　毒品法律实施干预对于失序性侵犯影响结果的 **Meta** 分析（通过警务方式）

警务方法	引用	处理	控制	效果量	低	高	p 值	0. 1	0. 2	0. 5	1	2	5	10
社区	CFPC(1999)	508/767	4570/7729	1. 36	1. 16	1. 59	. 00							
热点地区	Fritsch 等(1999)	2417/4439	2628/4932	1. 05	. 97	1. 14	. 26							
合并值(2)		**2925/5206**	**7198/12661**	**1. 18**	**. 88**	**1. 60**	**. 27**							

表 9　毒品法律实施干预对于失序相关的求救电话影响结果的 Meta 分析(通过警务方式)

警务方法	引用	处理	控制	效果量	低	高	p 值	0.1	0.2	0.5	1	2	5	10
热点地区	Sherman & Rogan(1995)	644/1225	649/1265	1.05	.90	1.23	.53							
热点地区(1)		**644/1225**	**649/1265**	**1.05**	**.90**	**1.23**	**.53**							
问题主导型	Weisburd & Green(1995)	3257/6770	3559/7829	1.11	1.04	1.19	.00							
问题主导型	Mazerolle 等(2000)	2541/5116	2721/5452	.99	.92	1.07	.80							
问题主导型(2)		**5798/11886**	**6280/13281**	**1.05**	**.91**	**1.21**	**.49**							
合并值(3)		**6442/13111**	**6929/14546**	**1.05**	**.96**	**1.15**	**.29**							

表 10 毒品法律实施干预对于整体类型侵犯影响结果的 **Meta** 分析(通过警务方式)

警务方法	引用	处理	控制	效果量	低	高	p 值	0.1	0.2	0.5	1	2	5	10
社区	Kopper(1993)	61/123	579/1121	.92	.63	1.34	.66							
社区	Giacomazzi(1995)	33/84	27/61	.81	.42	1.59	.55							
社区	CFPC(1999)	3947/6853	30960/58122	1.19	1.13	1.25	.00							
社区(3)		**4041/7060**	**31566/59304**	**1.12**	**.94**	**1.32**	**.21**							
热点地区	Sherman & Rogan(1995)	248/436	212/402	1.18	.90	1.55	.23							
热点地区	Fritsch 等(1999)	14422/29862	14449/30531	1.04	1.01	1.07	.02							
热点地区(2)		**14670/30298**	**14661/30933**	**1.04**	**1.01**	**1.08**	**.01**							
合并值(5)		**18711/37358**	**46227/90237**	**1.09**	**.97**	**1.23**	**.14**							

表 11 毒品法律实施干预对于整体类型求救电话影响结果的 Meta 分析（通过警务方式）

警务方法	引用	处理	控制	效果量	低	高	p 值	0.1 0.2 0.5 1 2 5 10
社区	McElroy 等（1990）	1673251/3409624	1520996/3131014	1.02	1.02	1.02	.00	
社区（1）		**1673251/3409624**	**1520996/3131014**	**1.02**	**1.02**	**1.02**	**.00**	
热点地区	Smith（2001）	849/1886	4178/9287	1.00	.91	1.11	.98	
热点地区	Sherman & Rogan	1059/1924	1037/1966	1.10	.97	1.24	.15	
热点地区（2）		**1908/3810**	**5215/11253**	**1.04**	**.95**	**1.14**	**.41**	
问题主导型	Weisburd & Green（1995）	6718/13539	7190/14905	1.06	1.01	1.11	.02	
问题主导型	Mazerolle 等（2000）	4201/8345	4639/9488	1.06	1.00	1.12	.06	
问题主导型	Clarke & B.R*（1998）	450/579	102/294	6.57	4.82	8.95	.00	
问题主导型（3）		11369/22463	11931/24685	1.81	1.21	2.72	.00	
合并值（6）		**1686528/3435897**	**1538142/3166952**	**1.18**	**1.07**	**1.29**	**.00**	

* Bichler Robertson.——译者注

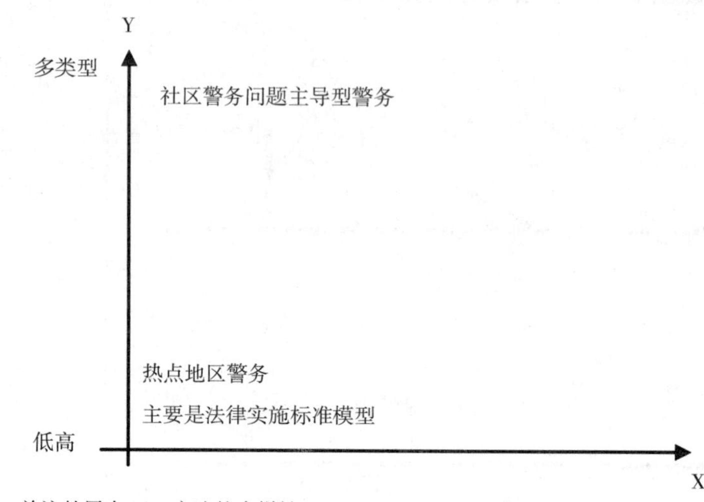

图 1　警务方法的类型(Weisburd & Eck,2004)

附录 A:元分析中所包括研究的特点

研究特点	研究的数量(n)			
	高发地点警务(n=4)	问题导向型警务(n=5)	社区型警务(n=5)	所有的元分析研究(n=14)
文献发表类型				
发表在杂志	3(75%)	3(60%)		6(42.9%)
报告	1(25%)	1(20%)	4(80%)	6(42.9%)
学位论文			1(20%)	1(7.1%)
书本章节		1(20%)		1(7.1%)
总计	4(100%)	5(100%)	5(100%)	14(100%)
实施年份				
1990 年之前		2(40%)	2(40%)	4(28.6%)
1990—1994 年	2(50%)	2(40%)	2(40%)	6(42.8%)
1995—1999 年	2(50%)	1(20%)	1(20%)	4(28.6%)
总计	4(100%)	5(100%)	5(100%)	14(100%)
设计特点 随机分配				
是	1(25%)	2(40%)		3(21.4%)
否	3(75%)	3(60%)	5(100%)	11(78.6%)
总计	4(100%)	5(100%)	5(100%)	14(100%)

续表

研究特点	研究的数量(n)			
	高发地点警务(n=4)	问题导向型警务(n=5)	社区型警务(n=5)	所有的元分析研究(n=14)
研究设计				
随机分配	1(25%)	2(40%)		3(21.43%)
匹配型	1(25%)	1(20%)	1(20%)	3(21.43%)
非均衡性	2(50%)	2(40%)	4(80%)	8(57.14%)
总计	4(100%)	5(100%)	5(100%)	14(100%)
后干预期间长度				
>12 个月	3(75%)	1(20%)	1(20%)	5(35.7%)
12—23 个月	1(25%)	4(80%)	4(80%)	9(64.3%)
<24 个月		1(20%)$^{\alpha}$	2(40%)$^{\alpha}$	3(21.4%)$^{\alpha}$
总计	4(100%)	5(100%)	5(100%)	14(100%)
前后干预期间相同				
是	3(75%)	4(80%)	5(100%)	12(85.8%)
否	1(25%)	1(20%)		2(14.2%)
总计	4(100%)	5(100%)	5(100%)	14(100%)

α:百分比累加没有达到 100,因为在两个研究中包括多个干预前后测试时期。

11. 参考文献

注:采用元分析评论的文章用*标注

Borenstein, M.& Rothstein, H. (1999). *Comprehensive Meta-Analysis: A ComputerProgram for Research Synthesis.* Biostat: Engelwood, NJ.

Braga, A. (2001). The effects of hot spots policing on crime. *Annals of the AmericanAcademy of Political and Social Science*, 578, 104-125.

Caulkins, J. (2002). Law Enforcement's Role in a Harm Reduction Regime. *Crime and Justice Bulletin.* Number 64, January 2002. New South Wales Bureau of Crime Statistics and Research.

* Child and Family Policy Center. (1999). *Des Moines Weed and Seed evaluation: final report.* Des Moines: The Child and Family Policy Center.

* Clarke, R.V. & Bichler-Robertson, G. (1998). Place managers, slumlords and crime in low rent apartment buildings. *Security Journal*, 11, 11-19.

Cordner, G.W. (1979). Police patrol work load studies: A review and critique. *Police Studies*, 2(4), 50-60.

Eck, J. (1994). *Drug Markets and Drug Places: A case control study of the spatial structure of illicit drug dealing.* Unpublished doctoral dissertation, University of Maryland.

* Fritsch, E., Caeti, T. J., & Taylor, R. (1999). Gang suppression through saturation patrol, aggressive curfew, and truancy enforcement: A quasi-experimental test of the Dallas anti-gang initiative. *Crime and Delinquency*, 45(1), 122-139.

* Giacomazzi, A. (1995). *Community crime prevention, community policing, and public housing: an evaluation of a multi-level, collaborative drug-crime elimination program in Spokane, Washington.* Unpublished PhD, Washington State University, Washington.

* Green, L. (1996). *Policing Places with Drug Problems* (Vol. Vol 2). Thousand Oaks: Sage Publications.

* Harris, R.J., & O'Connell, J. (1994). *Eastside Substance Abuse Awareness Program evaluation.* Delaware: Delaware Statistical Analysis Center.

Health Canada. (2004). *Best Practices-Treatment and Rehabilitation for Driving While Impaired Offenders.* Ontario: Health Canada.

* Higgins, D.F., & Coldren, J.R. (2000). *Evaluating gang and drug house abatement in Chicago.* Chicago, Illinois: Criminal Justice Authority.

Howard, J. (13 December 2000). *Prime Minister's Illicit Drug Policy media release National Research Council, National Academy of Sciences, "Informing America's Policy on Illegal Drugs: What We Don't Know Keeps Hurting Us"*, (Washington, DC: National Academy Press, 2001), p.1.

Kelling, George L., and Mark H. Moore. (1988). *The Evolving Strategy of Policing.* Perspectives on Policing. Washington, D.C.: U.S. Department of Justice, Office of Justice Programs, National Institute of Justice; and John F. Kennedy School of Government, Harvard University.

* Koper, C. (1993). *The Maryland project: Community-oriented policing and drug prevention in Edgewood, Maryland.* College Park: Center for Substance Abuse Research (CESAR), University of Maryland.

Lipsey, M., & Wilson, D. (2001). *Practical meta-analysis*. Thousand Oaks: Sage.

Mason, M., & Bucke, T. (2002). Evaluating actions against local drug markets: A "systematic" review of research. *The Police Journal*, 75, 15–30.

Mazerolle, L and J. Ransley. (2006). *Third Party Policing*. Cambridge: Cambridge University Press.

Mazerolle, G. L., Roehl, J., & Kadleck, C. (1998). Controlling social disorder using civil remedies: Results from a randomized field experiment in Oakland, California. In G. L. Mazerolle & J. Roehl (Eds.), *Civil remedies and crime prevention-Crime Prevention Studies* (Vol.9). Monsey: Criminal Justice Press.

* Mazerolle, L., Price, J., & Roehl, J. (2000). Civil remedies and drug control: A randomized field trial in Oakland, California. *Evaluation Review*, 24(2), 212–241.

Mazerolle, L., Soole, D. and Rombouts, S. (2005). Drug Law Enforcement: The Evidence. Monograph No 05. *DPMP Monograph Series*. Fitzroy: Turning Point Alcohol and Drug Centre.

Mazerolle, L., Soole, D. W., & Rombouts, S. (in press). Drug law enforcement: a systematic review. *Police Quarterly*.

* McElroy, J. E., Cosgrove, C. A., & Sadd, S. (1990). CPOP: *the research: an evaluative study of the New York City Community Patrol Officer Program*. New York: Vera Institute of Justice.

Moore, T. J. (2005). *Monograph No. 1: What is Australia's "drug budget"? The policy mix of illicit drug-related government spending in Australia*. DPMP Monograph Series. Fitzroy: Turning Point Alcohol and Drug Centre.

Poyner, B. (1993). What works in crime prevention: An overview of evaluations. In R. Clarke (Ed.), *Crime Prevention Studies*, Vol.1 (Vol.1). Monsey, NJ: Criminal Justice Press.

Royal College of Psychiatrists (2000),

http://www.jrf.org.uk/knowledge/findings/foundations/N70.asp;

retrieved 21/11/05.

Sherman, L., Gottfredson, D., MacKenzie, D., Eck, J., Reuter, P., & Bushway, S. (1997). *Preventing crime: what works, what doesn't, what's promising: A report to the United States congress*. Washington: U.S. Department of Justice, Office of Justice Programs.

* Sherman, L., & Rogan, D. (1995). Deterrent effects of police raids on crack houses:

A randomized, controlled experiment. *Justice Quarterly*, 12(4), 755–781.

Skogan, W. (2004). Preface. *The ANNALS of the American Academy of Political and Social Science*, 593, 6–14.

Skogan, W. and Frydell, K. (eds) (2004). *Fairness and Effectiveness in Policing: The Evidence*. The National Academies Press: Washington D.C.

* Smith, M. (2001). Police-led crackdowns and cleanups: An evaluation of a crime control initiatives in Richmond, Virginia. *Crime and Delinquency*, 47(1), 60–83.

Song, F., Sheldon, T.A., Sutton, A.J., Abrams, K.R., & Jones, D.R. (2001). Methods for exploring heterogeneity in meta-analysis. *Evaluation and the Health Professions*, 24(2), 126–151.

Soole, D.W., Mazerolle, L. & Rombouts, S. (December, 2005). *Monograph No. 07: School Based Drug Prevention: A Systematic Review of the Effectiveness on Illicit Drug Use. DPMP Monograph Series.* Fitzroy: Turning Point Alcohol and Drug Treatment Centre.

* Sviridoff, M., Sadd, S., Curtis, R., & Grinc, R. (1992). *The neighborhood effects of street-level drug enforcement: Tactical Narcotics Teams in New York.* New York: Vera Institute of Justice.

Weisburd, D., & Eck, J.E. (2004). What Can Police Do to Reduce Crime, Disorder, and Fear? *The ANNALS of the American Academy of Political and Social Science*, 593, 43–65.

* Weisburd, D., & Green, L. (1995). Policing drug hot spots: The Jersey City Drug Market Analysis Experiment. *Justice Quarterly*, 12(4), 711–735.

Weisburd, D., Lum, C.M. & Yang, S.M. (2003). When can we conclude that treatments or programs "don't work"? *The ANNALS of the American Academy of Political and Social Science*, 587, 31–48.

Wilson, D.B., Gottfredson, D.C., & Najaka, S.S. (2001). School-based prevention of problem behaviors: A meta-analysis. *Journal of Quantitative Criminology*, 17, 247–272.

毒品替代项目对吸毒罪犯的效果

Effects of Drug Substitution Programs on Offending among Drug Addicts

作者:Nicole Egli,Miriam Pina,Pernille Skovbo Christensen,Marcelo Aebi,Martin Killias

译者:辛晏毓　核定:张金武

内容概要

吸毒者相对于其他人而言更容易从事犯罪行为,尤其是财产犯罪。替代项目旨在提高吸毒者的生活质量,并且减少他们的犯罪行为。该篇通过系统的回顾在六个数据库和相关的期刊及网站中收集的66项符合一定标准的研究,将美沙酮、海洛因以及其他替代治疗等各自的治疗效果进行综合比对。结果显示,海洛因维持剂量治疗能够显著地减少治疗主体参与犯罪行为,并且在减少犯罪方面的效果比美沙酮维持剂量治疗更为有效。美沙酮维持剂量治疗能够大量地减少参与犯罪,但是其显著性不如其他干预措施。丁丙诺啡和纳曲酮治疗具有一定前景,尽管只有少数研究使用这些物质作为维持剂量治疗的试剂。

1. 综述之背景

近几十年间,毒品成瘾问题在西方社会已经日益使人担忧。越来越多的吸毒者参与到犯罪活动中,使得这一问题超越了原本的公共健康范围而成为社会公共秩序的挑战。在欧洲的 8 个国家中,盗窃、抢劫和其他严重犯罪于 1970 年至 2000 年间增长了几倍(Killias,2002,p.115)。对比 7 个国家的青少年犯罪自我报告,财产犯罪数在硬性毒品的使用者中大约是非使用者的 10 倍(Killias & Ribeaud,1999)。由此可见,西方国家在 1970 年到 1995 年间急速增长的抢劫和盗窃犯罪也可以看作是毒品使用增加的一个副作用。

针对这一现象,人们发起了大量的相关项目,提供给吸毒者麻醉剂或者毒品替代物。这些治疗有如下目标:

(1)提高毒品使用者的生活质量,降低他们过量使用或者得传染病的风险,控制地方市场可获得的毒品质量,预防边缘化和提高社会凝聚度。

(2)降低毒品成瘾的社会成本。

(3)减少毒品相关的犯罪,保护社会公共秩序。这里假设了毒品成瘾可以导致大量掠夺性犯罪,这些犯罪主要是为了筹集购买毒品的资金,而一旦可以通过官方渠道获得毒品,相应的犯罪则会有所减少。与此同时,也应该意识到如果给吸毒者提供的物质(如美沙酮)抑制了阶段的生理作用,那么间接地,也可以减少对毒品的紧迫需求。

(4)降低各种类型的公共秩序问题。如果吸毒者从官方渠道获得毒品,那么他们就会减少寻找毒品所花费的时间,这就意味着他们有更多的时间可以以合法劳动取得收入并减少出现在成瘾者或者经销商聚集地(比如瑞士的“针头”公园)。

许多研究者已经在参与研究的吸毒者中就毒品处方项目的效果进行了研究。我们有必要对这些研究进行进一步的整合研究,从而验证在减少犯罪方面其是否有效。

2. 综述之对象

该综述主要是研究毒品处方及替代项目对犯罪行为的效果,并进行评估。在该综述中,合格的研究需评估毒品替代对犯罪的效果。如果该综述能够发现这些项目对犯罪具有显著的效果,那么该结果将对犯罪、司法以至于毒品政策造成巨大影响。比如说,如果我们通过元分析得出海洛因维持剂量治疗能够减少犯罪,那么当降低犯罪是治疗的主要目的时,就可以通过海洛因医药处方的方式来治疗频繁参与犯罪的严重吸毒成瘾者。

3. 方　法

3.1 关于确定相关研究的搜索策略

相关研究是依据摘要、参考书目和数据库而确定的。其中数据库包括:Campbell Crime and Justice Group(C2-SPECTR), National Criminal Justice Reference Service (NCJRS), Medline, Harm Reduction Journal, Journal of Substance Abuse Treatment, National Treatment Agency for Substance Misuse(NHS), National Treatment Outcome Research Study(NTORS), Drug and Alcohol Dependence, Drug and Alcohol Review, Drug and Therapeutics Bulletin from the BMJ group (DTB), International Journal of Drug Policy, Central Committee on the Treatment of Heroin Addicts(CCBA), Journal of Clinical Psychopharmacology, Criminal Justice Abstracts(CJA), Déviance et Société, JSTOR, Criminal Justice and Behavior(CJB), Criminologie, the German literature (Heroinstudie. de-www.heroinstudie.de/H-Report P2 engl.pdf)和 www.drugscope.org.uk。

此外,我们也咨询了一些相关回顾的参考书目,包括:Amato et al.(2005), Farrell et al.(1994), Ferri(2005), Hall(1998), Holloway(2005), Kosten et al.(1993), Luty (2003), Prendergast(2002)。

在搜索数据库和参考书目的参考文献时,使用了以下关键词作为搜索指导:drug addiction; drug prescription; substitution programs; controlled trial; re-offending; heroin; methadone; opiates, treatment programs; drug abuse; drug addict, heroin prescription, property crime,cocaine abuse;dexamphetamine;cocaine substitution。此外,也使用了一些关键词的组合,包括:substitution program + re-offending;heroin + treatment programs;heroin + substitution program;heroin + methadone;opiates + treatment;opiates + substitution;heroin + property crime;substitution programs + property crime,cocaine abuse + dexamphetamine。

另外,鉴于 University of Zurich Institute for Criminology and Criminal Law 的成员能够使用多种语言,所以合格的研究也涵盖了以下语种:英语、法语、德语、荷兰语、意大利语、西班牙语、葡萄牙语、罗马尼亚语、波兰语、乌克兰语和俄语。在研究协议中,我们也预见了必然通过国际渠道来建立合作,比如:European Sourcebook Group(通过它在 40 多个国家的运营商网络)和 European Society of Criminology and the International Society of Criminology,以涵盖那些在一般的国际研究综述中未涉及的国家。但是通过上述方法,没有找到相关研究。在时间方面,本综述涉及在 1960 年后出版的所有语言的研究。

3.2 研究综述的合格与排除标准

综述内容需是随机抽样、准实验研究和具有毒品替代项目对犯罪影响的前后对比的研究。干预措施既可以是法庭指定的,也可以是非司法机构组织的。但是只有基于替代项目的干预措施在考虑范围内,比如使用美沙酮或者鸦片剂作为替代毒品的措施,而犯罪以外的其他可能造成的影响不予以考虑,尤其是医学影响。基于康拜尔合作组织的指导原则,我们制定了编码协议。此外,该研究符合元分析的最新标准(例如:Lipsey 和 Wilson 的 Practical Meta-Analysis 中列出的详细规定)。

3.3 研究类型

首先,为了对比不同的治疗,研究需满足 Sherman 等人(1997)的量表中第四级或者更高级别的要求。此外,为了给读者呈现更为完整的信息,研究还需具备具有计算了平均效应的前后测量。在现今的大背景下,以上研究具有较高的利用价值。究其原因,在于我们经常将犯罪与治疗前的水平进行比对,而几种物质的对比治疗的区别经常是微小的。

因此,研究需包含以下类型:

(1)一组前后研究:比较个体在治疗之前、期间和之后的犯罪率。此外,还需列出使用的具体处方药物(如美沙酮或者海洛因)。

(2)多组比较研究,包括实验研究(随机化设计)和准实验设计:研究比较了实验组和控制组(随机或非随机分配)的研究对象在实验之前、中期和之后的犯罪率。只有经过了替代治疗的研究才有资格被选为综述对象。无论是其他非替代性治疗还是没有治疗(包括安慰剂控制)的控制组都符合选拔要求。比如,如果治疗组使用了海洛因作为替代物,那么相应的控制组保持不治疗或者使用其他的物质作为替代物(比如美沙酮)。同时,也可以采取戒断治疗辅以心理治疗、戒毒或者只使用戒断治疗。

(3)宏观研究:从宏观层面(比如城市或者地区)评估毒品替代影响的研究。此类研究需借助警察、法院或者调查数据来测量在城市或地区层面上,项目对犯罪的影响。

我们将分别对三种不同类型的研究进行分析。但是所有研究都需对毒品替代项目对犯罪的效果进行评估。

基于大量的第二、第三级别的研究,合格标准已经于协议中予以说明。下文(见表5)中对前后测研究已经进行总结,但由于已经找出大量高质量的(第四、第五级)对比研究(见表1、2、3和6),我们将不再考虑第三级的研究。

3.4 项目类型

3.4.1 干预措施类型

研究报告需囊括毒品替代项目对吸毒者犯罪的影响。毒品替代项目多指处方药物治疗,而非毒品戒断。由于美沙酮戒断的最终结果是在一段时间内,美沙酮使用逐渐减少以致最后停止使用,所以美沙酮戒断不能被认定为替代项目。处方药物替代是指对非法毒品的替代,比如,将美沙酮或丁丙诺啡作为海洛因的替代药物。这就排除了使用那些经常开给吸毒者的镇定剂或者抗生素作为处方药物代替毒品的情况。

如果研究项目中未包含任何物质的处方,那么将不予以考虑,比如仅仅是心理治疗或者戒断治疗等。只有基于物质治疗(使用美沙酮或者鸦片剂等作为毒品替代物)的干预措施才会划归为考虑范围内。

3.4.2 替代的毒品种类

基于国际协定和地方(国家)法律,所有的非法药物都在研究范围内,其中有:海洛因、吗啡、鸦片、可卡因、强效纯可卡因、摇头丸、安非他明、迷幻药、氯胺酮、印度大麻、芬太尼和吸入剂等。

3.4.3 项目背景

无论是否有司法系统参与,只要属于治疗范围的研究项目都在考虑范围内。由于无法充分的检测在押犯罪人的再犯情况,因此综述将排除那些包含在押犯人的研究。如果在狱中开始了治疗且在出狱后测量的再犯情况,这种研究会在考虑范围内。

3.5　结果测量方法类型

测量犯罪的主要结果源来自于再犯数据、警察记录和青少年犯罪自我报告的研究。尽管大多数国家都把占有和使用毒品列为犯罪行为，但在该综述中不单独的作为对犯罪的测量。由于许多研究都会报告犯罪总数（通过自我报告、逮捕、定罪和服刑来测量），占有和使用毒品也一定会在这些一般性的测量结果中。对于从宏观层面分析效果的研究，任何常规的测量结果（统计数据、被害人调查等）都是合格的。

为了评估个体层面的提升效果，需同时研究在标准化的干预前与干预后期间的犯罪普遍率（prevalence rates，或者再犯的百分比）和发生率（incidence rates，或者是每个人犯罪案件数量）。普遍率体现了多少人由于处方代替药物而放弃犯罪，而发生率是对于个人而言，是否该项目能够让其犯罪减少。由于项目很可能在不影响犯罪人数的条件下而减少犯罪数量，所以有必要将二者进行区别。

治疗效果很可能扩散到犯罪以外的范围，比如说，造成医疗的效果或者影响毒品市场，但这些效果并不予以考虑。

3.6　参与者类型

研究人群由以下人群构成：吸毒成瘾者（例如：海洛因成瘾者和可卡因成瘾者）、成年人和青少年、男性和女性。

3.7　因子分析的研究方法概述

该综述的研究方法如下：随机研究、准实验研究和前后对比研究。

同样，将对该综述囊括的所有研究中的毒品替代治疗效果进行测量，内容包括治疗对犯罪的影响，如逮捕、定罪、服刑或者自我报告。

3.8　确定独立发现的标准

有三种潜在的非独立研究发现的来源。我们将使用与康拜尔文献回顾协议（Lipsey & Landenberger，2006；Wilson et al.，2007）相同的标准来确定。

第一种潜在的非独立研究发现来源是由单一研究中多指标的犯罪报告（比如逮捕、定罪）。当报告中包含两个或两个以上的结果时，只有一个结果被选择并用于分析中。为了保证研究间的可比性，编码人员选择了所搜集研究中最为频繁使用的结果测量方法（Lipsey et al.，2006）。“所有犯罪”通常依据逮捕或者自我报告来测量。如果“所有犯罪”无法获得，那么将在几种结果中随机选择作为依据。

第二种情况即相同的结果同时以多种角度测量，比如：6 个月、12 个月、18 个月和 2 年后的治疗。当这种情况发生时，将选取与所有研究中最经常使用的时间相接近的时间段（12 个月）作为测量，以最大化地保证研究间的可比较性（Lipsey et al.，

2006）。

第三种潜在的非独立研究发现来源，是相同的数据出现在多重记录中。我们已经使用了作者姓名、法院位置、研究时间框架和相同的描述来分辨相同评估出现在多个出版物的情况。当发现这一情况时，最全面、细节最清楚的版本将作为编码源的首选。其他版本将在需要时作为参考使用（Wilson et al.，2007）。

3.9 研究编码的类别详述

基于系统地提取该综述涵盖的所有研究的设计、项目、结果测量和结果数据的信息这一目的，编码协定也将作出进一步调整。

3.10 统计程序及常规

该综述符合元分析的现有标准（比如由 Lipsey 和 Wilson 在 Practical Meta-Analysis 中进行细化的标准）。

上文中提到的三种类型的研究将分别进行综合分析与元分析，包括前后测研究、随机控制实验和准实验研究，以及宏观层面研究。

毒品处方药物或替代项目对犯罪行为的影响使用让步比（odds-ratio）重新编码。在应对二分结果时，让步比方法比较合适，比如毒品治疗问题。当犯罪以（准）连续（犯罪天数、逮捕次数）进行测量时，标准化平均数差异类型效应大小将被计算并转化成让步比（Lipsey & Wilson，2001）。对于前后测研究，让步比是通过 t_0 和 t_1 进行计算的。大于 1.0 的让步比表明了其治疗能够减少犯罪，小于 1.0 的让步比则说明治疗不成功。标准差大于等于 3.0 的效应大小异常值将被适当调整至非异常值的最高值，但是未发现异常值的存在。此外，没有录入缺失值的情况。

当计算平均数效应大小的时候，我们使用了元分析的导数方差方法（Lipsey & Wilson，2001）。首先，固定效应模型是较为合适的。无论 Q 检验的方差齐次结果如何，随机效果模型都是可以接受的。

3.11 定性研究的处理

在该篇系统综述中，没有涉及定性研究。

4. 发　现

4.1 概述

在 Medline 中，使用非合并关键词发现了 3791 篇有用的研究。通过不同的搜索策略一共得到了459篇文献综述以备日后检测。其中,68篇是文献回顾,220篇被现今的文献回顾排除(其中168篇可以获得全文),171篇作为有用处而保留(其中152篇可获得全文)。在保留的171篇文献回顾中,有几篇文章描述的是同一个研究,所以没有必要进行重复描述。综上,共编码了66个研究,其中有46项研究或者完全满足Sherman 4及更高标准,或者是包含前后比较及总体研究,进而被囊括到该综述范围内。

4.2 海洛因替代治疗的效果

在所有编码的有效研究中,有6项主要针对海洛因替代的项目,有5项是随机控制实验(Randomized Controlled Trials/RCTs)。在4个RCTs中,控制组使用了美沙酮维持剂量方法(Dijkgraaf,2005;Hartnoll et al.,1980;Löbmann et al.,2008;March et al.,2006),其中一个组(Perneger,1998)的控制组使用了其他常规治疗(主要是美沙酮维持剂量治疗,MMT)。关于这些研究的一般性描述可以在概括研究描述的表格中找到。有一项研究是依据海洛因效力调查决定的摄取量(Killias et al.,1999)。下文所示的模型已经排除了这种情况。表1中展示了这些研究的效应大小,同样也展示了随机和固定效应模型的效应大小。

表1 是对接受海洛因维持剂量治疗和控制组(为美沙酮或者其他标准疗法)的研究

第一作者	年份	结果	让步比	置信区间下限	置信区间上限	p值
Dijkgraaf	2005	逮捕/财产犯罪	1.33	0.94	1.88	0.11
Perneger	1998	控告/任何犯罪	33.52	5.52	203.6	0.0001
Hartnoll	1980	逮捕/任何犯罪	2.37	1.08	5.22	0.03
March	2006	犯罪/任何犯罪	3.64	1.29	10.31	0.015
Löbmann	2008	控告/盗窃	1.43	0.79	2.59	0.24
Fixed effects			1.65	1.27	2.16	0.0002
Random effects			2.44	1.27	4.69	0.0072
Killias	1999	定罪/任何犯罪	6.58	4.46	9.69	<0.0001

备注:1.前五项研究是RCTs研究,并且在模型中予以考虑。最后一项研究是前后测研究,没有加入建模中。
2.让步比大于1.0代表了在治疗后犯罪有所减少。
3.p值是基于z检验得出的。

图1是基于表1的比较森林图①。箱子的大小表示了总体测量中特定该研究的权重比例。其周围的线的大小表示Perneger et al.(2008)研究的置信区间(含箭头)。

① 该森林图使用R统计软件绘制(www.r-project.org)。

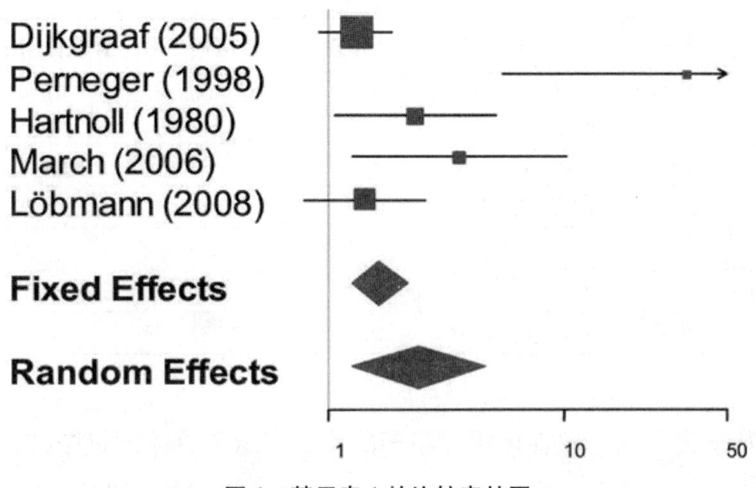

图 1　基于表 1 的比较森林图

所有效应大小的标准差为 14. 04，因此所有研究都是未经调整的。但是 Perneger (2008)研究的控制组包含了 21 个对象，治疗组有 27 个对象，同时，其让步比的置信区间为[5. 52，203. 6]。因此，观察的效应具有较大的变异性，其原因在于：(1)异类控制组，(2)较小的样本。之所以 Killias et al.(1999)的研究具有较高的效应大小，是由于该研究中瑞士海洛因治疗的对象多为犯罪高发人群。

结果表明，假设中的同质性不成立。如果排除 Perneger(1998)的研究分析，由于其他研究中控制组的不同治疗方法，同质性是可以成立的。固定效应平均效应大小为 1. 55[1. 18，2. 02]($p=0.0015$)。因此，海洛因比美沙酮维持剂量治疗在减少犯罪上具有更显著的效果。

4.3　丁丙诺啡替代治疗的效果

有四个关于丁丙诺啡对犯罪行为效果的研究。其中，三项研究是随机控制实验(RCTs)。前两项研究的控制组使用了 MMT(Harris et al.，2005；Magura et al.，2008)，第三项研究(Krook，2002)的控制组只接受了安慰剂。在表 2 中展示了个人效应和总体效应，研究的一般性描述需参考表 A2。第四项研究(Kakko et al.，2003)也是随机控制实验，但是只测量了前后测形式中治疗组的犯罪情况。

表 2 是对接受丁丙诺啡维持剂量治疗和控制组的研究。前三项为 RCTs，最后只给予了前后测中的犯罪测量。

表 2　是对接受丁丙诺啡维持剂量治疗和控制组的研究

第一作者	年份	结果	让步比	置信区间下限	置信区间上限	p 值
Harris	2005	犯罪损失/任何犯罪	5.74	3.03	10.86	<0.0001
Krook	2002	犯罪/任何犯罪	3.88	0.92	16.40	0.07
Magura	2008	逮捕/任何犯罪	1.01	0.46	2.22	0.99
Fixed effects			2.98	1.86	4.77	<0.0001
Random effects			2.78	0.81	9.53	0.10
Kakko	2003	犯罪/任何犯罪	2.41	0.77	7.53	0.13

图 2 是基于表 2 的比较森林图。箱子的大小表示了总体测量中特定该研究的权重比例。其周围的线的大小表示 Perneger et al.(2008)研究的置信区间。

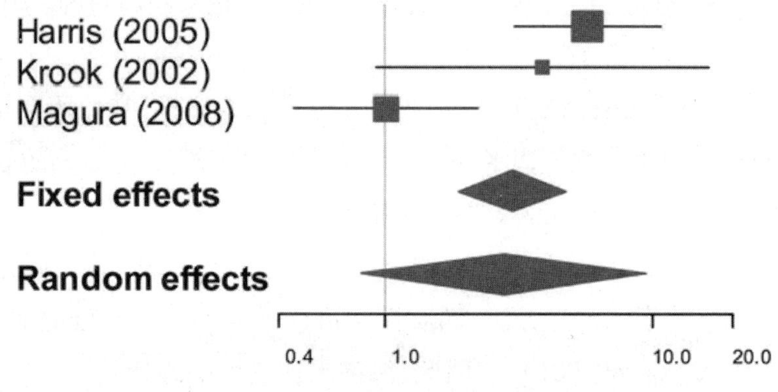

图 2　基于表 2 的比较森林图

结果表明,假设中的同质性不成立(Q 检验 p = 0.0033)。如果排除不同的控制组(Krook et al.,2002),结果也相同(Q 检验 p = 0.0008)。总体上讲,当使用丁丙诺啡代替美沙酮时,尽管丁丙诺啡相较美沙酮(或安慰剂)的效果有积极的趋势,但是犯罪情况没有出现显著的减少。

4.4　美沙酮维持剂量治疗

我们发现 41 项美沙酮维持剂量研究,并对其进行了编码。其中,有两项研究是总体研究,有 11 项是准实验研究(但是有 8 项研究是 Sherman 二级或三级,基于已经发现大量的相关研究,所以将排除上述 8 项),有 21 项为前后测研究,7 项为 RCTs。在 RCTs 研究中,控制组具有较大差异:三个是候补名单控制法(Dole et al.,1969;Schwartz et al.,2007;Yankowitz et al.,1991),一个控制组接受安慰剂治疗(R.Newman et al.,1979),一个控制组接受咨询(Kinlock,2008),一个控制组接受戒断治疗(Sees et al.,2000),还有一组是控制了治疗社区(Bale et al.,1980)。在准实验研究中,两个控制组是戒断治疗(Daley,2000;Haglund et al.,1978),一个是住院治疗(Teesson,2006)。这些研究的一般描述见表 A3。

表 3 完全符合 Sherman 四级或五级要求的接受美沙酮维持剂量治疗的实验组和未接受任何替代治疗的控制组的比较

第一作者	年份	结果	让步比	置信区间下限	置信区间上限	p 值
Daley	2000	犯罪损失/任何犯罪	0.83	0.29	2.34	0.72
Teesson	2006	犯罪/任何犯罪	1.16	0.60	2.24	0.65
Haglund	1987	逮捕/任何犯罪	0.39	0.12	1.29	0.12
Kinlock	2008	服刑/任何犯罪	2.73	1.12	6.67	0.03
Dole	1969	服刑/任何犯罪	45	4.04	500.71	0.002
Bale	1980	逮捕/任何犯罪	0.88	0.48	1.61	0.68
Newman	1979	犯罪/任何犯罪	2.29	0.97	5.4	0.06
Schwartz	2007	非法收入/任何犯罪	1.18	0.78	1.77	0.44
Yankowitz	1991	服刑/任何犯罪	0.49	0.04	5.43	0.56
Sees	2000	ASI 法律/任何犯罪	2.47	1.31	4.63	0.01
Fixed effects			1.34	1.06	1.70	0.01
Random effects			1.40	0.91	2.16	0.12

图 3 是基于表 3 的比较森林图。箱子的大小表示了总体测量中特定该研究的权重比例。其周围的线的大小表示 Dole(1969)和 Yankowitz(1991)研究的置信区间(含箭头)。

结果表明,假设中的同质性不成立($p=0.0047$)。随机效果模型未能说明美沙酮维持剂量治疗与这些控制组相比具有显著效果。但是平均数效果测量仍旧偏向美沙酮维持剂量治疗。

当分别分析控制组时,组间的变异性并不显著。同时,研究并没有拒绝戒断治疗($p=0.35$)和咨询治疗、住院治疗或治疗社区(TC)控制组($p=0.63$)的同质性。详情请见表 4。

如果排除不同的控制组(Krook et al.,2002),结果也相同(Q 检验 $p=0.0008$)。总体上讲,当使用丁丙诺啡代替美沙酮时,尽管丁丙诺啡相较美沙酮(或安慰剂)的效果有积极的趋势,但是犯罪情况没有出现显著的减少。

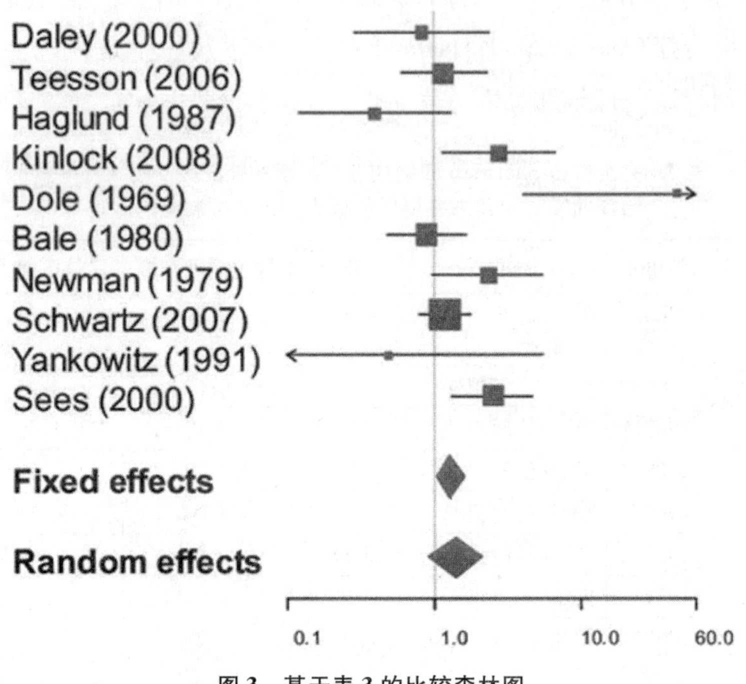

图 3 基于表 3 的比较森林图

表 4 描述的是相对于控制组，接受美沙酮维持剂量治疗的实验组，依治疗类型的不同，介入治疗对其犯罪行为的效应。研究完全符合 Sherman 四级或五级要求。

表 4 美沙酮治疗效果的效应量

控制	研究数量	平均效应大小	效应大小置信区间下限	效应大小置信区间上限	p 值
戒断[1]	3	1.41	0.86	2.31	0.17
候选名单[2]	3	2.58	0.29	22.8	0.39
住院、治疗社区、咨询[1]	3	1.22	0.82	1.82	0.31
安慰剂[1]	1	2.29	0.97	5.4	0.06

备注：效应大小是基于一个固定效应模型[1]和一个随机效应模型[2]。p 值为 z 检验结果。

图 4 是基于表 4 的比较森林图。箱子的大小表示了在各项研究中，让步比的逆方差的大小比例。

由此可知，在犯罪问题上，美沙酮维持剂量治疗未能取得显著高于其他控制治疗的效果。与此同时，纵观所有检测的控制情况，美沙酮维持剂量治疗的效果虽然不显著，但却是积极的。

表 5 显示了使用了美沙酮的前（中）后测研究的结果。其中一项研究使用了口

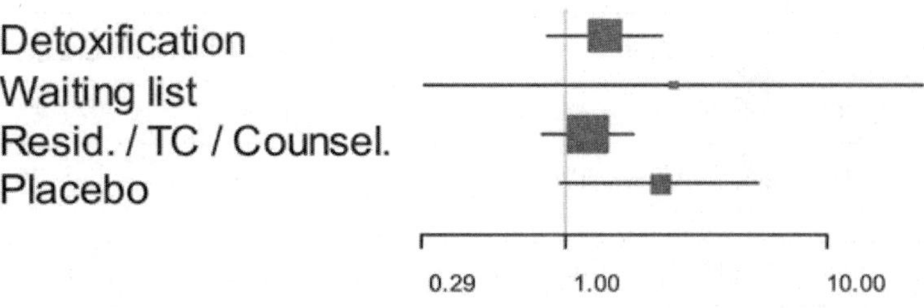

图 4　基于表 4 的比较森林图

服与静脉注射美沙酮的随机控制实验，而由于其目的是比较不同物质而非计量或者使用方法，只有一个口服美沙酮组提供了前后测结果。效应大小（以对数让步比表示）是通过比较治疗前犯罪水平和治疗期间个人平均犯罪水平而获得的。这就解释了为何会获得非常大的让步比的情况，并且我们所获得的最大效应的研究只有 24 个参与者。

表 5　美沙酮维持剂量治疗的前后测研究

第一作者	年份	结果	让步比	置信区间下限	置信区间上限	p 值
Rothbard	1999	逮捕/任何犯罪	0.74	0.62	0.89	0.0017
Déglon	1994	服刑期间/任何犯罪	11.17	4.05	30.80	<0.0001
Cushman	1974	逮捕/财产犯罪	8.18	3.36	19.92	<0.0001
Dole	1968	定罪/任何犯罪	170.44	118.67	244.82	<0.0001
Bali	1988	犯罪/任何犯罪	26.68	18.72	38	<0.0001
Schut	1975	逮捕/暴力犯罪	14.79	4.81	45.43	<0.0001
Grella[1]	1995	犯罪/盗窃	0.69	0.32	1.49	0.34
Grella[2]	1995	犯罪/盗窃	1.69	0.98	2.92	0.06
Grella[3]	1995	犯罪/盗窃	0.85	0.38	1.87	0.68
Cushman	1976	逮捕/任何犯罪	8.63	5.72	13.01	<0.0001
Newman	1973	逮捕/任何犯罪	6.14	3.94	9.57	<0.0001
Langrod	1973	逮捕/任何犯罪	26.8	17.72	40.64	<0.0001
Keen	2000	定罪且警告/任何犯罪	1.67	0.86	3.27	0.13
Keen	2003	犯罪/财产犯罪	18.25	5.41	61.64	<0.0001
Walger	1989	服刑/任何犯罪	1081	33.34	35041	<0.0001

续表

第一作者	年份	结果	让步比	置信区间下限	置信区间上限	p 值
Strang	2000	服刑/财产犯罪	1. 57	0. 31	7. 85	0. 55
Simpson	1997	犯罪或服刑/任何犯罪	5. 02	2. 81	8. 96	<0. 0001
Sheerin	2004	犯罪/任何犯罪	148. 50	18. 56	1188	<0. 0001
Perreault	2007	非法所得	2. 53	1. 02	6. 27	0. 04
Kott	2001	逮捕/任何犯罪	4. 44	1. 58	12. 48	0. 0047
Bates	1996	定罪/任何犯罪	2. 56	0. 91	7. 17	0. 07
Fixed effects			4. 37	3. 94	4. 86	<0. 0001
Random effects			6. 92	3. 04	15. 77	<0. 0001

备注：[1]表示白人的结果；[2]表示非裔美国人的结果；[3]表示拉丁女性的结果。

图 5 是基于表 5 的比较森林图。箱子的大小表示了总体测量中特定该研究的权重比例。其周围的线的大小表示 Walger(1989)和 Sheerin(2004)研究的置信区间(含箭头)。

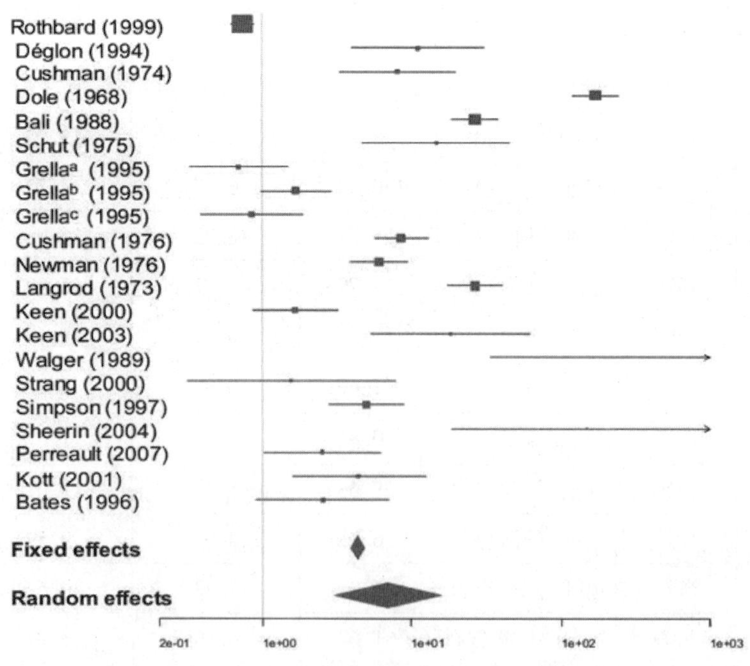

图 5　基于表 5 的比较森林图

结果表明，假设中的同质性也是不成立的。相对于基准线，美沙酮维持剂量治疗表现出有益效果。但是这个结果依旧不能否定上文中,在降低犯罪方面美沙酮相较于其他物质未能表现出显著效果的结果。事实上,前后测研究中仅仅在治疗期间犯罪减少了,无论是比较其他治疗还是治疗前与治疗后一段期间,都没有降低犯罪。

那两项总体研究中,由于没有宏观单位的比较,所以只能获得一般结果。由 Niveau et al.(2002)主导的第一项研究报告了日内瓦警方提供固定犯罪数字与 MMT 成瘾人数呈显著正相关(r 值为 0.71,置信区间为[0.73;0.68])。然而,Aebi(2001)观察指出在这类趋势分析的过程中,需考虑毒品需要的总数的影响。如果考虑到上述问题,那么 MMT 的效果的显著性 r 值则为-0.19,置信区间为[-0.14;-0.24]。第二个总体研究(Maddux & Desmond,1979)得出的是负相关,其 r 值为-0.93,置信区间为[-1.03,-0.84]。

4.5 纳曲酮治疗的效果

表 6 展示了当纳曲酮不作为代替治疗物(而不是抑制药物)时的效应。发现了两个 RCTs,一个比较了纳曲酮和咨询治疗(Cornish et al.,1997),另一个比较了纳曲酮和行为治疗(De Jong et al.,2007)。研究的描述及元分析见表 A4。

表 6 纳曲酮对犯罪行为的效果

第一作者	年份	结果	让步比	置信区间下限	置信区间上限	p 值
Cornish	1997	服刑/任何犯罪(+违反缓刑规定)	3.61	1.06	12.35	0.04
Rawson	1979	服刑/任何犯罪	2.67	0.59	12.09	0.20
Fixed effects			3.21	1.24	8.31	0.02
Random effects			3.21	1.24	8.31	0.02
De Jong	2007	欧洲 ASI 司法/警察	2.51	1.82	3.47	<0.0001

图 6 是基于表 6 的比较森林图。箱子的大小表示了总体测量中特定该研究的权重比例。

假设中的同质性也是不成立的。在考虑到心理干预的情况下,纳曲酮对于犯罪行为是有显著的有益效果的。

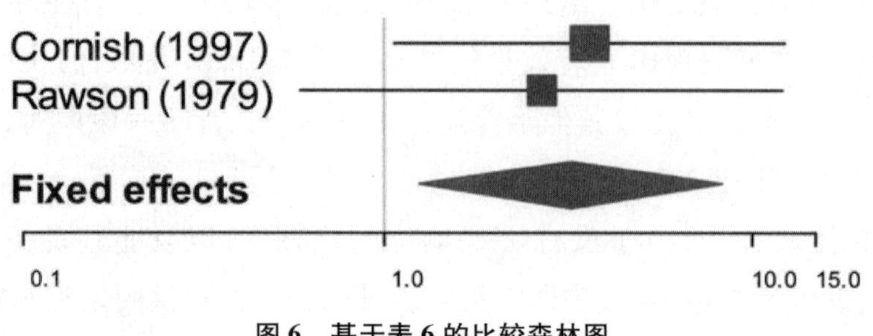

图6 基于表6的比较森林图

4.6 其他替代物治疗的效果

最后,有两个RCTs使用了其他的替换治疗:一个为左旋α乙酰美沙酮(Levo-alpha-acetyl methadone/LAAM)与MMT的比较(Eissenberg et al.,1997),另一个为MMT与双氢可待因的比较(Robertson et al.,2006)。在第一个研究中,LAAM效果更好,效应大小为1.93,置信区间为[0.16,22.31],但是效果不显著。但是由于该种替代药物具有严重的副作用(扭转型室心动过速/torsade de pointes),致使其不能在欧洲使用。第二个研究的效应大小是0.96,置信区间为[0.39,2.37],但是也不显著。

5.讨 论

在考克兰系统评价数据库(Cochrane database of systematic reviews)中,有两项关于替代药物项目的系统综述,分别由Ferri等(2006)和Mattick等(2006)组织。尽管这些综述未能将青少年犯罪作为一项结果测量,这些结果与现今的报告也具有一定相关性。在Ferri等(2006)的研究中包含了四个比较美沙酮维持剂量治疗和海洛因维持剂量治疗的实验。一项研究显示,使用海洛因维持剂量治疗时,被控告的风险降低了,这个结果与我们所获得的结果一致。此外,另两项研究对犯罪和社会机制进行了多领域测量,得出有海洛因辅助的美沙酮维持剂量治疗比单独的美沙酮治疗效果要好。这一结果也与我们获得的一致,即海洛因维持剂量治疗在减少犯罪方面比其他维持剂量治疗要强。

在Mattick等(2006)的研究中,有三项研究比较了美沙酮维持剂量治疗与类鸦片替代治疗对犯罪行为的影响。结果与本文的结果基本一致:首先,美沙酮维持剂量治疗比其他替代治疗能够更好地减少犯罪行为;其次,这种效果不显著。

6. 结　论

海洛因维持剂量治疗在降低犯罪方面比美沙酮维持剂量治疗更显著。美沙酮维持剂量治疗本身对犯罪行为没有显著效果，甚至在关于两个戒断治疗和一个治疗社区项目时，其效果变为负值。尽管美沙酮维持剂量治疗并非完美（在降低犯罪方面），它仍然比戒断治疗、治疗社区、咨询住院治疗、安慰剂治疗和候选名单控制治疗更有前景。犯罪的下降并不显著，但是比较前测水平而言，美沙酮维持剂量治疗能够大大（且显著）降低犯罪行为。

尽管丁丙诺啡的效果非常积极，但是比较美沙酮或者安慰剂而言，其并不能显著地降低犯罪行为。

最后，本文也对不同的治疗进行了评估，比较行为治疗或者咨询而言，纳曲酮能够更显著地降低犯罪。

综上，降低吸毒成瘾者犯罪不仅是其自身的追求，也应该是多领域追求的目标之一。该综述没有涉及替代治疗的其他功能目标，譬如辅助戒毒和改善健康状况。

7. 综述更新计划

该综述为涵盖各语种的相关最新研究，计划每五年更新一次。主要作者主持更新事宜。

8. 致　谢

诚挚感谢瑞士联邦卫生办公室（Swiss Federal Office of Public Health/SFOP）、康拜尔合作组织（Campbell Collaboration）和 SFI 康拜尔（SFI Campbell）对该项研究的大力支持。

9.概括研究描述表格

表 A1 对包含海洛因治疗组及元分析研究的概括描述

第一作者	年份	结果	测量方法	$n_{实验组}$	$n_{控制组}$	结果(实验组)	结果(控制组)	期间	实验组处理	控制组处理
Dijkgraaf	2005	逮捕或者财产犯罪[1]	自我报告	193[2]	237[2]	37(134)	65(207)	12个月	美沙酮+海洛因	美沙酮
Perneger	1998	控告/任何犯罪	自我报告	27	24[3]	20/5[4]	7/12[4]	196天	海洛因	标准化(大量美沙酮)
Hartnoll	1980	逮捕或者任何犯罪	自我报告(尽可能对照官方记录)	42	46	52%	72%	12个月	海洛因	美沙酮
March	2006	犯罪或者任何犯罪	参与犯罪行为天数;自我报告	31(27)	31(23)	12(13.7)[5]	3.8(7.6)[5]	9个月	美沙酮+海洛因	美沙酮
Löbmann	2008	控告/盗窃	官方数据	419	406	12.4%/9.5%[2]	13.3%/12.4%[6]	12个月	海洛因	美沙酮

1:100位参与者平均数(标准差)。
2:主要数字;135名(70%,实验组)和204名(86%,控制组)患者接受了12个月的治疗。
3:在控制组中,只应用了12个可获得的参与者数据。
4:在实验前的6个月或者实验后的196天(平均数)。
5:犯罪平均期间的降低。
6:治疗开始前1个月或者治疗后12个月。

表 A2　对包含丁丙诺啡治疗组及元分析研究的概括描述

第一作者	年份	结果	测量方法	$n_{实验组}$	$n_{控制组}$	结果（实验组）	结果（控制组）	期间	实验组处理	控制组处理
Harris	2005	犯罪损失/任何犯罪	自我报告（损失特征）	73	66	6265（2028）	13223（10209）	12 个月	丁丙诺啡	美沙酮
Krook	2002	犯罪/任何犯罪	自我报告	51	48	96.1%[1]	99%[1]	3 个月	丁丙诺啡	安慰剂
Magura	2008	逮捕/任何犯罪	自我报告	43	38	0.69（0.95）[2]	0.71（0.77）[2]	释放后3 个月	丁丙诺啡	美沙酮

1:研究中提供的“非犯罪行为”的数量(3.9%和1.0%)。

2:逮捕平均数(标准差)。

表 A3　对包含美沙酮治疗组及元分析研究的概括描述

第一作者	年份	结果	测量方法	$n_{实验组}$	$n_{控制组}$	结果（实验组）	结果（控制组）	期间	实验组处理	控制组处理
Daley	2000	犯罪损失/任何犯罪	自我报告（损失评估）	54	183	1584.99（15321.54[1]）	—	202 天	美沙酮	戒毒
Teesson	2006	犯罪/任何犯罪	自我报告	227	141	45%/19%	61%/27%	12 个月	美沙酮	住院矫治
Haglund	1978	逮捕/任何犯罪	官方警察数据证实的自我报告	130	62	39.2%/20.8%	35.5%	24 个月	美沙酮	戒毒
Kinlock	2008	服刑/任何犯罪	自我报告	68	63	13%	29%	6 个月	咨询+美沙酮	咨询
Dole	1969	服刑/任何犯罪	官方资源	12	16	25%	93.8%	7—10 个月	美沙酮	候选名单
Bale	1980	逮捕/任何犯罪	自我报告	59	150	49.2%	46%	12 个月	美沙酮	治疗社区
Newman	1979	犯罪/任何犯罪	未知来源	50	50	1.4[2]	3.2[2]	36 个月	美沙酮	安慰剂
Schwartz	2007	非法收入/任何犯罪	自我报告	199	120	416[3]	336[3]	2—10 个月	美沙酮	候选名单
Yankowitz	1991	服刑/任何犯罪	研究未得知	149	152	1.4%	0.7%	16 个月	美沙酮	候选名单
Sees	2000	ASI 法律/任何犯罪	自我报告	77	52	0.05（0.13）[4]	0.13（0.193）[4]	12 个月	美沙酮	戒毒

1：回归系数。
2：每月登记的每 100 人的定罪率。
3：非法收入的前后测差别。
4：平均数（标准差）。

表 A4　对包含纳曲酮治疗组及元分析研究的概括描述

第一作者	年份	结果	测量方法	$n_{实验组}$	$n_{控制组}$	结果(实验组)	结果(控制组)	期间	实验组处理	控制组处理
Cornish	1997	服刑/任何犯罪(+违反缓刑规定)	回到监狱(官方来源)	34	17	26%	56%	6个月	咨询和纳曲酮	咨询
Rawson	1979	服刑/任何犯罪	官方来源	20	15	20%	40%	12个月	行为治疗和纳曲酮	行为治疗

10. 参考文献

Amato, L., Davoli, M., C, A.P., Ferri, M., Faggiano, F., & R, M. (2005). An overview of systematic reviews of the effectiveness of opiate maintenance therapies: available evidence to inform clinical practice and research. *Journal of Substance Abuse Treatment*, 28 (4), 321-329.

Farrell, M., Ward, J., Mattick, R., Hall, W., Stimson, G. V., des Jarlais, D., et al. (1994). *Methadone maintenance treatment in opiate dependence: a review.* [see comment]. BMJ, 309(6960), 997-1001.

Ferri, M., Davoli, M., & Perucci, C.A. (2005). Heroin maintenance for chronic heroin dependents (Review). *Cochrane Database of Systematic Reviews*, 1-16.

Hall, W. (1998). Methadone maintenance treatment as a crime control measure. *Crime and justice Bulletin* (29), 1-12.

Holloway, K., Bennett, T. & Farrington, D. (2005). *The effectiveness of criminal justice and treatment programmes in reducing drug related crime: a systematic review.* UK: Research Development and Statistics Directorate, Home Office.

Killias, M. (2002). Grundriss der Kriminologie-Eine europäische Perspektive. Berne: Stämpfli.

Killias, M., & Ribeaud, D. (1999). Drug use and crime among juve niles: An international perspective. *Studies on crime and crime prevention*, 8(2), 189-209.

Kosten, T. R., Schottenfeld, R., Ziedonis, D., & Falcioni, J. (1993). Buprenorphine versus methadone maintenance for opioid dependence. *Journal of Nervous and Mental Disease*, 181(6), 358-364.

Lipsey, M.W., & Landenberger, N. A. (2006). Cognitive-Behavioral Programs for juvenile and adult offenders: A meta-analysis of controlled intervention studies. From http://db.c2admin.org/doc-pdf/CBT_Meta_Protocol_revised.pdf; last consulted: 3.10.2008.

Lipsey, M. W., & Wilson, D. B. (2001). *Practical meta-analysis.* Thousand Oaks, CA Sage.

Luty, J. (2003). *What works in drug addiction?* Advances in Psychiatric Treatment, 9,

280–288.

Mattick RP., Breen, C., Kimber, J., & Davoli, M. (2006). Methadone maintenance therapy versus no opioid replacement therapy for opioid dependence (Cochrane Review). *In The Cochrane Database of Systematic Reviews*, 3, 1–19. UK: John Wiley & Sons, Ltd.

Prendergast, M., Podus, D., Chang, E. & Urada, D. (2002). The effectiveness of drug abuse treatment: a meta-analysis of comparison group studies. *Drug and Alcohol Dependence*, 67(1), 53–72.

Sherman, L.W., Gottfredson, D., Mac kenzie, D., Eck, J., Reuter, P., & Bushway, S. (1997). *What works, what doesn't, what's promising?* A report to the United States Congress: University of Maryland: Department of Criminology and Criminal Justice.

Wilson, D.B., Mitchell, O., & Mackenzie, D.L. (2007). Effects of drug courts on criminal offending and drug use: A Campbell Collaboration Systematic Review Protocol. From http://db.c2admin.org/doc-pdf/dcprotocol_v4.pdf; last consulted: 2.10.2008.

11. 被选入该回顾的文献

Aebi, M.F. (2001). *La relation entre cures de substitution à la méthadone et prévention de la délinquance: une réponse critique à Niveau et Laureau.* Déviance et Société, 25, 187–203.

Bale, R. N., Van Stone, W. W., Kuldau, J. M., Engelsing, T. M., Elashoff, R. M., & Zarcone, V. P. J. (1980). Therapeutic communities vs methadone maintenance: A prospective controlled study of narcotic addiction treatment: Design and one-year follow-up. *Archives of General Psychiatry*, 37(2), 179–193.

Bali, J., Corty, E., Bond, H., Myers, C., & Tommasello, A. (1988). The reduction of intravenous heroin use, non-opiate abuse and crime during methadone maintenance treatment: further findings. *NIDA Research Monograph*, 81, 224–230.

Bates, M., & Pemberton, D.A. (1996). The effect of methadone prescribing in a clinic setting on the criminal activity of drug users. *Scottish Medical Journal*, 41(6), 173–175.

Cornish, J. W., Metzger, D., Woody, G. E., Wilson, D., McLellan, A. T., Vandergrift, B., et al. (1997). Naltrexone pharmacotherapy for opioid dependent federal probationers.

Journal of Substance Abuse Treatment, 14(6), 529–534.

Cushman, P. (1974). Narcotic addiction and crime. *RI Medical Journal*, 57(5), 197–204 passim.

Cushman, P., Trussell, R., Gollance, H., Newman, R., & Bihari, B. (1976). Methadone maintenance treatment of narcotic addiction: a unit of medical care based on over 50,000 patient treatment years. *American Journal of Drug & Alcohol Abuse*, 3(2), 221–233.

Daley, M., Argeriou, M., McCarty, D., Callahan Jr[a], Shepard, D.S. & Williams, C.N. (2000). The costs of crime and the benefits of substance abuse treatment for pregnant women. *Journal of Substance Abuse Treatment*, 19(4), 445–458.

De Jong, C. A., Roozen, H. G., van Rossum, L. G., Krabbe, P. F., & Kerkhof, A. J. (2007). High abstinence rates in heroin addicts by a new comprehensive treatment approach. *American Journal on Addictions*, 16(2), 124–130.

Déglon, J.J. (1994). *How do the substitution programs he lp in social integration of drug addicts?*. Annales de Medecine Interne, 145 Suppl 3, 100–101.

Dijkgraaf, M., van der Zanden, B., Borgie, C., Blanken, P., van Ree, J. & van den Brink, W. (2005). Cost utility analysis of co-prescribed heroin compared with methadone maintenance treatment in heroin addicts in two randomized trials. *British Medical Journal*, 330(7503), 1–6.

Dole, V. P., Nyswander, M. E., & Warner, A. (1968). *Successful treatment of 750 criminal addicts.* JAMA, 206(12), 2708–2711.

Dole, V. P., Robinson, J. W., Orraca, J., Towns, E., Searcy, P., & Caine, E. (1969). Methadone treatment of randomly selected criminal addicts. *New England Journal of Medicine*, 280(25), 1372–1375.

Eissenberg, T., Bigelow, G.E., Strain, E.C., Walsh, S.L., Brooner, R.K., Stitzer, M.L., et al. (1997). *Dose-related efficacy of levomethadyl acetate for treatment of opioid dependence.* A randomized clinical trial. JAMA, 277(24), 1945–1951.

Grella, C.E., Annon, J.J., & Anglin, M.D. (1995). Ethnic differences in HIV risk behaviors, self-perceptions, and treatment outcomes among women in methadone maintenance treatment. *Journal of Psychoactive Drugs*, 27(4), 421–433.

Haglund, R.M., & Froland, C. (1978). Relationship between addict crime and drug treatment: two cohorts e xamined. *American Journal of Drug & Alcohol Abuse*, 5(4),

455-462.

Harris, A. H., Gospodarevskaya, E., & Ritter, A. J. (2005). A randomised trial of the cost effectiveness of buprenorphine as an alternative to methadone maintenance treatment for heroin dep endence in a primary care setting. *Pharmacoeconomics*, 23(1), 77-91.

Hartnoll, R. L., Mitcheson, M. C., Battersby, A., Brown, G., Ellis, M., Fleming, P., et al. (1980). Evaluation of heroin maintenance in controlled trial. *Archives of General Psychiatry*, 37(8), 877-884.

Kakko, J., Svanborg, K. D., Kreek, M. J., & Heilig, M. (2003). 1-year retention and social function after buprenorphine -assisted relapse prevention treatment for heroin dependence in Sweden: a randomised, placebo-controlled trial. Lancet, 361(9358), 662-668.

Keen, J., Oliver, P., Rowse, G., & Mathers, N. (2003). Does methadone maintenance treatment based on the new national guidelines work in a primary care setting? [see comment]. *British Journal of General Practice*, 53(491), 461-467.

Keen, J., Rowse, G., Mathers, N., Campbell, M., & Seivewright, N. (2000). Can methadone maintenance for heroin- dependent patients retained in general practice reduce criminal conviction rates and time spent in prison? *British Journal of General Practice*, 50 (450), 48-49.

Killias, M., Aebi, M. F., Ribeaud, D. & Rabasa, J. (1999). Rapport final sur les effets de la prescription de stupéfiants sur la délinquance des toxicomanes. 2ème édition élargie. Université de Lausanne.

Kinlock, T., Gordon, M., Schwartz, R. & O'Grady, K. (2008). A Study of Methadone Maintenance for Male Prisoners: 3-Month Postrelease Outcomes. *Criminal Justice and Behavior*, 35(1), 34-47.

Kott, A., Habel, E., & Nottingham, W. (2001). Analysis of behavioral patterns in five cohorts of patients retained in methadone maintenance programs. *Mount Sinai Journal of Medicine*, 68(1), 46-54.

Krook, A. L., Brors, O., Dahlberg, J., Grouff, K., Magnus, P., Roysamb, E., et al. (2002). A placebo -controlled study of high dose buprenorphine in opiate dependent s waiting for medication -assisted rehabilitation in Oslo, Norway. *Addiction*, 97(5), 533-542.

Langrod, J., Warner, A., Bitz, K., & Jarvis, N. (1973). Rehabilitation of lower and middle class heroin addicts: a comparison of patients in public and private methadone maintenance treatment. Proceedings- National Conference on Methadone Treatment, 1, 728-732.

Löbmann, R., Köllisch, T., & Kreuzer, A. (2008). Das bundesdeutsche Modellprojekt zur heroingestützten Behandlung Opiatabhängiger Band 2- Der Einfluss de r Diamorphinbehandlung auf Kriminalität und Delinquenz Opiatabhängiger. Baden -Baden: Nomos.

Maddux, J.F., & Desmond, D.P. (1979). Crime and treatment of heroin users. *International Journal of the Addictions*, 14(7), 891-904.

Magura, S., Lee, J. D., Hershberger, J., Joseph, H., Marsch, L., Shropshire, C., et al. (2008). Buprenorphine and Methadone Maintenance in Jail and Post -Release: A Randomized Clinical Trial. Drug & Alcohol Dependence, In press.

March, J. C., Oviedo -Joekes, E., Perea-Milla, E., Carrasco, F., & team, P. (2006). Controlled trial of prescribed heroin in the treatment of opioid addiction. *Journal of Substance Abuse Treatment*, 31(2), 203-211.

Newman, R., & Whitehill, W. (1979). *Double-blind comparison of methadone and placebo maintenance treatments of narcotic addicts in Hong Kong*. The Lancet, 314(8141), 485-488.

Newman, R.G., Bashkow, S., & Cates, M. (1973). Arrest histories before and after admission to a methadone maintenance treatment program. Proceedings- National Conference on Methadone Treatment, 1, 109-115.

Niveau, G., Rougemont, A. L., La Harpe, R. (2002). Methadone maintenance treatment, criminality and overdose -related deaths. An ecological study, 1983-1999. *European Journal of Public Health*, 12(3), 224-227.

Perneger, T., Giner, F., Del Rio, M. & Mino, A. (1998). Randomised trial of heroin maintenance programme for addicts who fail in conventional drug treatments. *British Medical Journal*, 317(7150), 13-18.

Perreault, M., Heroux, M. C., White, N. D., Lauzon, P., Mercier, C., & Rousseau, M. (2007). [Treatment retention and evolution of clientele in a low threshold methadone substitution treatment program in Montreal]. *Canadian Journal of Public Health Revue Canadienne de Sante Publique*, 98(1), 33-36.

Rawson, R.A., Glazer, M., Callahan, E.J., Liberman, R.P. (1979). Naltrexone and behaviour therapy for heroin addiction.. NIDA Research Monograph Series, 25, 26-43.

Robertson, J.R., Raab, G.M., Bruce, M., McKenzie, J.S., Storkey, H.R., & Salter, A. (2006). Addressing the effi cacy of dihydrocodeine versus methadone as an alternative maintenance treatment for opiate dependence: A randomized controlled trial. [see comment]. Addiction, 101(12), 1752–1759.

Rothbard, A., Alterman, A., Rutherford, M., Liu, F., Zelinski, S., & McKay, J.(1999). Revisiting the effectiveness of methadone treatment on crime reductions in the 1990s. *Journal of Substance Abuse Treatment*, 16(4), 329–335.

Schut, J., Steer, R. A., & Gonzalez, F. I. (1975). Types of arrests recorded for methadone maintenance patients before, during, and after treatment. *British Journal of Addiction to Alcohol & Other Drugs*, 70(1), 89–93.

Schwartz, R.P., Jaffe, J.H., Highfield, D.A., Callaman, J.M., & O'Grady, K.E.(2007). A randomized controlled trial of interim methadone maintenance: 10-Month follow-up. *Drug & Alcohol Dependence*, 86(1), 30–36.

Sees, K. L., Delucchi, K. L., Masson, C., Rosen, A., Clark, H. W., Robillard, H., Banys, P., & Hall, S.M.(2000). Methadone Maintenance vs 180 -Day Psychosocially Enriched Detoxifi cation for Treatment of Opioid Dependence: A Randomized Controlled Trial. JAMA, 283(10), 1303–1310.

Sheerin, I., Green, T., Sellman, D., Adamson, S., & Deering, D.(2004). Reduction in crime by drug users on a methadone maintenance therapy programme in New Zealand. *New Zealand Medical Journal*, 117(1190), U795.

Simpson, D. D., Joe, G. W., & Rowan-Szal, G. A. (1997). Drug abuse treatment retention and process effects on follow -up outcomes. *Drug & Alcohol Dependence*, 47(3), 227–235.

Strang, J., Marsden, J., Cummins, M., Farrell, M., Finch, E., Gossop, M., Stewart, D., & Welch, S.(2000). Randomized trial of supervised injectable versus oral methadone maintenance: report of feasibility and 6-month outcome. *Addiction*, 95(11), 1631–1645.

Teesson, M., Ross, J., Darke, S., Lynskey, M., Ali, R., Ritter, A.& Cooke, R.(2006). One year outcomes for heroin dependence: Findings from the Australian Treatment Outcome Study(ATOS). *Drug and Alcohol Dependence*, 83(2), 174–180.

Walger, P., Baumgart, P., Wilke, G., Kupfer, U., von Eiff, M., & Dorst, K.G.(1989). Medizinische un psychosoziale Effekte der Methadon-Substitution HIV-infizierter

Drogenabhängiger. *Psychotherapie*, *Psychosomatik*, *Medizinische Psychologie*, 39 (11), 381–389.

Yancovitz, S., Des Jarlais, D., Peskoe P eyser, N., Drew, E., Friedman, P., Trigg, H., & Robinson, J. (1991). A randomised trial of an interim methadone maintenance clinic. *American Journal of Public Health*, 81, 1185–1191.

针对药物滥用的动机式晤谈

Motivational Interviewing for Substance Abuse

作者:Geir Smedslund,Rigmor C.Berg,Karianne T.Hammerstrøm,
Asbjørn Steiro,Kari A.Leiknes,Helene M.Dahl,Kjetil Karlsen

译者:吕睿彬　核定:张金武

内容概要

背景

全球有 7630 万酒精滥用者和 1530 万药物滥用者。动机式晤谈(Motivational interviewing)是一种以案主为中心,半指导式的方式,用以探索与消除案主心理矛盾,来增强其内在想改变的动机。这样的介入方式被普遍使用,因此探讨其是否有帮助,有伤害,或是无效用是很重要的。

目的

评估给药物滥用者的动机式晤谈对药物使用、治疗持续性、改变的意愿,以及再犯次数的功效。

搜索策略

我们搜寻18个电子资料库,5个网站,4个邮递清单,以及包含的研究与回顾的索引目录。搜寻实证医学资料库(Cochrane Library),国立医学图书(Medline),生物医学索引摘要资料库(Embase),心理学信息(PsychINFO)的日期是2010年11月30日。

资料收集与分析

三位作者独立地评估包含的研究,两位作者萃取资料。研究结果被分类为:(1)动机式晤谈对比无治疗的对照组;(2)动机式晤谈对比有治疗的对照组;(3)动机式晤谈对比评估与回馈;(4)动机式晤谈对比其他积极性的治疗。每一个分类中,我们对干预后,以及短、中、长期追踪分别计算元分析。

主要结果

我们包含59份研究,共13342位参与者。

作者的结论

相对于没有治疗,动机式晤谈可以减少药物滥用。实证证据大多品质低落,所以进一步的研究很可能会大大地影响我们对其效用的估算值的信心,也很可能会改变估算值。

简要总结

动机式晤谈是一种短期性的心理治疗,可以帮助人们减少药物和酒精使用。全球超过7600万人有酒精相关的问题,另外1500万人有药物相关的问题。动机式晤谈是一种帮助人们减少药物和酒精使用的短期性心理治疗。药物滥用者和辅导员通常会谈一到四次,每次大约一个小时。辅导员展现他们明了个案对其问题的感受,并提供个案作决定时的支持。辅导员并不试图说服个案改变任何事,只与个案讨论改变与维持现状的可能后果。最后,他们讨论个案的目标以及相对之下现今的情况。我们搜寻包含那些处理有酒精和药物问题的人的相关研究,那些人同时有机会接受动机式晤谈或在实验控制组(没有任何治疗或其他方式的治疗)。我们只包含那些有比对治疗师的录音或录影的研究,以确保所给予的的确是动机式晤谈。本回顾的结果是基于59份研究。结果发现,比起没有接受治疗的人,接受动机式晤谈的人减少药物使用。然而,那些接受其他积极性治疗,一般治疗,或被评估与回馈者,和接受动机式晤谈一样有效。动机式晤谈对治疗持续性,改变的意愿,以及再犯次数的功效因资料不足而无法下结论。研究的水平促使我们对所下的结论小心翼翼,因为新的研究可能会改变结论。

1. 背　景

1.1 情境描述

根据世界卫生组织(WHO,2009),全球有 7630 万酒精滥用者和 1530 万药物滥用者,136 个国家报告注射式毒品使用。

药物滥用意指放纵并依赖某种药物或物质,进而导致对个人身体和心智健康或他人健全的不利影响。这样混乱状况的特征在于一个持续及病态的药物使用模式,进而导致和药物使用关联的负面社会后果,像是无法履行工作,家庭和学校的责任,人际间的冲突,法律上的麻烦。药物滥用(abuse)和药物依赖(dependence)之间的确切区分是个持续的争论。我们遵照美国精神病学学会(American Psychiatric Association)的定义将两者区分,药物依赖是指个体不管药物带来的相关问题,而持续使用药物的一成串的认知上、行为上和生理上的症状。有一个重复的自我监管模式,可能导致耐药性,戒断症状和强迫性药物取用行为。药物滥用是透过重复出现而且显著的不良用药后果之适应不良模式的药物使用。要达到药物滥用的标准,药物相关的问题要反复出现 12 个月。

药物滥用可能导致上瘾或药物依赖。医学上、生理上的依赖须由耐药性导致戒断症状。药物滥用和药物依赖两者与上瘾不同,因后者包含不顾负面后果而持续用药的强迫症状,不管有无对化学成分的依赖。药物依赖几乎意味着药物滥用,但是药物滥用常常发生在没有药物依赖的状况,尤其是一个刚开始滥用某种药物的时候。药物错用(misuse)与药物滥用(abuse)也有区别。药物错用是指病人不正确地用药,病人可能有异于处方的使用目的,或用于非计划的用途。本回顾关注点是药物滥用、药物依赖和上瘾,而非药物错用。

1.2 干预描述

动机式晤谈起始于 Miller(Miller,1983),并被 Miller 和 Rollnick 发展。动机式晤谈是一种以案主为中心,半指导式的方式,用以探索与消除案主心理矛盾,来增强其内在想改变的动机。动机式晤谈糅合 Carl Rogers 的关系建立原则以及较多的积极性认知行为策略。这样的介入有四个原则。动机式晤谈的一个变异称作动机增强疗法(Motivational Enhancement Therapy, MET)。动机增强疗法原本是Project MATCH的一部分(Project MATCH, 1997)。Project MATCH是一个大规模多据点的实验,用来比较动机式晤谈与认知行为疗法(Cognitive Behavioral Theory, CBT)和十二步骤辅助疗法。动机式晤谈辅导并不需要如护士、心理师般的专业训练。因此,动机式晤谈可以融入健康照护人员与监狱员工运作的项目中。关于从业人员的教育和能力有巨细靡遗的规范,并有品质管制以确保动机式晤谈如预期般的使用。一个评估治疗正确性的测量工具称作动机式晤谈正确性(Motivational Interviewing Treatment Integrity, MITI)量表(Moyers, 2005)。对不同动机式晤谈正确性的描述,我们建议Madson和Campbell的回顾(Madson, 2006)。动机式晤谈对酒精依赖,终止吸烟,药物成瘾,艾滋病相关的风险行为,治疗坚持度,饮食控制与运动和饮食失调是个有效的方法(Carey, 2007; Burke, 2004; Hettema, 2005; Rubak, 2005)。动机式晤谈近来被引进欧洲和北美的刑事司法系统。在研究文献中,最常被使用的动机式晤谈方式是依据个别标准化评估结果给予案主回馈或依此修改的方式。Burke(2003)认为这样的回馈方式组成对动机式晤谈的良好适应(Adaptation of Motivational Interviewing, AMI),因为这样是根据呈现的回馈内容而不是单单基于动机式晤谈而已。更广泛地说,他们也在掺杂其他非动机式晤谈技巧的干预中应用动机式晤谈的良好适应,同时保留动机式晤谈的原则作为治疗的核心,也可用于其他适合非专门人员的干预。

1.3 干预如何发挥作用

动机式晤谈是通过四个主要原则来运作的:(1)表达同理心(express empathy),(2)支持自我效能(support self-efficacy),(3)展动抵制(roll with resistance),(4)发展差异(develop discrepancy)。就如同在动机式晤谈的官方网页上所示(http://motivationalinterview.org/clinical/principles.html),表达同理心包括从个案的角度来看世界。支持自我效能意指案主可以对其选择和执行改变动作负责任。展动抵制意指辅导员不对抗案主的抗拒改变,反而“与其一同展动”。这论述展现案主的抗拒改变并不会被挑战。取而代之的是辅导员用案主的动能去更加扩展其视野。发展差异意指改变的动机肇始于当人们感受到他们的现状与他们想要达到的状况的差异。动机式晤谈辅导员通过帮助个案检验他们的现在行为与将来目标的差距来发展。当个案感受到其现在行为将不会被引领到一些重要的未来目标,他们会变得比较有动机去改变。Apodaca和Longabaugh(Apodaca, 2009)做了个探讨动机式晤谈中可能造成改变的机制的文献搜寻。最一致的证据是发现三个建构:案主改变的讨论/意图(与较好的结果相关);案主经验到差异(与较好的结果相关);治疗师与动机式晤谈不一致的行为(与较糟的结果相关)。

1.4 本回顾的重要性

此干预广为应用,因此发觉其是否有帮助、有害或无效是重要的。几个回顾和元分析已经发表过(Andreasson,2003;Burke,2003;Burke,2004;Carey,2007;De Wildt,2002;Dunn,2001;Emmelkamp,2006;Grenard,2006;Hettema,2005;Larimer,2007;Lundahl,2010;Nahom,2005;Rubak,2005;Vasilaki,2006),但是他们都和我们的观点有所不同。一些探讨过动机式晤谈有别于药物滥用者或酒精滥用者其他族群的效能。其他回顾包含了随机分配以外的研究设计。本回顾的主要强项是用一个完全的、系统性的全括式搜寻,而且只有包含随机分配的研究设计。我们也会评估包含的研究之偏差风险与评比主要结果的证据。

2. 目　的

以药物使用、治疗持续性、改变的意愿来评估动机式晤谈在药物滥用的情况下为主要或辅助干预的效能。

3. 研究方法

3.1 列入本系统回顾的条件

3.1.1 研究的种类

我们包含那些分析单位(人、治疗师、机构)以随机或半随机方式分配到动机式晤谈或其他状况的研究。包含的研究必须是发表晚于 1983 年——动机式晤谈肇始之年。我们不限研究的长度。我们排除从急诊室招募参与者并在急诊室提供一次动机式晤谈的研究。

3.1.2 参与者的种类

参与的人被定义为有药物滥用、药物依赖或药物成瘾者,而非药物误用者。参与者的年龄与其他特征并没有限制。药物这词意指可滥用的药物、医事用药、毒素或酒精,而尼古丁除外。排除尼古丁的原因是因为已经有实证医学资料库(Cochrane)回顾动机式晤谈用于终止吸烟的研究(Lai,2010)。根据国际疾病分类第十版(ICD—10)(WHO,1993),我们包含以编码F10到F19,排除F15(咖啡因)和F17(烟草)。在精神疾病诊断与统计手册第三版改版(DSM-III-R)和第四版(DSM-IV)药物相关失能(Substance-Related disorders)的章节中,等同的失能和编码也被包含。我们也包含药物滥用没有被正式诊断的研究。参与者可以是被双重诊断的个案。我们包含单单滥用药物的参与者和有精神问题的参与者,但我们分别分析这两组。

精神与行为失能肇因于—酒精(F10—303)—类鸦片剂(F11)—大麻(F12)—镇静剂或安眠药(F13)—古柯碱(F14)—其他兴奋剂(安非他命)(F15)—迷幻剂(F16)—挥发性溶剂(F18)—多重药物使用或其他心理精神药物(F19)。

3.1.3 干预的种类

首要的,干预要被标示为动机式晤谈或动机增强疗法。基本上,干预通过三种方式传达:(1)单一的治疗,(2)动机式晤谈糅合其他治疗,(3)动机式晤谈阻绝其他治疗(例如认知行为治疗)。只有一对一,面对面的干预被包括。我们排除团体干预与非人工干预(例如通过电脑或电话的干预)。因为大部分心理社会式的干预有很多不详细的成分,同时因为像"动机式干预"和"动机式面谈"这些术语并不一定是指Miller的动机式晤谈,我们只纳入那些有比对治疗的录音或录影的研究,以确保它们的确是动机式晤谈。

研究必须有比对治疗的录音或录影以确保治疗的真实性。

比较组可以是没有干预、等候组、安慰性心理治疗或其他积极性治疗。

3.1.4 结果测量的种类

药物滥用的资料可以同时是二元的(停止药物滥用的参与者人数)或连续的(过去30天内的平均用药天数)。药物滥用也可以用不同的量表或像鸦片剂治疗指数(Opiate Treatment Index,OTI)(Darke,1991;Darke,1992),时间线回顾法(Timeline Follow-Back)(Sobell ,992),逻各斯酒精问题指数(Rutgers Alcohol Problems Index,RAPI)(White,1989)般的清单。

主要结果包括:自我陈述、亲属报告、验尿或血液样本等测量方式显示参与者是否已终止药物使用,或用以上的方法测量药物滥用的减少。

结果测量通常是记录在干预完之后的后测,干预完之后6个月的短期追踪,6到12个月的中期追踪,以及12个月以上的长期追踪。确切的追踪时间长度也记录在每个研究里。

次要结果包括:治疗的持续性,如增强想改变的动机,可用改变意愿问卷(RCQ;Heather,1993)进行测量。

3.2 识别相关研究的搜寻方法

3.2.1 电子搜寻

我们搜寻以下几个电子资料库:(Medline)(1950 年到 2010 年 11 月第 3 个礼拜),(Embase)(1980 年到 2010 年 11 月第 4 个礼拜),(PsychExtra)(1908 年到 2008 年 1 月 14 日),(Cochrane Central Register of Controlled Trials)(搜寻日期:2010 年 11 月 23 日),(International Bibliography of the Social Sciences)(1951 年到 2009 年 11 月第 3 个礼拜),(Sociological Abstract)(搜寻日期:2010 年 11 月 30 日),(ISI Web of Science)(搜寻日期:2010 年 11 月 30 日),(SveMed+)(搜寻日期:2010 年 11 月 30 日),(CINCH)(搜寻日期:2010 年 11 月 30 日),(NCJRS)(搜寻日期:2010 年 11 月 30 日),(Springer Link)(搜寻日期:2010 年 10 月 2 日),(Wiley Interscience)(搜寻日期:2010 年 10 月 2 日),(Drug Scope Library)(搜寻日期:2010 年 10 月 2 日),(Electronic Library of the National Documentation Centre on Drug Use)(搜寻日期:2010 年 10 月 2 日),(Google Scholar),(Google)(搜寻日期:2010 年 2 月 2 日)。研究发表日期限定为 1983 年之后。

用于电子资料库以识别相关研究的搜寻策略,糅合 RCTs(Higgins,2009)和摘选的 MeSH 专有名词,以及和药物滥用与动机式晤谈相关的词汇。国立医学图书(MEDLINE)的搜寻策略被转译以用于其他适用的资料库。

3.2.2 我们搜寻下列网站以及邮递名册

网站

- www.motivationalinterview.org(bibliography updated November 2009)
- http://nrepp.samhsa.gov/programfulldetails.asp? PROGRAM_ID = 182(accessed June 7th,2010)
- http://www.controlled-trials.com(accessed August 24th,2010)
- http://clinicalstudyresults.org(accessed August 24th,2010)
- http://centrewatch(accessed August 24th,2010)

3.2.3 邮递名册

动机式晤谈训练员网络(Motivational Interviewing Network of Trainers)、给会员的电脑邮件分散系统和澳大利亚犯罪学电脑邮件分散系统(Australian Criminology Listserv Campbell Crime & Justice Group Steering Committee Crimnet)。

我们没有对使用的语言设限。

3.2.4 搜寻其他资源

于2010年6月搜寻获得的回顾以及主要研究的参考文献,以辨识新来源。

3.3 资料收集与分析

3.3.1 处理依附资料

当有超过一对干预组与单一对照组比较时,我们不在同一个元分析中包含这两个比较。当有数个追踪时间时,如前所述,我们将它们归类为后测、短期、中期、长期追踪。当有数个资料在一个追踪时间类别时,我们取用平均数。当同一个结果有超过一个测量时,我们使用标准化平均值。

3.3.2 研究的选择

研究的筛选有三阶层。第一阶层,两位方法学家的回顾者筛选参考书目的标题。每个回顾者给予评分"进到下一阶层"、"排除"或"无法分辨"。只有当两位回顾者都给予"排除"的评分的参考书目才排除。如果至少一位回顾者的评分为"无法分辨"或"接受",这个参考书目会进入到第二个阶层。在第二个阶层,回顾者会阅读文章的题目和摘要。这个阶层使用的是同样的筛选原则。回顾者会全文索取晋升到第三个阶层的参考书目。两位回顾者会全文阅读这些文章,并作出"接受"或"排除"的评分。如果出现分歧,并且两位回顾者无法统一意见,会由第三名回顾者决定是否包含这个研究。

3.3.3 数据提取和管理

两名回顾者会根据一个特别制定的数据提取表格(可以依索取提供)从每一个研究中提取数据。这些评语者可以在任何时间查阅有关作者、机构以及期刊的具体信息。第三阶层解决分歧的方法同样适用在这个阶段。如果原始报告缺失首要结果或者其他重要的信息,我们会试图通过邮件联系相关作者(尝试至多三次)来获取分析的相关信息。如果无法从原始研究的作者那里获得效应量相关的信息,我们会试图从发表的系统性综述或元分析中获取效应量。如果需要,我们会联系系统性综述或元分析的作者索取额外的信息。

3.3.4 对于包含的研究偏倚风险的评估

这个综述对随机控制实验(RCT)和控制的临床实验(CCT)偏倚风险的评估使用的是Cochrane手册(Higgins,2009)推荐的六个标准。这个推荐工具包含两个部分,针对六个具体方面(序列产生(sequence generation)、分配隐藏(allocation concealment)、盲点(blinding)、不完全结果数据(incomplete outcome data)、选择性报告结果(selective outcome data)和其他问题)。第一个部分描述报告的研究内容,第二个部分判断每一个条目的偏倚风险,评估的结果包括低风险、高风险或不确定。我们将手册中介绍的标准适用到成瘾的领域。

参与者和治疗提供者的盲点被作为一个项目来评估,而结果的盲点被视为一个单独的项目。我们对退出资料以外的所有结果都检测了是否存在不完全数据结果(避免退出偏倚)。中途退出治疗常是成瘾实验的首要结果变量。这个结果在研究的结束阶段和后续结果中都单独地进行了评估。

评估其他偏倚的标准为:不同分组的基线区别,使用侧面和生物测量来印证药物使用的自我报告,资料提供者在不同状态间的治疗所花费时间的区别,状态的污染。另外,我们也检查了每一个研究是否存在其他的偏倚。

对证据的评分:

证据的质量是根据一个系统性并且明确的方法(Guyat,2008)来评判的。为了判断是否可以确定对一个效应的估计是正确的,我们对每一个比较和结果使用的证据的质量都进行了判断。这些判断考虑研究设计(随机控制实验、准随机控制实验或者观察性研究),研究质量(细致的研究设计和执行),结果的一致性(不同研究相同的估计效应),估计的准确度,以及直接性(参与人员、干预和结果的测量有多么相关)。在对结果的证据质量的评分中使用了以下标准:高质量,未来的研究很难改变我们对估计效应的信心;中等质量,未来的研究可能让我们对效应估计的信息产生重要的影响并且可能改变我们的估计;低质量,未来的研究非常可能让我们对效应估计的信息产生重要的影响并且可能改变我们的估计;非常低质量,任何效应的估计都是非常不确定的。

3.3.5 资料结果的测量

我们比较了治疗组和控制组在测试后以及不同后续期的结果。干预之后的结果的数据是在干预结束的时候迅速收集的。短期跟踪期持续到(但不包含)6 个月以后的结果。中期跟踪期是 6 个月到(但不包含)12 个月。长期跟踪期为超过 12 个月。对于二元性数据,我们计算了相对风险(风险比)。对于连续性数据,我们计算了标准化均差值。我们使用 95%的可信区间来计算随机误差对结果估计的影响。我们使用了最佳信息量(Optimal Information Size,OIS)(Pogue,1997)来评估是否有足够的样本容量来确定元分析是否得到了具有统计学意义的效应。根据两边的 alpha 为 0.01 和 0.95 的效能,我们计算得到总样本容量为 1786,满足了发现一个较小标准化均差值的标准(SMD=0.2)。中等标准化均差值(0.5)和较大标准化均差值(0.8)的最佳信息量分别为 290 和 116。

3.3.6 分析单位的问题

在聚群随机实验中,包含的与元素为一组人(囚犯、地理区域、诊所)而不是每一个人。在这样的研究中,我们应当注意避免分析单位的错误。例如,如果总共有 100 个药物成瘾者,每 25 个分布在四个诊所中,两个诊所随机被分配为接受干预,另外两个为控制组,那么分析中应当使用的样本含量综述不是 100,而是应该较小。在聚群随机实验中,一个干预组的有效样本含量为它原始的样本含量除以设计效应的数量。常见的设计效应通常被设定为跨干预组。这个设计效应为 1+(m-1),m 是平均聚群的大小,r 是群组内部相关系数(Intra Cluster Correlation Coefficient,ICC)。如果我们在这个综述中包含了任何聚群随机控制实验,我们会试图结算群组内部相关系数。结果的整体方差可以被划分为分组间的方差(Variance Between Groups,VBG)和一组内部的方差(Variance Within Groups,VWG)。群组内部相关系数的计算公式为 VBG/(VBG+VWG)。但是,ICC 极少出现在原始研究中。如果 ICC 被当作一个校正的变量,我们可以分析参与者的数量。对于二元性数据,参与者的数量和参与体验的数量可以被相同的设计效应区分(Higgins,2008)。

3.3.7 缺失值的处理

我们会通过邮件(至多三次)联系原始作者来获取缺失信息。统计学家常使用“随机缺失”和“非随机缺失”这个术语来代表不同的情况。如果缺失的原因和缺失值的实际数据不相关,这就是随机缺失。如果相关则为非随机缺失。如果我们假设数据为非随机缺失,我们会使用代替值来输入缺失值。我们计划使用多种方法进行这个过程并且比较相关的结果(比如,最后的观察),输入一个假设的结果,例如假设所有为差结果,输入平均值,根据一个回归分析输入预测的结果。对于这个综述中包含的研究,我们没有输入任何数据。

3.3.8 异质性的评估

我们使用卡方检验(chi-squared)、Q 检验和 I-squared 检验来分析首要结果是否存在具有统计学意义的异质性(Higgins,2003)。如果一个具有统计学意义的 Q(p<0. 05),I-squared 至少是 50%,我们就认定它具有统计学上的异质性。

3.3.9 报告偏倚的评估

我们使用了漏斗图来衡量可能的发表偏倚。但是一个不对称的漏斗图并不一定是发表偏倚导致的(发表偏倚也不一定会导致不对称的漏斗图)。当存在不对称时,我们会探寻可能的原因。

3.3.10 数据综合

当使用元分析时,我们会报告元分析的随机效应。如果元分析被判断为不适合的,我们会报告每个单独研究的结果。

我们为了解释观察到的异质性(如果存在)分析了下列因素:参加者是否为学生,忠诚度的检查种类,药物的种类,干预的强度或时间长短,干预是否为动机式晤谈或动机增强疗法,是否使用了一个手册,治疗者的职业。我们也比较了包含动机式晤谈的创始人 William R.Miller 或 Stephen Rollnick 为作者或提及在他们的指导下完成的研究(包括接受了 MINT(Motivational Interviewing Network of Trainers)指导的)和未包含这些因素的研究之间的区别。我们分别分析了只有动机式晤谈、动机式晤谈和其他治疗结合以及动机式晤谈作为其他治疗的准备三种不同研究的效应量。我们考虑使用中介变量分析来探寻观察到的变量是如何与异质性相关的(不同子组的分组)。

3.3.11 敏感性分析

当存在显著的、无法解释的异质性,并且包含的研究数量是充足的(多余 10 个),我们就会使用敏感性分析来评估不同偏倚风险的影响。我们计划的敏感性分析为:产生分配序列(generation of allocation sequence),分配隐藏(concealment of allocation),病人和治疗者的盲点(blinding of patients and providers),评估者的盲点(blinding of assessors),不完整的结果数据,选择性报告或者其他偏倚。

4. 结 果

4.1 研究概述

见包含的研究特征(characteristics of included studies);排除的研究特征(characteristics of excluded studies);等待分组的研究特征(characteristics of studies awaiting classification);正在进行中的研究特征(characteristics of on going studies)。

4.1.1 搜索的结果

我们在 2009 年 11 月进行的电子搜索找到了 1801 个结果。2010 年 11 月的再一次搜索发现了 158 个额外的结果。其中一个结果(Emmen,2005)是通过 www.motivationalinterview.org 找到的。在搜索包含的研究的参考文献时,没有找到额外的研究(2010 年 6 月)。因此,我们总共找到了 2320 个研究。我们根据标题和概要排除了

2077个研究。我们找到了243个报告(介绍208个研究)的全文报告。153个被排除的报告(介绍149个研究)被列举在“排除的研究特征”中。

4.1.2 包含的研究

我们找到了在1993年到2010年间发表的59个研究(90个报告),包含了13342个参与者。其中57个研究是随机控制实验,2个是准随机控制实验(Bazargan-Hejazi,2005;Freyer-Adam,2008)。我们没有找到任何聚群随机控制实验。包含的研究的全部信息展示在了一个表格中(“包含研究的特征”)。在29个研究中,参与者全部为酗酒者,另外8个研究中,参与者为嗜大麻的人。4个研究的参与者全部为可卡因的依赖者,剩下的18个研究的参与者有对不止一种药品上瘾。我们根据包含的研究提供的相关信息评估依赖的程度。这些研究中,44个是针对美国的研究,5个针对澳大利亚,3个针对荷兰和英国,2个来自加拿大,1个分别来自德国和新西兰。

4.1.3 排除的研究

我们在全文阅读之后排除了149个研究(153个报告)。其中39个研究没有通过音频或视频来进行忠诚度审核。31个研究没有评估药物依赖的结果,28个研究没有提供任何动机式晤谈、动机增强疗法或对动机式晤谈的良好适应。21个研究没有使用随机实验,14个没有根据每个人情况、面对面的干预,3个研究没有将动机式晤谈与其他情形比较,1个研究在急诊室中招募并仅为参与者提供一个疗程的动机式晤谈,2个发表的报告没有报告任何结果。这些排除的实验以及被排除的主要原因列举在“排除的研究特征”中。

4.2 包含研究的偏倚风险

针对每一个包含的实验的偏倚风险评估列举在“包含的研究特征”这个表格中。整体结果的总结见图1。作者对于所有包含的研究的研究方法质量的判断,展示为百分比。对每一个研究和领域的偏倚风险的评估见图2。作者对每一个包含的研究的研究方法质量的判断。

4.2.1 分配

28个研究具有较低的选择偏倚风险,因为他们使用了充分的随机序列产生方法,但是有29个研究的产生方法是不明确的。一小部分明显没有使用合理的随机序列产生方法(2个)。大部分的研究极少涉及了如何隐藏这样的分配(50个研究),并且因此被认为具有不确定的偏倚风险。

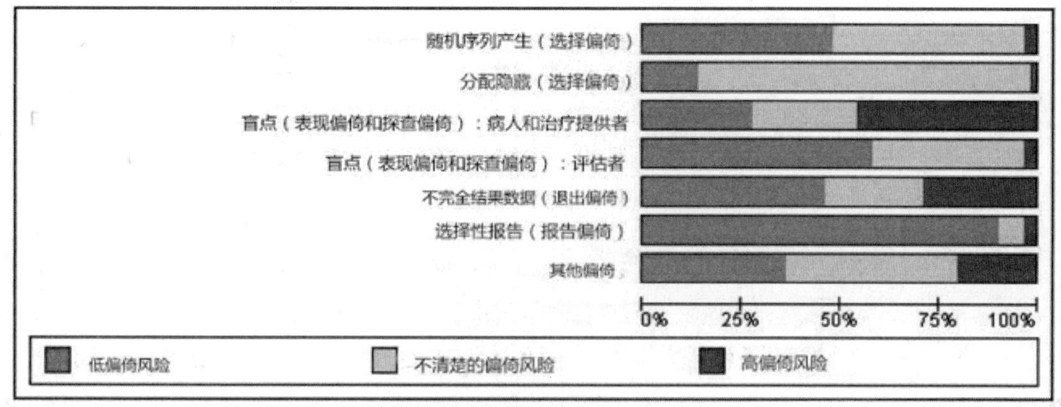

图1　研究方法质量图

4.2.2　盲

在类似于动机式晤谈这样的心理治疗中，没有办法完全遮蔽提供治疗的人。同样，很多时候也无法遮蔽参与者。一个可能的例外是如果有一个积极的控制，比如另外一种心理治疗。我们认为59个研究中的27个有较高的偏倚风险，因为参与者以及/或者治疗提供者知道谁在控制组。绝大部分的研究（31个）无法确定评估者是盲点的。在22个研究中，评估者看上去是足够盲的。

对于首要结果，我们区分了心理和非心理结果。非盲的心理结果较非心理结果有更小的选择偏倚。所有的次要结果（在治疗中的滞留、准备改变的程度、再次被定罪）都是非心理的。

4.2.3　不完全结果数据

我们使用了一下规则来评判偏倚风险：没有跟踪大于或等于20%的案例，对于不同的干预有不同的跟踪率，没有报告失去跟踪的理由，试图治疗但是没有实际实施。27个研究充分地解释了不完全结果数据。15个研究不明确，17个研究有对于这项有较高的选择偏倚。

4.2.4　选择性报告

大部分研究（53个）都被认定没有选择性报告。

4.2.5　其他可能的偏倚来源

一小部分研究（12个）被认定有其他来源的偏倚。21个研究被认定具有较低偏倚风险，26个被认定无法确定是否有其他偏倚来源。

发表偏倚

图3、4、5、6展示了四个主要元分析的漏斗图。对于所有动机式晤谈与无干预和

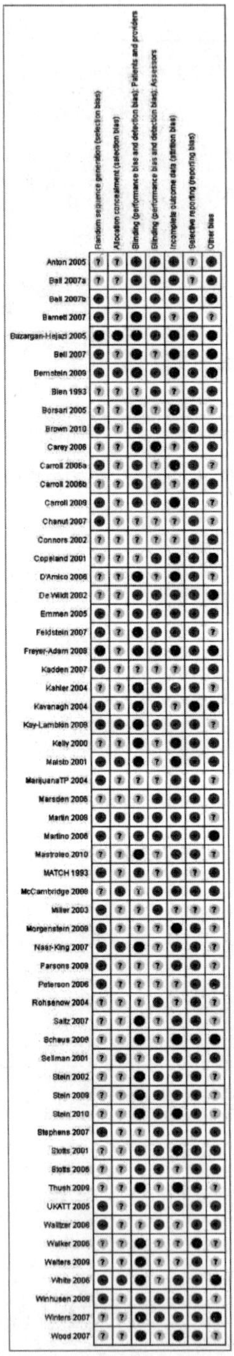

图 2　研究方法质量概述

动机式晤谈和普通治疗的对比来说，较小的研究通常更支持动机式晤谈，而且效应量较大。这可能是（但不一定是）一个发表偏倚的征兆。存在的一种可能是，小型的、没有获得具有统计学意义结果的研究不太可能发表。对于动机式晤谈与平复和反馈

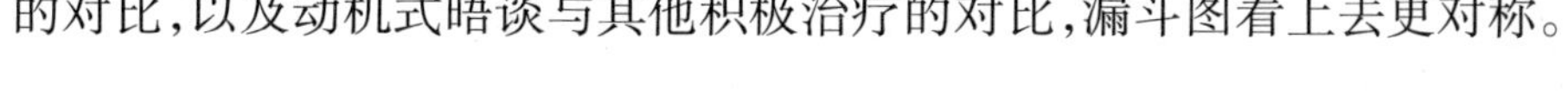
的对比,以及动机式晤谈与其他积极治疗的对比,漏斗图看上去更对称。

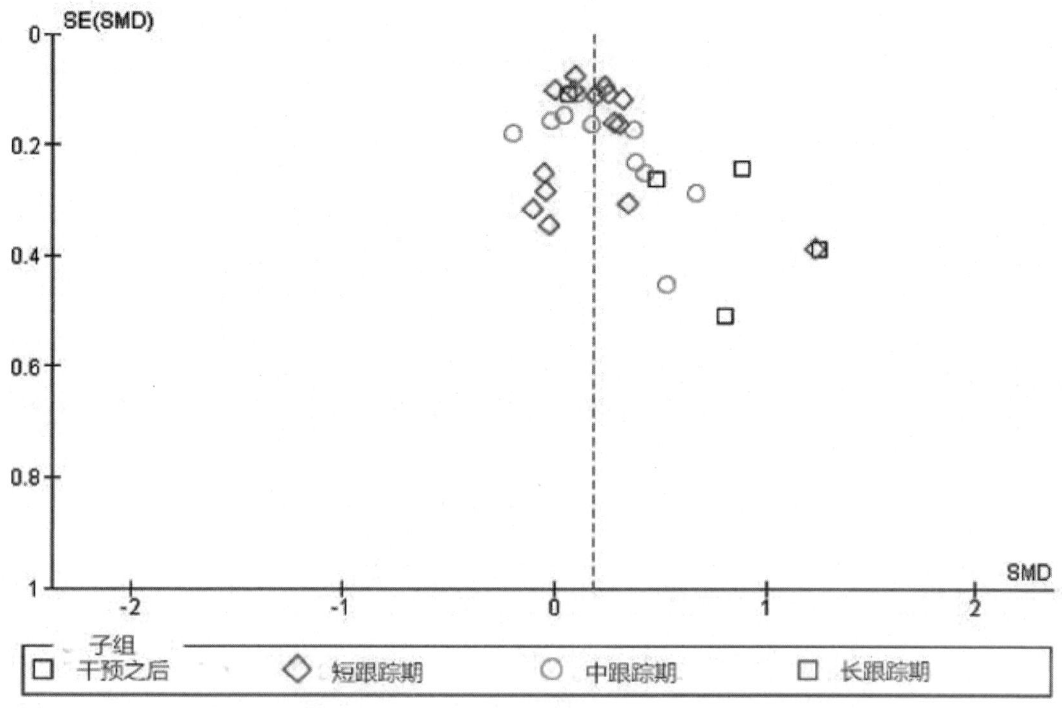

图 3　比较漏斗图:1 动机式晤谈与无干预对比,结果:药物使用量

4.3　干预的效应

在 59 个包含的研究中,我们提取了其中 55 个的结果数据。对于剩下的 4 个研究(Parsons,2009;Rohesenow,2004;Stotts,2001;Thush,2009),文章中没有提供任何效应量的数据,而且联系过作者之后也没有办法计算效应量。2 个研究(Walitzer,2008;Wood,2007)包含了两种比较。药物依赖结果的报告为很多不同的结果(如每天饮酒数量、清醒的天数、清醒成员的比例)。另外,每一种结果数据也有不同的报告方式(如平均值和标准差、事件的数量、p 值、f 值)。我们将所有的数据输入到了综合元分析 2.0(Borenstein,2005)。这个软件可以接受 100 种不同形式的数据,而且可以把所有的结果数据转换为标准的平均值差异。如果一个研究在一个跟踪期有多于一种药物依赖的结果,或者一个研究在多于一个跟踪期类别里报告了同样的结果,我们会计算它们的平均值。最后,所有的数据都被录入到 RevMan,作为通用的逆方差数据。作为控制的程序,我们把结果按照使用量、使用频率和清醒的比例来分组。这些分析并没有发现各个小组之间具有统计学上一一的区别,因此我们没有将这些结果包含在元分析中。

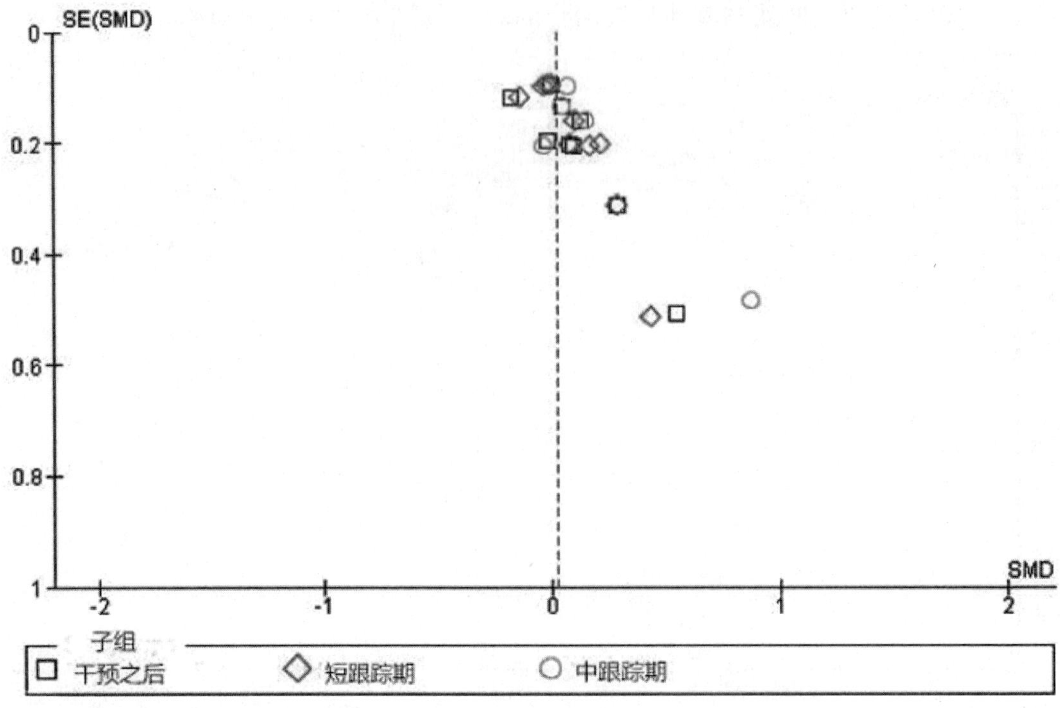

图 4 比较漏斗图:4 动机式晤谈与不同治疗对比,结果:药物使用量

接下来,我们将比较分为:(1)动机式晤谈和无干预的比较,(2)动机式晤谈和普通治疗的比较,(3)动机式晤谈和评估与反馈的比较,(4)动机式晤谈和其他积极干预的比较。对每一种比较,我们还根据跟踪期进行进一步分组:(a)干预之后,(b)短跟踪期 6 个月,(c)中跟踪期 6—12 个月,(d)长跟踪期 12 个月以上。

比较 1:动机式晤谈和无干预的比较

首要结果

1.1 药物使用量

干预之后:4 个研究,202 个参与者显示动机式晤谈确实比控制组在减少药物使用上有显著的优势。它的标准差为 0. 79(95%可信区间为 0. 48 到 1. 09)。不同质性较低(I 平方值为 1%)。短跟踪期:15 个研究,2327 个参与者显示动机式晤谈确实比控制组在减少药物使用上有显著的优势。它的标准差为 0. 17(95%可信区间为 0. 09 到 0. 26)。效应量有一定的变化(卡方值为 18. 4,自由度为 14,p 值为 0. 19,I 平方值为 24%),但是没有超过我们预先设定显著不同质的标准。中跟踪期:12 个研究,2326 个参与者显示支持动机式晤谈,标准差为 0. 15(95%可信区间为 0. 04 到 0. 25)。这些结果有一定变化(卡方值为 14. 06,自由度为 11,I 平方值为 22%),但是这个变化也没有超过我们的标准。长跟踪期:1 个研究,363 个参与者,没有发现两组之间具有统计学意义的区别,标

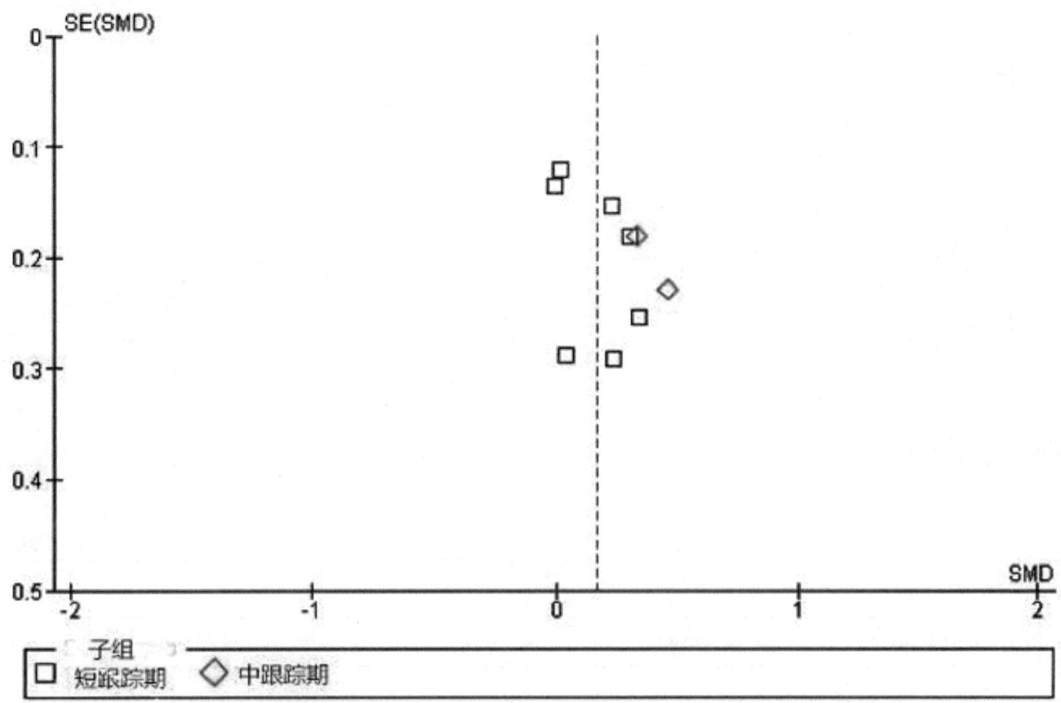

图 5 漏斗图比较:2 动机式晤谈对比评估和反馈,结果:药物使用量

准差为 0. 06(95%可信区间为-0. 16 到 0. 28)。见分析 1. 1。

次要结果

1.2 准备改变的程度

五个研究(分析 1.2)。没有具有统计学意义的效应区别,标准差为 0. 05(95%可信区间为-0. 11 到 0. 22)。有中度的不同质,I 平方值为 48%。

1.3 治疗中的滞留

五个研究考虑了这个结果,但是我们只成功地为两个研究计算了效应量,这包含了 427 个参与者(分析 1. 3)。这个效应量不具有统计学的意义。标准差为 0. 26(95%可信区间为-0. 0 到 0. 52)。

比较 2:动机式晤谈和普通治疗的比较

首要结果

2.1 药物使用量

干预后:9 个研究,1495 个参与者,没有发现具有统计学意义的效应量。标准差为 0. 01(95%可信区间为-0. 09 到 0. 11),I 平方值为 0%。短跟踪期:10 个研究,2102 个参

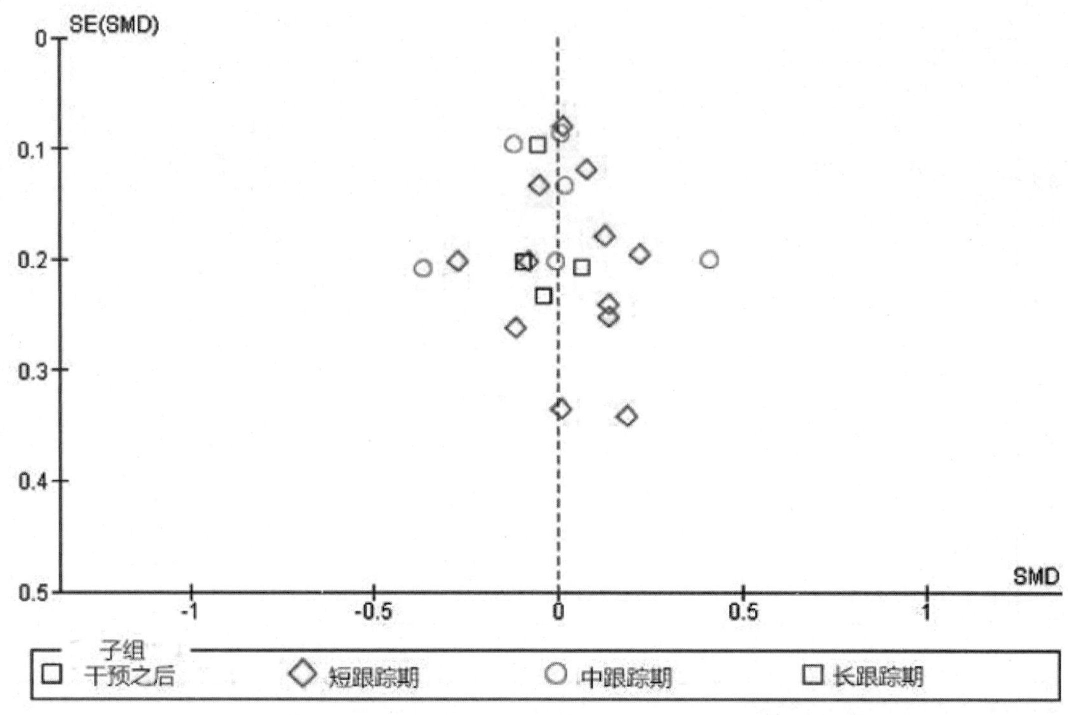

图 6　对比漏斗图:3 动机式晤谈和其他积极干预对比,结果:药物使用量

与者,没有具有统计学意义的效应量。标准差为 0.01(95%可信区间为-0.08 到 0.10),I 平方值为 0%。中跟踪期:5 个研究,890 个参与者,没有具有统计学意义的效应量。标准差为 0.08(95%可信区间为-0.05 到 0.21),I 平方值为 0%。见分析 2.1。

次要结果

2.2　治疗中的滞留

5 个研究报告了治疗中的滞留,但是我们只计算了其中四个效应量,这包括了 1354 个参与者(见分析 2.2)。这个效应量是不同质的(I 平方值为 64%),并且标准差不具有统计学的意义。标准差为-0.11(95%可信区间为-0.41 到 0.19)。

比较 3:动机式晤谈与评估和反馈的比较

首要结果

3.1　药物使用量

短跟踪期:有 7 个研究,包含 986 个参与者将动机式晤谈与一个只有评估或反馈(或两者兼有)的小组针对药物使用量进行了短期的跟踪。大致的效应量不具有统计学上的意义,标准差为 0.12(95%可信区间为-0.01 到 0.24)。这些研究是同质的

(I 平方值为 0%)。中跟踪期:有 2 个研究,265 个参与者,效应量结果支持动机式晤谈,标准差为 0. 38(95%可信区间为 0. 10 到 0. 66)。I 平方值为 0%(见分析 3. 1)。

次要结果

一个研究(Bien,1993)在动机式晤谈和评估与反馈的对比中分析了治疗中滞留。我们未能成功地计算它的效应量。没有研究在这个对比中报告了准备改变的程度。

比较 4:动机式晤谈和其他积极干预的比较

首要结果

4.1　药物使用量

有 13 个研究比较了动机式晤谈和其他积极的干预。干预之后:2 个研究,包含了 185 个参与者,没有发现具有统计学意义的效应量。标准差为-0. 07(95%可信区间为-0. 37 到 0. 23),I 平方值为 0%。短跟踪期:12 个研究,2137 个参与者,发现了不具有统计学意义的结果。标准差为 0. 02(95%可信区间为-0. 07 到 0. 12),I 平方值为 0%。中跟踪期:6 个研究,1886 个参与者,显示为不具有统计学意义的效应量。标准差为-0. 02(95%可信区间为-0. 16 到 0. 13),I 平方值为 41%。长跟踪期:2 个研究,437 个参与者,发现不具有统计学意义的结果。标准差为-0. 03(95%可信区间为-0. 21 到 0. 14),I 平方值为 0%。

次要结果

4.2　准备改变的程度

对 2 个研究和 350 个参与者对准备改变程度的元分析发现的标准差为 0. 03。95%可信区间为-0. 24 到 0. 18(见分析 4. 2)。这个结果是同质的(I 平方值为 0%)。1 个研究(Winhusen,2008)也评估了准备改变的程度,但是我们无法计算它的效应值。没有研究把再次被定罪作为一个结果。

4.3　治疗中的滞留

有 5 个研究,包含了 447 个参与者报告了在治疗中的滞留(见分析 4. 3)。这个效应不具有统计学的意义,标准差为 0. 01(95%可信区间为 0. 45 到 0. 47)。I 平方值为 73%。

子组分析

我们没有进行任何子组分析,因为没有一个元分析是明显不同质的。

敏感度分析

我们没有进行任何敏感度分析,因为没有一个元分析是明显不同质的。

对证据的评分

大部分的证据是低质量的。一小部分比较有中等质量。这些证据评分获得的评分较低,因为研究的设计存在偏倚。很多研究随机分配的状态是不明确的。参与者、治疗提供者和结果评估者未能实现双盲设计也可能会造成偏倚。同时对不完全结果报告、选择性报告和其他可能的偏倚也没有足够确定的信息。除了这些偏倚风险的分体,研究的一致性、准确性和直接性没有成为降低评分的原因。没有发现较大的效应。对剂量渐变的反应或者看上去合理的迷惑无法被区分。

其他结果概述

动机式晤谈和其他普通药物成瘾治疗

病人或人群:对药物成瘾的病人
设定:
干预:动机式晤谈
对照组:普通治疗

结果	比较风险解说*(95%置信区间)		相对效应(95%置信区间)	参与者数量(研究)	证据质量(评分)	评论
	假设的风险	相应的风险				
	普通治疗	动机式晤谈				
干预后药物使用量		干预组在干预后的平均药物使用量的标准差高 0.01(0.09—0.11)		1940(9 个研究)	⊕⊕⊕ 中等 1	
短跟踪期的药物使用量 跟踪:1—6 个月		干预组在短跟踪期的平均药物使用量的标准差高 0.01(0.08—0.1)		2102(10 个研究)	⊕⊕⊕ 中等 1	
中跟踪期的药物使用量 跟踪:12 个月		干预组在中跟踪期的平均药物使用量的标准差高 0.08(0.05—0.21)		890(5 个研究)	⊕⊕ 低 1	
滞留 跟踪:0—12 个月		干预组的平均滞留的标准差低 0.11(0.41—0.19)		1190(4 个研究)	⊕ 非常低 2,3,4	

*假设的风险的标准(如不同研究控制组风险的中数)见脚注。相应的风险(以及 95%置信区间)是基于对照组假设的风险以及干预相对的效应(以及 95%置信区间)。
CI:置信区间。

GRADE 证据的评分:
高质量,未来的研究很难改变我们对估计效应的信心;
中等质量,未来的研究可能让我们对效应估计的信息产生重要的影响并且可能改变我们的估计;
低质量,未来的研究非常可能让我们对效应估计的信息产生重要的影响并且可能改变我们的估计;
非常低质量,任何效应的估计都是非常不确定的。

续表

1. 随机分配不明确，评估者不够盲。不清楚结果的完整性。 2. 不清楚的分配隐藏和不完全结果信息。 3. I 平方值为 64%。 4. 较宽的置信区间。

动机式晤谈与评估和反馈的比较						
病人或人群：对药物成瘾的病人 设定： 干预：动机式晤谈 对照组：评估和反馈						
结果	比较风险解说*(95%置信区间)		相对效应(95%置信区间)	参与者数量(研究)	证据质量(评分)	评论
	假设的风险	相应的风险				
	评估和反馈	动机式晤谈				
短跟踪期药物使用量 跟踪：1—6个月		干预组在短跟踪期的平均药物使用量的标准差高 0.12 (0.01—0.24)		986 (7 个研究)	⊕⊕ 低 1,2	
中跟踪期的药物使用量 跟踪：7—12个月		干预组在中跟踪期的平均药物使用量的标准差高 0.38 (0.1—0.66)		265 (2 个研究)	⊕⊕ 低 1,2	
* 假设的风险的标准(如不同研究控制组风险的中数)见脚注。相应的风险(以及95%置信区间)是基于对照组假设的风险以及干预相对的效应(以及95%置信区间)。 CI：置信区间。						
GRADE 证据的评分： 高质量，未来的研究很难改变我们对估计效应的信心； 中等质量，未来的研究可能让我们对效应估计的信息产生重要的影响并且可能改变我们的估计； 低质量，未来的研究非常可能让我们对效应估计的信息产生重要的影响并且可能改变我们的估计； 非常低质量，任何效应的估计都是非常不确定的。						
1. 随机分配和评估者的盲不清楚。 2. 无法判断报告的结果是否完全。						

动机式晤谈和其他积极药物成瘾干预的比较
病人或人群：对药物成瘾的病人 设定： 干预：动机式晤谈 对照组：其他积极干预

续表

结果	比较风险解说*（95%置信区间）		相对效应（95%置信区间）	参与者数量（研究）	证据的质量（评分）	评论
	假设的风险	相应的风险				
	其他积极干预	动机式晤谈				
干预后药物使用量		干预组在干预后的平均药物使用量的标准差低 0.07（0.37—0.23）		185（2 个研究）	⊕⊕ 低 1	
短跟踪期药物使用量 跟踪：1—6 个月		干预组在短跟踪期的平均药物使用量的标准差高 0.02（0.07—0.12）		2137（12 个研究）	⊕⊕⊕ 中等 2	
中跟踪期药物使用量 跟踪：6—12 个月		干预组在中跟踪期的平均药物使用量的标准差低 0.02（0.16—0.13）		1586（6 个研究）	⊕⊕⊕ 中等 2	
长跟踪期药物使用量 跟踪：中数为 12 个月		干预组在长跟踪期的平均药物使用量的标准差低 0.03（0.21—0.14）		437（2 个研究）	⊕⊕ c 低 1,2	
滞留 跟踪：0—6 个月		干预者平均滞留的标准差高 0.01（0.45—0.47）		447（5 个研究）	⊕⊕ 低 2,3,4	
准备改变的程度		干预组平均准备改变的程度的标准差高 0.03（0.24—0.18）		350（2 个研究）	⊕⊕ 低 1,5	

*假设的风险的标准（如不同研究控制组风险的中数）见脚注。相应的风险（以及 95%置信区间）是基于对照组假设的风险以及干预相对的效应（以及 95%置信区间）。
CI：置信区间。

GRADE 证据的评分：
高质量，未来的研究很难改变我们对估计效应的信心；
中等质量，未来的研究可能让我们对效应估计的信息产生重要的影响并且可能改变我们的估计；
低质量，未来的研究非常可能让我们对效应估计的信息产生重要的影响并且可能改变我们的估计；
非常低质量，任何效应的估计都是非常不确定的。

1. 随机分配和评估者的盲不清楚。
2. 随机分配不清楚。
3. I 平方值为 29%。
4. 宽置信区间。

5. 讨　论

5.1 主要结果

5.1.1 药物滥用的程度

这个综述的主要发现是,相比没有任何治疗的控制组,动机式晤谈对药物滥用的程度有统计学意义的效应。这个效应在干预结束之后是最强的,标准化均差值为 0. 79(95%置信区间为 0. 48 到 1. 09),并且在短跟踪期(标准化均差值为 0. 17,95%置信区间为 0. 09 到 0. 26)和中跟踪期(标准化均差值为 0. 15,95%置信区间为 0. 04 到 0. 25)相对较弱。长跟踪期的效应不具有统计学意义,标准化均差值为 0. 06(95%置信区间为-0. 16 到 0. 28)。

动机式晤谈在中跟踪期比评估和反馈对药物滥用程度的效应要好(标准化均差值为 0. 38,95%置信区间为 0. 10 到 0. 66)。动机式晤谈在短跟踪期不具有统计学意义的效应(标准化均差值为 0. 12,95%置信区间为-0. 01 到 0. 24)。我们没有发现任何数据通过比较动机式晤谈与评估和反馈在治疗后或长跟踪期(大于 12 个月)的效应。

动机式晤谈和其他积极效应相比,在任何跟踪期对于药物依赖都不具有统计学意义的区别。同样,动机式晤谈和普通治疗相比也没有明显的区别。

5.1.2 药物的种类和药物使用的程度

我们对于动机式晤谈是否对某一种滥用(比如酒精)的治疗效果比其他种(比如可卡因)要好,但是没有足够的研究满足这样比较的要求。我们同样也希望总结动机式晤谈针对严重滥用和较不严重滥用的不同作用,但是我们无法根据包含的研究提供的信息评估不同研究针对的滥用程度。

5.2 整体的完整性和证据的适用性

我们相信我们找到了截至 2010 年大部分目前已发表的动机式晤谈对药物滥用的随机控制实验。这个研究领域每个月都有大量新的随机研究发表。因此,这个 Cochrane 综述很难一直保持包含最新的成果。motivationalinterview.org 这个网站会持续更新发表的研究。Motivational Interviewing Network of Trainers(MINT)也是一个额外的电子文献搜索来源。一个较严重的问题是,大部分的实验值试图衡量动机式晤谈的具体效应。对临床学家和实验者来说,同时存在的一个问题在于过度强调治疗方法，而没有足够注意提供治疗（治疗师）和接受治疗的（病人）人员本身。类似的，一些研究没有对病人以及（或者）治疗师对治疗是否具有正面的态度，或病人和治疗师是否相互尊重。我们相信动机式晤谈有较大的广泛效应，而这个效应可能比具体的效应要显著（Walach，2001）。

5.3 证据的质量

我们努力地试图只包含通过可信度审核的、高质量随机控制实验的证据。但是，这个领域的研究存在一些固有的问题。一个可能的偏倚来源是，没有办法使治疗师完全不了解治疗的情况，同时也无法使病人不了解治疗的情况。

5.4 这个综述可能的偏倚

可能一个研究方法的质量和报告的质量并不总是一致的。大部分的学术期刊对文章有严格的字数限制，因此论文的作者可能无法报告研究中的重要信息。我们在给证据评分时使用了严格的标准，但是我们尽可能地使我们评判的结果明确且透明。

5.5 与其他研究或综述一致或不一致

我们发现动机式晤谈和无干预相比有中等强度的效应，但是没有发现动机式晤谈和其他积极干预相比有明显的区别。这样的结果曾经也被 Burke 报告过（Burke，2003；Burke，2004）。类似的，我们的结论也和 Dunn 及其同事发现的相近（Dunn，2001）。Dunn 也发现大部分动机式晤谈和无干预的比较都支持动机式晤谈。一个由 Lundahl 和他的同事们进行的元分析发现动机式晤谈和弱对照组相比的效应值为 0.28，这个结果和我们的结果相似。Lundahl 发现与其他积极干预相比的效应值为 0.09，这个结果也和我们的相近。与我们的结果相同，Hettema 和他的同事们（Hettema，2005）发现不同研究的效应量变化很大。

动机式晤谈是一个短暂的干预。由于只有 1 到 4 个疗程，我们没有希望发现药物滥用有太大的变化。但是随机控制实验的结果显示，动机式晤谈与无干预或最小程度干预相比对减少毒品和酒精的依赖具有统计学意义的作用。当动机式晤谈和其他干预混合实施时，动机式晤谈没有更有效（或效果更差）。这也许是因为动机式晤谈和其他干预在很多非具体的治疗因素上有共同点，比如注意力、治疗联合。这些因素也许比一些具体的理论或技术对于结果的影响力要大。在 Lambert（Lambert，1986）对实证研究的总结中，共同治疗因素解释了 30%的治疗效果，技术解释了 15%，期待（安慰剂效果）解释了 15%，自然缓解解释了 40%。

6. 作者的结论

6.1 对实践的意义

动机式晤谈是一个短暂的干预，通常持续 1 到 4 个疗程。如果治疗师对这样与客户工作的方式感觉舒服，他们会认为提供动机式晤谈比什么都不做要有效得多。但是如果他们更倾向于提供认知行为治疗（CBT），证据（中等到低质量）无法证明认知行为治疗是否比动机式晤谈更有效。

6.2 对研究的意义

这个研究领域并不缺少随机控制实验。也许是时间从仅仅研究动机式晤谈是否有效转移到研究为什么这个方法有效，也就是说研究动机式晤谈背后的原理。Apodaca 和 Longabaugh（Apodaca，2009）发表了一个综述，其中他们为自己设计的一个模型中的不同因果链收集了实证性数据。

7. 致　谢

我们感谢 Tom Barth，Peter Prescott 和 Tore Bortveit 对于选择包含研究的标准的建议。感谢 Hege Sletsjoe 在 2009 年 11 月对搜索结果的更新。

8. 研究的特征

包含研究的特征（按研究代码排序）

Anton 2005

方法	随机控制实验
参与者	160 个来自美国境内门诊的酗酒者
干预	1. 纳曲酮+MET（n=41） 2. 安慰剂+MET（n=39） 3. 纳曲酮+CBT（n=39） 4. 安慰剂+CBT（n=41）

续表

结果	心理首要结果：血液 GGT，CDT，尿液检测 非生理首要结果：复发的数量，喝酒时一天饮酒数量，成功禁酒的比例 次要结果：无	
备注		
偏倚风险		
偏倚	作者的判断	对判断的支持
随机序列产生（选择偏倚）	风险不确定	实验对象被随机分配到4种治疗情形中的一种
分配隐藏（选择偏倚）	风险不确定	没有足够的信息做出判断
盲点（表现偏见和探查偏见） 病人和治疗提供者	低风险	无盲点，但是大部分的结果是生理的，并且被用来证实自我报告，并且不容易受到缺少盲点的影响
盲点（表现偏见和探查偏见） 评论者	低风险	没有足够的信息评判评论者是否是盲的。但是大部分的结果是心理的，并且被用来证实自我报告，并且不容易受到缺少盲点的影响
不完全结果数据（退出偏倚） 所有结果	低风险	12周的治疗后有15%退出率，各种情形的退出率较平均。分析了处理的原因，进行了ITT分析“所有的结果分析都是在一个意图治疗所有参与者的分析下进行的，并且这些参与者在随机分配之后的结果都进行了计算”
选择性报告（报告偏倚）	风险不确定	发表的报告包含了所有基于假设的预期结果
其他偏倚	低风险	使用酒精呼吸监测来检查自我报告的准确性。没有报告分组在基准线的区别。没有额外的偏倚来源

Ball 2007a

方法	随机控制实验	
参与者	在美国社区中抽样获得98个无依赖的大量饮酒成年人	
干预	1. 短暂的 MET（n=34） 2. 短暂的适应技能（n=35） 3. 候选名单控制（n=29）	
结果	心理首要结果：酒精呼吸测试 非生理首要结果：喝酒的天数频率，每次喝酒的饮酒量 次要结果：无	
备注		
偏倚风险		
偏倚	作者的判断	对判断的支持
随机序列产生（选择偏倚）	风险不确定	“参与者被随机分配到一个3周的候补名单控制组或者一个受手册引导的简短干预”
分配隐藏（选择偏倚）	风险不确定	没有足够的信息做出判断
盲点（表现偏见和探查偏见） 病人和治疗提供者	低风险	无盲点，但是大部分的结果是生理的，并且被用来证实自我报告，并且不容易受到缺少盲点的影响

续表

盲点(表现偏见和探查偏见) 评论者	低风险	没有足够的信息评判评论者是否是盲的。但是大部分的结果是生理的,并且被用来证实自我报告,并且不容易受到缺少盲点的影响。这些非盲可能会对晤谈造成偏倚,但是使用的电脑评估不太可能造成偏倚
不完全结果数据(退出偏倚) 所有结果	低风险	在三周治疗接受后有7%的退出率。各个情形退出分布平均。使用的ITT和非完成者的状况可以被很好的解释
选择性报告(报告偏倚)	风险不确定	发表的报告包含了所有基于假设的预期结果
其他偏倚	低风险	使用了酒精吹气测试来证实自我报告药物使用的结果。两组之间的基准线没有区别。没有额外的偏倚来源

Ball 2007b

方法	多个随机控制实验(5个地点)	
参与者	461个美国药物滥用项目的门诊病人	
干预	MET(n=216)与不同咨询的对比(n=245)	
结果	生理首要结果:尿液毒品测试 非生理首要结果:每周主要药物使用的天数 次要结果:在治疗中滞留(参与治疗项目的天数,在项目4个月后仍然参与项目的比率)	
备注		
偏倚风险		
偏倚	作者的判断	对判断的支持
随机序列产生(选择偏倚)	低风险	“通过电脑软件进行随机分配……这个项目包括了一个分配的过程”
分配隐藏(选择偏倚)	风险不确定	“使用了一个电脑软件进行随机分配。这个软件是通过不在实验场所的员工进行控制的,并且由一个在场的研究员负责沟通分配”
盲点(表现偏见和探查偏见) 病人和治疗提供者	低风险	无盲点,但是大部分的结果是生理的,并且被用来证实自我报告,并且不容易受到缺少盲点的影响
盲点(表现偏见和探查偏见) 评论者	低风险	没有足够的信息评判评论者是否是盲的。但是大部分的结果是生理的,并且被用来证实自我报告,并且不容易受到缺少盲点的影响
不完全结果数据(退出偏倚) 所有结果	低风险	8周治疗结束后有32%的退出率,16周后有21%的退出率。“不同的治疗情况或治疗情况和项目地点的共同作用都没有对后续期的退出率或者出现却是信息的地方或频率造成具有统计学意义的区别”。没有介绍失去跟踪目标的原因。研究者进行的是以治疗为目标的分析
选择性报告(报告偏倚)	低风险	发表的报告包含了所有基于假设的预期结果

续表

其他偏倚	高风险	不同情形参与治疗的时间长短是不一致的。治疗情形存在一定的污染。没有报告不同分组在基准线的情况

Barnett 2007

方法	随机控制实验	
参与者	255 个因为与酒精有关的时间被介绍参与饮酒教育的美国大学生	
干预	短暂的动机式晤谈(n=112)与通过电脑提供的教育的对比(酒精 101 课程,n=245)	
结果	生理首要结果:无 非生理首要结果:饮酒的天数、大量饮酒的天数、每次饮酒平均饮酒量、平均估计的 BAC、酒精问题 次要结果:愿意改变饮酒问题的态度(使用 Contemplation Ladder)	
备注		
偏倚风险		
偏倚	作者的判断	对判断的支持
随机序列产生(选择偏倚)	低风险	随机数字表格
分配隐藏(选择偏倚)	风险不确定	“咨询师打开一个由项目协调者准备的、包含基准线的分配情况的信封。”无法确定这些信封是否是按序列编号、不透明的而且封住的
盲点(表现偏见和探查偏见) 病人和治疗提供者	高风险	无盲点
盲点(表现偏见和探查偏见) 评论者	低风险	“一个不知道干预状况的研究助理通过电话或邮件对每一个人进行 3 个月和 12 个月的跟踪”
不完全结果数据(退出偏倚) 所有结果	风险不确定	3 个月的后续期有 5%的退出率,12 个月的后续期有 6%的退出率。不同情形的退出率没有区别。缺失信息的原因没有报告,没有进行 ITT
选择性报告(报告偏倚)	低风险	发表的报告包含了所有基于假设的预期结果
其他偏倚	风险不确定	只有自我报告结果。组间差异在基准线没有区别

Bazargan-Hejazi 2005

方法	准随机控制实验
参与者	295 个年龄在 18 岁或以上被侦测为高饮酒风险的急诊病人。美国
干预	短暂的动机式晤谈与参与后第十天的支持(n=144)与普通照顾的对比(n=151)

续表

结果	生理首要结果:无 非生理首要结果:每个饮酒的天数的饮酒量,至少每周每次大约 6 杯的酒量以及 AUDIT 分数 次要结果:无。跟踪期为参与后 3 个月	
备注		
偏倚风险		
偏倚	作者的判断	对判断的支持
随机序列产生(选择偏倚)	高风险	“三个提升健康项目分别对自己的成员进行随机分配,通过掷硬币来决定第一个病人的分配然后轮换改变分配结果”
分配隐藏(选择偏倚)	高风险	“三个提升健康项目分别对自己的成员进行随机分配,通过掷硬币来决定第一个病人的分配然后轮换改变分配结果”
盲点(表现偏见和探查偏见) 病人和治疗提供者	高风险	无盲点
盲点(表现偏见和探查偏见) 评论者	低风险	“为了防止晤谈者偏倚,以及确保健康提升项目在 3 个月后的跟踪评估时对于病人随机分配的状况是盲的,参与者是由不同的项目进行评估的。病人们被告知在任何时间不要对任何项目工作人员不要透露他们的分配情况”
不完全结果数据(退出偏倚) 所有结果	高风险	3 个月的跟踪期有 37%的退出率,各个分组的退出率平均。解释了退出的原因,没有进行 ITT
选择性报告(报告偏倚)	低风险	发表的报告包含了所有基于假设的预期结果
其他偏倚	高风险	只有自我报告结果。干预组的基准线有较高的药物使用率和较低的平均年龄

Bell 2007

方法	随机控制实验	
参与者	60 个参与了新墨西哥州退伍军人事务所的药物滥用治疗的退伍军人。美国	
干预	动机式晤谈+TAU(n=40)与 TAU 的对比(n=20)	
结果	生理首要结果:无 非生理首要结果:每天饮酒数,饮酒天数,饮酒在安全范围内的比率,每天使用药物的数量,使用药物的天数 次要结果:无。跟踪期为 2 个月	
备注		
偏倚风险		
偏倚	作者的判断	对判断的支持

续表

随机序列产生(选择偏倚)	低风险	"参与者由一个电脑控制的罐子随机分配软件、随机分配治疗的情形。分配时电脑考虑到了平均分配下列情形:年龄、教育水平、是否有脑部受伤并且失去意识的历史、性别、是否参与了6个标准治疗"
分配隐藏(选择偏倚)	风险不确定	没有足够的信息做出判断
盲点(表现偏见和探查偏见) 病人和治疗提供者	高风险	无盲点
盲点(表现偏见和探查偏见) 评论者	风险不确定	没有说明评估者是否是盲的
不完全结果数据(退出偏倚) 所有结果	高风险	2个月的跟踪后失去了22%的参与者。没有ITT。解释了失去跟踪的原因,但是移除的原因是这些人因为没有饮酒基准线的数据而被移除(n=70)。各个分组的失去状况平均
选择性报告(报告偏倚)	低风险	发表的报告包含了所有基于假设的预期结果
其他偏倚	高风险	只有自我报告结果。更多的女性接受了动机式晤谈

Bernstein 2009

方法	实验性随机控制实验	
参与者	201个年龄在14岁到21岁的城市儿科急诊室的病人。美国	
干预	短暂的动机式晤谈(n=68),评估的控制(n=71),非评估的控制(n=71)的对比	
结果	生理首要结果:无 非生理首要结果:大麻的使用情况,包括30天自我报告使用大麻,退出的意图,削减或者改变使用情况,以及在跟踪时不断重复询问与风险因素有关的问题 次要结果:无。跟踪期为12个月	
备注	我们没有报告非评估控制组的数据因为没有这个分组的基准线数据	
偏倚风险		
偏倚	作者的判断	对判断的支持
随机序列产生(选择偏倚)	低风险	"有一个电脑生成的随机数字在100的区间内按照年龄分组随机分配(14—17岁以及18—21岁)"
分配隐藏(选择偏倚)	低风险	"一个双面不透明的信封系统使得进行随机状态抽取的研究助理是在不知情的情况下进行挑选的。第一个信封被随机分配为评估或不评估的状态,并且在参与后立即打开。第二个信封显示是否评估的信封指导评估结束后才打开"
盲点(表现偏见和探查偏见) 病人和治疗提供者	高风险	无盲点

续表

盲点(表现偏见和探查偏见) 评论者	低风险	“参与者被告知在跟踪期内不要告知研究助理他们是否在参与项目后接受了进一步的检测”
不完全结果数据(退出偏倚) 所有结果	高风险	在3个月的跟踪时失去了大约30%的评估组,失去的比率在分组之间不平均。12个月后各个分组失去了约29%的成员,失去分组之间不平均。没有解释失去的原因,没有ITT,但是有最坏情形分析
选择性报告(报告偏倚)	低风险	发表的报告包含了所有基于假设的预期结果
其他偏倚	高风险	只有自我报告结果。干预组比评估控制组的基准线每月使用大麻的天数要多

Bien 1993

方法	随机控制实验	
参与者	21个美国退伍军人药物滥用门诊治疗项目的病人	
干预	短暂的动机式晤谈与标准门诊治疗结合(n=16)与安慰剂晤谈和标准门诊治疗结合的对比(n=16)	
结果	生理首要结果:无 非生理首要结果:标准饮酒量,BAL,禁酒的天数比率 次要结果:退伍军人治疗的出席率	
备注		
偏倚风险		
偏倚	作者的判断	对判断的支持
随机序列产生(选择偏倚)	风险不确定	“一般被随机的分配为接受动机式晤谈,另一半作为控制组”
分配隐藏(选择偏倚)	风险不确定	“实验者打开一个封好的信封”。没有说明这些信封是否是按顺序编号的或不透明的
盲点(表现偏见和探查偏见) 病人和治疗提供者	风险不确定	治疗提供者不可能盲,但是参与者可能是盲的
盲点(表现偏见和探查偏见) 评论者	低风险	评估者“无法知道分组情况”
不完全结果数据(退出偏倚) 所有结果	风险不明确	6个月的跟踪期后有19%的退出率,分组之间退出率平均。解释了退出的原因,无法确定是否进行了ITT
选择性报告(报告偏倚)	低风险	发表的报告包含了所有基于假设的预期结果
其他偏倚	低风险	使用了间接报告来印证自我报告的结果。分组的基准线没有区别。没有额外的偏倚来源

Borsari 2005

方法	多个地点的随机控制实验(2个地点)	
参与者	64个被强制参加药物使用预防项目的美国学生	
干预	短暂的动机式晤谈(n=34)与酒精教育的对比(n=30)	
结果	生理首要结果:无 非生理首要结果:每周饮酒数量,狂欢性饮酒的次数,典型的BAC,BAC的峰值,RAPI 次要结果:无	
备注		
偏倚风险		
偏倚	作者的判断	对判断的支持
随机序列产生(选择偏倚)	风险不确定	"随机分配的"
分配隐藏(选择偏倚)	风险不确定	没有足够的信息做出判断
盲点(表现偏见和探查偏见) 病人和治疗提供者	高风险	无盲点
盲点(表现偏见和探查偏见) 评论者	风险不确定	没有说明评估者是否是盲的
不完全结果数据(退出偏倚) 所有结果	高风险	3个月的跟踪后失去了11%的参与者,6个月后失去了25%的参与者。没有介绍失去的平衡性,没有介绍缺失信息的原因。没有进行ITT
选择性报告(报告偏倚)	低风险	发表的报告包含了所有基于假设的预期结果
其他偏倚	风险不确定	使用了间接报告来印证自我报告的结果。分组的基准线的AUDIT评分、典型BAC和每周饮酒数量有区别

Brown 2010

方法	随机控制实验	
参与者	184个有酒后驾驶问题、再犯罪,并且目前没有接受酒后驾驶干预的男性和女性。加拿大	
干预	短暂的动机式晤谈(n=92)与信息咨询(n=92)	
结果	生理首要结果:通过血液检测酒精滥用的生理特征(GGT,AST,ALT,MCV) 非生理首要结果:和滥用酒精有关的行为(冒险的饮酒天数比例)。使用MMPI-MAC来测量 次要结果:后续药物依赖治疗的利用(数据没有报告)。准备改变的程度	
备注		
偏倚风险		
偏倚	作者的判断	对判断的支持

续表

随机序列产生(选择偏倚)	低风险	电脑化的随机分配
分配隐藏(选择偏倚)	风险不确定	没有描述
盲点(表现偏见和探查偏见) 病人和治疗提供者	低风险	"参与者以及管理基准线和后续测评的晤谈者,对主要假设进行初始分析的统计专家和调查员都对参加者的分配是盲的"
盲点(表现偏见和探查偏见) 评论者	低风险	"参与者以及管理基准线和后续测评的晤谈者,对主要假设进行初始分析的统计专家和调查员都对参加者的分配是盲的"
不完全结果数据(退出偏倚) 所有结果	低风险	在随机分配和干预之后损失了7%的成员。他们被从后续的分析中排除(没有试图治疗)。没有提供退出的原因。后续又损失了6%,这些资料被估算
选择性报告(报告偏倚)	低风险	发表的报告包含了所有基于假设的预期结果
其他偏倚	低风险	自我报告可信度的危险通过借助生理标记和测量社交欲望的反馈模式得到了解决。不同分组在基准线没有区别

Carey 2006

方法	随机控制实验	
参与者	509个美国有严重饮酒问题的学生	
干预	1. 时间性跟踪控制(n=89) 2. 时间性跟踪控制基本动机式晤谈(n=87) 3. 时间性跟踪控制增强的动机式晤谈(n=86) 4. 控制(n=81) 5. 基本 BMI(n=85) 6. 增强的 BMI(n=81)	
结果	生理首要结果:无 非生理首要结果:每周饮酒量,每次饮酒时的饮酒量,大量饮酒的频率,BAC 峰值,RAPI 得分 次要结果:无	
备注		
偏倚风险		
偏倚	作者的判断	对判断的支持
随机序列产生(选择偏倚)	风险不确定	"随机分配"
分配隐藏(选择偏倚)	风险不确定	没有足够信息来做出判断
盲点(表现偏见和探查偏见) 病人和治疗提供者	高风险	无盲点
盲点(表现偏见和探查偏见) 评论者	高风险	评论者"对分配情况无盲点"

续表

不完全结果数据(退出偏倚) 所有结果	风险不确定	在一个月的跟踪失去了3%,6个月失去了23%,12个月失去了22%。不同情形分配平均。解释了缺失信息的原因但是缺少细节。无法确定是否使用了ITT
选择性报告(报告偏倚)	低风险	发表的报告包含了所有基于假设的预期结果
其他偏倚	低风险	使用了间接报告来印证自我报告。不同分组的基准线没有区别,没有额外的偏见来源

Carroll 2006a

方法	多个地点随机控制实验(5个地点)	
参与者	423个美国参加了五个社区治疗药物滥用的门诊病人	
干预	动机式晤谈加标准的摄入量评估(n=173)与标准摄入量评估的对比(n=178)	
结果	生理首要结果:尿液检测和呼吸检测 非生理首要结果:使用首要药物的天数 次要结果:准备改变的程度(数据没有报告),治疗中的滞留(治疗的比率,完成疗程的数目)	
备注		
偏倚风险		
偏倚	作者的判断	对判断的支持
随机序列产生(选择偏倚)	低风险	“参与者通过一个随机分配被随机分配了治疗情境(动机式晤谈或标准的评估)”
分配隐藏(选择偏倚)	风险不确定	没有足够信息来做出判断
盲点(表现偏见和探查偏见) 病人和治疗提供者	低风险	无盲点,但是大部分的结果是生理的,并且被用来证实自我报告,并且不容易受到缺少盲点的影响
盲点(表现偏见和探查偏见) 评论者	风险不确定	没有足够的信息来判断评论者是否是盲的。但是大部分的结果是生理的,并且被用来证实自我报告,并且不容易受到缺少盲点的影响
不完全结果数据(退出偏倚) 所有结果	高风险	1个月后有24%的退出率,3个月后27%平衡的退出率。没有报告退出的原因,没有进行ITT
选择性报告(报告偏倚)	低风险	发表的报告包含了所有基于假设的预期结果
其他偏倚	风险不确定	使用了尿液和呼吸检测来核实自我报告。不同情形的训练时间不平衡,被分配到动机式晤谈的治疗者接受了更多的培训和监督。分组之间的基准线没有区别

Carroll 2006b

方法	随机控制实验	
参与者	13 个被指派到刑事司法系统的依赖大麻的美国青年人	
干预	1. MET/预防性管理(n=33) 2. 药物咨询/预防性管理(n=34) 3. MET(n=35) 4. 药物咨询(n=33)	
结果	生理首要结果:阳性尿液大麻成分检测(%) 非生理首要结果:使用大麻的天数(%),持续禁欲的天数 次要结果:无	
备注		
偏倚风险		
偏倚	作者的判断	对判断的支持
随机序列产生(选择偏倚)	风险不确定	“被随机分配到四种治疗情形中的一种”
分配隐藏(选择偏倚)	风险不确定	没有足够信息来做出判断
盲点(表现偏见和探查偏见) 病人和治疗提供者	低风险	无盲点,但是大部分的结果是生理的,并且被用来证实自我报告,并且不容易受到缺少盲点的影响
盲点(表现偏见和探查偏见) 评论者	低风险	没有足够的信息来判断评论者是否是盲的。但是大部分的结果是生理的,并且被用来证实自我报告,并且不容易受到缺少盲点的影响
不完全结果数据(退出偏倚) 所有结果	风险不确定	3 个月后有 38%的退出率,6 个月后有 21%的退出率。子组之间退出率不平均。没有解释缺失信息的原因,进行了 ITT
选择性报告(报告偏倚)	低风险	发表的报告包含了所有基于假设的预期结果
其他偏倚	低风险	使用了毒理学检测和呼吸样本来核实自我报告分组之间的基准线没有区别。没有额外偏倚来源

Carroll 2009

方法	多个地点随机控制实验(美国 5 个地点)	
参与者	美国 436 个拉美裔药物滥用者	
干预	MET(n=214)和普通咨询对比(n=222)	
结果	生理首要结果:尿液检测阳性比例 非生理首要结果:每周使用药物的天数,没有饮酒天数的比例 次要结果:治疗的滞留(截至 16 周,参与了社区治疗的天数)	
备注	这个研究的设计和 Ball2007b 很接近	
偏倚风险		
偏倚	作者的判断	对判断的支持
随机序列产生(选择偏倚)	低风险	罐子分配

续表

分配隐藏(选择偏倚)	风险不确定	没有足够信息来做出判断
盲点(表现偏见和探查偏见) 病人和治疗提供者	低风险	无盲点,但是大部分的结果是生理的,并且被用来证实自我报告,并且不容易受到缺少盲点的影响
盲点(表现偏见和探查偏见) 评论者	低风险	没有足够的信息来判断评论者是否是盲的。但是大部分的结果是生理的,并且被用来证实自我报告,并且不容易受到缺少盲点的影响
不完全结果数据(退出偏倚) 所有结果	高风险	后续跟踪中损失了28%的参与者。没有解释退出的原因,但是分组之间的退出率较平均。没有进行ITT,但是报告了以治疗为意图的样本
选择性报告(报告偏倚)	低风险	发表的报告包含了所有基于假设的预期结果
其他偏倚	风险不确定	只有自我报告的结果。没有报告基准线的不同

Chanut 2007

方法	实验性随机控制实验	
参与者	51个因为酒后驾驶被定罪的罪犯。加拿大	
干预	动机式晤谈(n=24)和心理教育(n=27)对比	
结果	生理首要结果:无 非生理首要结果:严重饮酒的天数(每天大于6个单位)以及AUDIT评分 次要结果:服务中的使用跟踪期为3个月和6个月	
备注		
偏倚风险		
偏倚	作者的判断	对判断的支持
随机序列产生(选择偏倚)	低风险	罐子随机分配
分配隐藏(选择偏倚)	风险不确定	没有足够信息来做出判断
盲点(表现偏见和探查偏见) 病人和治疗提供者	风险不确定	治疗提供者不可能是盲的,但是参与者可能是盲的
盲点(表现偏见和探查偏见) 评论者	风险不确定	没有说明评论者是否是盲的
不完全结果数据(退出偏倚) 所有结果	风险不确定	3个月时退出率为22%,6个月时退出率为29%。各个分组分布平均。没有报告失去跟踪的原因。报告了ITT,但是不清楚是否所有报告的分析都使用了ITT
选择性报告(报告偏倚)	低风险	发表的报告包含了所有基于假设的预期结果
其他偏倚	风险不确定	使用了间接分析来证实自我报告。危险性饮酒天数和药物滥用监测的结果的基准线有区别

Connors 2002

方法	随机控制实验	
参与者	126 个参与了酒精依赖治疗的美国门诊病人	
干预	动机式晤谈(n=40)、身份诱导(n=37)和为非预备的疗程的控制组(n=36)对比	
结果	生理首要结果:无 非生理首要结果:禁欲天数,严重饮酒的天数 次要结果:治疗的滞留(治疗参与者)	
备注		
偏倚风险		
偏倚	作者的判断	对判断的支持
随机序列产生(选择偏倚)	风险不确定	个案被随机地分配到 3 个准备干预情形中的一种
分配隐藏(选择偏倚)	风险不确定	没有足够信息来做出判断
盲点(表现偏见和探查偏见) 病人和治疗提供者	风险不确定	治疗提供者不可能是盲的,但是参与者可能是盲的
盲点(表现偏见和探查偏见) 评论者	风险不确定	没有说明评论者是否是盲的
不完全结果数据(退出偏倚) 所有结果	风险不确定	13 个是(10%)没有在 12 个月提供时间跟踪晤谈数据。这 13 个个案中,12 个积极地退出了研究或者停止与任何后续跟踪合作,1 个搬家了并且无法被找到。我们无法知道治疗后的退出率以及 3、6、9 个月的退出率。分组之间退出率的分配情况不清楚。没有进行 ITT
选择性报告(报告偏倚)	低风险	发表的报告包含了所有研究目的的结果
其他偏倚	低风险	使用了间接分析来证实自我报告。分组之间的基准线没有区别。没有额外的偏倚来源

Copeland 2001

方法	随机控制实验
参与者	229 个澳大利亚大麻使用者
干预	1. 6 个疗程的 CBT(包括动机式晤谈的成分)(n=78) 2. 1 个疗程的 CBT(包括动机式晤谈的成分)(n=82) 3. 延迟的治疗控制组(n=69)
结果	生理首要结果:无 非生理首要结果:过去一个月每日大麻使用量,大麻依赖程度,有大麻相关问题的比例 次要结果:无
备注	
偏倚风险	

续表

偏倚	作者的判断	对判断的支持
随机序列产生(选择偏倚)	风险不确定	“随机被分配到 3 种情形中的一种”
分配隐藏(选择偏倚)	风险不确定	没有足够信息来做出判断
盲点(表现偏见和探查偏见) 病人和治疗提供者	风险不确定	没有盲点,但是,因为心理测量的可信度,结果的测量不太可能受到非盲的影响
盲点(表现偏见和探查偏见) 评论者	低风险	“跟踪是由一个独立的、对治疗分配盲的研究者完成的”
不完全结果数据(退出偏倚) 所有结果	高风险	在跟踪期的中数 237 天时,有 26%的退出率(个人跟踪长度的范畴为 102 天到 553 天)。各个分组的退出率是平衡的。没有解释退出的原因。分析是在意图治疗的基础上进行的。报告的最好的情形
选择性报告(报告偏倚)	低风险	发表的报告包含了所有研究目的的结果
其他偏倚	高风险	17%在他们参与研究和跟踪期的中间过程中寻求帮助来缓解药物使用。他们使用了尿液检测大麻量来验证自我报告。没有报告分组基准线的区别

D'Amico 2008

方法	实验性随机控制实验	
参与者	64 个接受一个为贫困人群提供健康服务的诊所首要治疗的高风险的青少年。美国	
干预	15 分钟的动机式晤谈(n=38)或者通常的照料(n=26)	
结果	生理首要结果:无 非生理首要结果:过去一个月饮酒的天数。使用大麻时一天使用的次数,饮酒时一天饮酒的数量。喝酒超过三杯的天数。使用大麻的天数 次要结果:无	
备注	项目 CHAT	
偏倚风险		
偏倚	作者的判断	对判断的支持
随机序列产生(选择偏倚)	风险不确定	没有足够信息做出判断
分配隐藏(选择偏倚)	风险不确定	没有足够信息来做出判断
盲点(表现偏见和探查偏见) 病人和治疗提供者	高风险	没有盲点
盲点(表现偏见和探查偏见) 评论者	风险不确定	通过邮寄调查问卷来跟踪调查
不完全结果数据(退出偏倚) 所有结果	高风险	被随机分配的人群 34%没有完成最后的调查(不平均的数量)。8 个参与者不想参加,其他的是因为无法找到。没有实施 ITT

续表

选择性报告(报告偏倚)	低风险	发表的报告包含了所有基于假设的预期结果
其他偏倚	风险不确定	只有自我报告的结果。分组之间的基准线结果没有被报告

De Wildt 2002

方法	多个地点随机控制实验(14 个地点)	
参与者	248 个符合 DSM-IV 酒精依赖或滥用标准的荷兰病人	
干预	1. 阿坎酸+MET(n=86) 2. 阿坎酸+CBT(n=78) 3. 阿坎酸(n=77)	
结果	生理首要结果:GGT 非生理首要结果:禁欲的数量,复发的数量,第一次复发的时间,禁欲的天数,持续禁欲的比例 次要结果:无	
备注		
偏倚风险		
偏倚	作者的判断	对判断的支持
随机序列产生(选择偏倚)	风险不确定	"通过密封的信封随机分配 15 个一组使得每个中心的治疗组有相等数量的病人"
分配隐藏(选择偏倚)	风险不确定	没有足够信息来做出判断
盲点(表现偏见和探查偏见) 病人和治疗提供者	低风险	无盲点,但是大部分的结果是生理的,并且被用来证实自我报告,并且不容易受到缺少盲点的影响
盲点(表现偏见和探查偏见) 评论者	低风险	没有足够信息判断评估者是否是盲的。但是大部分的结果是生理的,并且被用来证实自我报告,并且不容易受到缺少盲点的影响
不完全结果数据(退出偏倚) 所有结果	低风险	6 个月的跟踪有 30%的退出率。退出率是均衡的,说明了退出的原因。完成了 ITT
选择性报告(报告偏倚)	低风险	发表的报告包含了所有基于假设的预期结果
其他偏倚	高风险	23%的病人在治疗期间向其他专业人士咨询了酒精相关的问题。采集了血液样本来核实自我报告。分组的基准线没有区别

Emmen 2005

方法	随机控制实验
参与者	123 个因为饮酒问题到诊所就诊的荷兰病人

续表

干预	荷兰版本饮酒者检查表(n=61)与普通治疗对比(n=62)	
结果	生理首要结果:血清碳水化合物缺少转铁蛋白 非生理首要结果:过去6个月中每天饮酒的数量 次要结果:改变的动机	
备注		
偏倚风险		
偏倚	作者的判断	对判断的支持
随机序列产生(选择偏倚)	低风险	“平衡分组随机分配。主要研究者(M.J.E)使用密封的信封来产生分配序列”
分配隐藏(选择偏倚)	风险不确定	没有足够信息来做出判断
盲点(表现偏见和探查偏见) 病人和治疗提供者	低风险	无盲点,但是大部分的结果是生理的,并且被用来证实自我报告,并且不容易受到缺少盲点的影响
盲点(表现偏见和探查偏见) 评论者	低风险	无盲点,但是大部分的结果是生理的,并且被用来证实自我报告,并且不容易受到缺少盲点的影响
不完全结果数据(退出偏倚) 所有结果	低风险	6个月后失去了9%的跟踪,退出率均衡说明了退出原因,进行了ITT
选择性报告(报告偏倚)	低风险	发表的报告包含了所有基于假设的预期结果
其他偏倚	低风险	测量了血清碳水化合物缺少转铁蛋白(生物数据)。不同分组的基准线没有区别,没有额外偏倚来源

Feldstein 2007

方法	随机控制实验	
参与者	55个没有达到合法年龄的美国严重饮酒者	
干预	一个疗程的动机式晤谈(n=40)与无治疗控制组(n=15)	
结果	生理首要结果:无 非生理首要结果:过去2周狂欢性的饮酒,RAPI 次要结果:无	
备注		
偏倚风险		
偏倚	作者的判断	对判断的支持
随机序列产生(选择偏倚)	低风险	使用了一个随机数字列表
分配隐藏(选择偏倚)	风险不确定	没有足够信息来做出判断
盲点(表现偏见和探查偏见) 病人和治疗提供者	高风险	无盲点

续表

盲点(表现偏见和探查偏见) 评论者	低风险	对分配结果盲的本科生助理在后续期收集了参与者的数据
不完全结果数据(退出偏倚) 所有结果	低风险	2个月的跟踪期失去了7%人员,分组之间退出率平衡。说明了原因。没有进行ITT
选择性报告(报告偏倚)	低风险	发表的报告包含了所有基于假设的预期结果
其他偏倚	风险不确定	只有一个自我报告结果。报告分组的基准线没有不同

Freyer-Adam 2008

方法	准随机控制实验	
参与者	595个普通医院患者:25%是酒精滥用者,57%有成为酗酒者的风险,18%大量饮酒。德国	
干预	1. 联络服务提供的动机式晤谈(n=249) 2. 医院医生提供的动机式晤谈(n=121) 3. TAU(n=225)	
结果	生理首要结果:无 非生理首要结果:每天饮酒的克数,过去一周饮酒的克数 次要结果:准备改变饮酒问题的程度	
备注		
偏倚风险		
偏倚	作者的判断	对判断的支持
随机序列产生(选择偏倚)	高风险	“根据住院的时间,按照时间列表进行了随机分配”
分配隐藏(选择偏倚)	风险不确定	没有足够信息来做出判断
盲点(表现偏见和探查偏见) 病人和治疗提供者	高风险	无盲点
盲点(表现偏见和探查偏见) 评论者	高风险	工作人员对于分配到研究组的参与者不是盲的
不完全结果数据(退出偏倚) 所有结果	高风险	12个月的跟踪期后失去了29%的参与者,不平衡,提供了原因。无ITT
选择性报告(报告偏倚)	低风险	发表的报告包含了所有基于假设的预期结果
其他偏倚	高风险	只有一个自我报告结果。因为工作人员随着时间推移变得更有经验,他们可能在第一阶段招募的是控制组,然后在之后的阶段找不干预组。分组之间在健康程度、年龄和拥有亲密伴侣的满意程度的基准线有区别

Kadden 2007

方法	随机控制实验(拆分设计)	
参与者	240 个满足了 DSM-IV 对大麻依赖的成年人。美国	
干预	9 周,4 个情形中的一种: 1. 个案管理的控制情形(n=62) 2. MET/CBT 应对技能训练(n=61) 3. 预防性管理(n=54) 4. MET/CBT+预防性管理(n=63)	
结果	生理首要结果:无 非生理首要结果:持续 90 天禁欲,禁欲天数的比例 次要结果:准备改变的程度(根据准备改变程度调查问卷),在治疗后 2 个月的跟踪期	
备注		
偏倚风险		
偏倚	作者的判断	对判断的支持
随机序列产生(选择偏倚)	低风险	电脑控制的随机分配
分配隐藏(选择偏倚)	风险不确定	没有足够信息来做出判断
盲点(表现偏见和探查偏见) 病人和治疗提供者	风险不确定	无盲点,但是大部分结果不容易受到缺少盲点影响,因为有生理测量的支持
盲点(表现偏见和探查偏见) 评论者	风险不确定	没有足够信息判断评论者是否是盲的,但是大部分结果不容易受到缺少盲点影响,因为有生理测量的支持
不完全结果数据(退出偏倚) 所有结果	风险不确定	解释了失去 17% 人员的原因,不同分组有不同的退出率,无 ITT
选择性报告(报告偏倚)	低风险	发表的报告包含了所有研究目的的预期结果
其他偏倚	低风险	收集了尿液样本用来核实自我报告。分组的基准线没有区别,没有额外偏倚来源

Kahler 2004

方法	随机控制实验
参与者	48 个美国住院接受酒精依赖解毒治疗的病人
干预	12 个步骤的 MET(n=24)和短暂的参与匿名戒酒会的建议(n=24)
结果	生理首要结果:无 非生理首要结果:禁酒天数的比例,饮酒时每天饮酒数量 次要结果:参加并且参与匿名戒酒会
备注	
偏倚风险	

续表

偏倚	作者的判断	对判断的支持
随机序列产生(选择偏倚)	风险不确定	“随机的进行小组分配来得到 8 个小组,每组 6 个病人”
分配隐藏(选择偏倚)	风险不确定	没有足够信息来做出判断
盲点(表现偏见和探查偏见) 病人和治疗提供者	高风险	无盲点
盲点(表现偏见和探查偏见) 评论者	低风险	“研究助理里对个人和小组的分配情况都是盲的”
不完全结果数据(退出偏倚) 所有结果	低风险	48 个人随机分配了 1,2,3,4,5,6 个月跟踪期的退出率依次为 4%,4%,6%,6%,12%,12%。没有提供不充分信息的原因。无 ITT
选择性报告(报告偏倚)	低风险	发表的报告包含了所有基于假设的预期结果
其他偏倚	风险不确定	使用了间接报告。但是,因为两个治疗组的持续时间不同,无法确定是否是治疗强度而不是治疗内容导致了观察的区别。小组的基准线没有区别

Kavanagh 2004

方法	随机控制实验	
参与者	25 个澳大利亚籍因为误用类鸦片而住院的病人	
干预	“重新来和幸存”项目(n=13)和标准治疗对比(n=12)	
结果	生理首要结果:无 非生理首要结果:禁欲或者所有药物依赖都有改善的 次要结果:无	
备注		
偏倚风险		
偏倚	作者的判断	对判断的支持
随机序列产生(选择偏倚)	低风险	“通过每个地点一个独立的随机排列表来随机分配病人”
分配隐藏(选择偏倚)	风险不确定	没有足够信息来做出判断
盲点(表现偏见和探查偏见) 病人和治疗提供者	高风险	无盲点
盲点(表现偏见和探查偏见) 评论者	低风险	“最终的评估由对治疗情形盲的研究人员完成”
不完全结果数据(退出偏倚) 所有结果	风险不确定	6 个月的退出率为 4%,12 个月为 3%。退出率均衡。我们无法知道 6 周和 3 个月的退出率。没有报告失去参与者的原因,进行了 ITT
选择性报告(报告偏倚)	高风险	没有 AUDIT,依赖严重程度和药物核对表的独立结果。禁欲的天数和好转的天数合并在一起

续表

其他偏倚	高风险	只有自我报告结果。分组的基准线明显不同。由于没有接触控制,有可能积极的结果是接触导致的。参与了"重新来和幸存"项目的人员相对普通治疗的参与者住院的时间较长,而且对控制药物使用有较低的信息,和较少的家庭成员一起居住

Kay-Lambkin 2009

方法	随机控制实验	
参与者	97 个同时有严重抑郁和酒精或大麻误用情形的澳大利亚人	
干预	对抑郁项目有短暂的干预,接着随机分配到下列 3 种情形: 1. 有治疗师提供的动机式晤谈/CBT(n=35) 2. 有电脑提供的动机式晤谈/CBT(n=32) 3. 没有进一步的治疗(n=30)	
结果	在基准线计算酒精或大麻的使用以及危险药物使用评分,然后在 3 个月,6 个月和 12 个月再次使用"类鸦片治疗表"和 SCID-RV 进行后续评估	
备注	在一个情形下,动机式晤谈或 CBT 是有电脑提供的(没有在这个评述中考虑)。这个干预叫 SHADE 治疗(酒精与药物滥用与忧郁症的自我帮助)	
偏倚风险		
偏倚	作者的判断	对判断的支持
随机序列产生(选择偏倚)	低风险	"使用了一个置换的分组随机分配方式使得参与者被随机分配到治疗情形中,并且无论最后样本容量如何都可以持续"
分配隐藏(选择偏倚)	低风险	"治疗分配由一个行政助理从这个名单移除并且隐藏在写有一个相关病人代码的个人信封中。这个过程没有由于评估有或治疗相关的人员参与。在 BI 疗程之前,行政助理会随机发给研究者一个信封,信封的外面展示了病人的编号,而分配情况被封在里面。这个信封在 BI 项目结束的时候由参与者打开"
盲点(表现偏见和探查偏见) 病人和治疗提供者	高风险	病人和治疗提供者是非盲的
盲点(表现偏见和探查偏见) 评论者	低风险	"在治疗结束的时候,所有的病人,无论是否完成了治疗,都会和一个独立的盲的研究者见面来完成后续评估"
不完全结果数据(退出偏倚) 所有结果	低风险	3 个月退出率为 1%,6 个月退出率为 19%,12 个月退出率为 16%。提供了原因。没有说明退出是否是平均的。进行了 ITT
选择性报告(报告偏倚)	低风险	发表的报告包含了所有基于假设的预期结果
其他偏倚	风险不确定	只有自我报告结果。没有完全报告不同分组在基准线的区别。年龄和性别相似。没有额外偏倚来源

Kelly 2000

方法	随机控制实验	
参与者	32 个有酒精和婚姻问题的澳大利亚女人	
干预	专注酒精的治疗(包括动机式晤谈,CBT 策略和复发预防)(n=16)与一个月候补名单控制组(n=16)	
结果	生理首要结果:无 非生理首要结果:喝酒时每天标准的饮酒量 次要结果:无	
备注		
偏倚风险		
偏倚	作者的判断	对判断的支持
随机序列产生(选择偏倚)	风险不确定	使用随机区组设计,所以不同治疗组的参与者分配不受样本大小影响
分配隐藏(选择偏倚)	风险不确定	治疗分配由一位行政助理处理并密封于个别信封,其上标示参与者编号,参与治疗和评估的人员没有执行这些过程。BI 疗程前,行政助理给研究临床人员随机分配的信封,其上标示参与者编号,信封内有治疗分配。BI 疗程后,信封由参与者打开
盲点(表现偏见和探查偏见) 病人和治疗提供者	高风险	病人和治疗师并非盲的
盲点(表现偏见和探查偏见) 评论者	风险不确定	治疗结尾时,参与者不论有无完成治疗,都与独立的研究临床人员会面以完成评估
不完全结果数据(退出偏倚) 所有结果	高风险	3 个月的退出率为 16%,6 个月为 19%,12 个月为 16%。分组之间平均,有报告失去的原因。没有报告退出是否平衡。进行了 ITT
选择性报告(报告偏倚)	低风险	发表的报告包含了所有基于假设的预期结果
其他偏倚	低风险	使用自我报告。分组之间的基准线区别没有详细报告。组间的年龄和性别相似。没有额外偏倚来源

Maisto 2001

方法	多个地点随机控制实验(12 个地点)
参与者	301 个危险的使用酒精、参加了首要门诊治疗的美国年长者
干预	1. MET(n=101) 2. 短暂的建议(n=100) 3. 标准的治疗(n=100)
结果	生理首要结果:无 非生理首要结果:禁欲的天数,喝酒的数量,饮酒时每天饮酒量,喝 1—6 杯酒的天数 次要结果:准备改变的程度(SOCRATES 得分)没有展示数据 后续追踪期为 1,3,6,9,12 个月

续表

备注	我们没有1,3,9个月的后续期	
偏倚风险		
偏倚	作者的判断	对判断的支持
随机序列产生(选择偏倚)	低风险	随机数字表格
分配隐藏(选择偏倚)	低风险	"时间表被装在一个带锁并且只由项目协调员使用的抽屉的信封里"
盲点(表现偏见和探查偏见) 病人和治疗提供者	高风险	无盲点
盲点(表现偏见和探查偏见) 评论者	风险不确定	没有说明评论者是否盲
不完全结果数据(退出偏倚) 所有结果	高风险	1个月,3个月,6个月,9个月和12个月的退出率依次为5%,8%,14%,15%,17%。没有报告原因。我们不知道分组之间是否平均。无ITT
选择性报告(报告偏倚)	低风险	发表的报告包含了所有基于假设的预期结果
其他偏倚	低风险	使用了间接报告来核实自我报告。分组之间的基准线没有区别。没有额外偏倚来源

Marijuana TP 2004

方法	多个地点随机控制实验(3个地点)	
参与者	450个美国依赖大麻的成年人	
干预	1.2个疗程的MET(n=146) 2.9个疗程的MET(n=156) 3.4个月延迟的治疗(n=148)	
结果	生理首要结果:无 非生理首要结果:吸大麻天数的比例,每天吸大麻的时间和数量,依赖症状,滥用症状,大麻问题 次要结果:无	
备注		
偏倚风险		
偏倚	作者的判断	对判断的支持
随机序列产生(选择偏倚)	低风险	罐子随机分配
分配隐藏(选择偏倚)	风险不确定	没有足够信息做出判断
盲点(表现偏见和探查偏见) 病人和治疗提供者	风险不确定	无盲点。但是结果不太可能受到缺少盲点的影响因为有生理测评的支持
盲点(表现偏见和探查偏见) 评论者	风险不确定	"研究助理对病人的情况不盲",但是结果不太可能受到缺少盲点的影响,因为有生理测评的支持

续表

不完全结果数据(退出偏倚) 所有结果	低风险	4个月、9个月和14个月的退出率依次为11%、13%和17%。退出率平均。没有报告丢失原因。进行了ITT(使用基准线数据分析缺失信息)
选择性报告(报告偏倚)	低风险	发表的报告包含了所有基于假设的预期结果
其他偏倚	风险不确定	使用了间接报告和尿液检测来核实自我报告。疗程的数目因为内容和过程而混淆。由于治疗的不同程度而有不同的结果期盼。分组的基准线没有区别

Marsden 2006

方法	多个地点随机控制实验(5个地点)	
参与者	342个使用兴奋剂的英国青年人	
干预	BMI(n=166)和书面健康风险信息的对比(n=176)	
结果	生理首要结果:无 非生理首要结果:吸食兴奋剂的天数,兴奋剂的颗数,吸食可卡因的天数,每天吸食可卡因的克数,吸食强效纯可卡因的天数,每天吸食强效纯可卡因的克数,吸食大麻的天数,每天吸食大麻的克数,饮酒的天数,工作日饮酒量,周末饮酒量 次要结果:无	
备注		
偏倚风险		
偏倚	作者的判断	对判断的支持
随机序列产生(选择偏倚)	风险不确定	“两组随机分配实验”
分配隐藏(选择偏倚)	风险不确定	没有足够信息做出判断
盲点(表现偏见和探查偏见) 病人和治疗提供者	风险不确定	无盲点。但是结果不太可能受到缺少盲点的影响,因为有生理测评的支持
盲点(表现偏见和探查偏见) 评论者	低风险	“为了防止偏倚,所有的后续晤谈都是由于招募时不同的工作人员进行的”
不完全结果数据(退出偏倚) 所有结果	低风险	6个月是13%退出率,各个情况之间平均。没有提供原因。对结果的分析按照意图治疗来进行(包含了所有随机分配的成员),同时失去的个案替换为基准线得分
选择性报告(报告偏倚)	低风险	发表的报告包含了所有基于假设的预期结果
其他偏倚	低风险	随机对30%进行兴奋剂独立检测。分组的基准线没有不同。没有额外偏倚来源

Martin 2008

方法	随机控制实验(5 个地点)	
参与者	40 个年龄在 14—19 岁,来自澳大利亚,没有寻求治疗吸食大麻的青少年	
干预	2 个疗程的短暂干预(n=20)与 3 个月的延迟治疗控制组比较(n=20)	
结果	生理首要结果:尿液检测 非生理首要结果:吸食大麻的天数,每周平均吸食大麻的数量,DSM-IV 依赖状况得分 次要结果:无	
备注	干预被介绍到了 ACCU(青少年大麻检查)	
偏倚风险		
偏倚	作者的判断	对判断的支持
随机序列产生(选择偏倚)	低风险	"由电脑随机产生数字来随机分配序列"
分配隐藏(选择偏倚)	低风险	"参与者有一系列包含密封(透明)信封的标签卡随机分配。这些信封由一个独立的研究院准备,并且在参与者在场的情况下打开"
盲点(表现偏见和探查偏见) 病人和治疗提供者	低风险	无盲点。但是结果不太可能受到缺少盲点的影响,因为有生理测评的支持
盲点(表现偏见和探查偏见) 评论者	低风险	"参与者由一个独立的研究员在最后一次会晤跟踪 3 个月。"大部分的结果都是生理的,并且用来核实自我报告,并且不容易受非盲的影响
不完全结果数据(退出偏倚) 所有结果	低风险	失去了 20%的成员。退出率平均。进行了意图治疗分析。没有报告退出原因
选择性报告(报告偏倚)	低风险	发表的报告包含了所有基于假设的预期结果
其他偏倚	风险不确定	使用尿液检测来核实自我报告。治疗组报告在过去的 90 天里较控制组,显著地使用更多的大麻

Martin 2006

方法	实验性随机控制实验	
参与者	44 个同时被诊断为精神病和有药物依赖的病人。美国	
干预	2 个疗程的动机式晤谈(n=24)与 2 个疗程的标准精神病晤谈(n=20)	
结果	生理首要结果:无 非生理首要结果:使用首要药物、次要药物和饮酒的天数 次要结果:治疗中的保留,准备改变的程度(URICA)。没有报告数据。跟踪为治疗后 1,2,3 个月	
备注		
偏倚风险		
偏倚	作者的判断	对判断的支持

续表

随机序列产生(选择偏倚)	低风险	罐子随机分配
分配隐藏(选择偏倚)	风险不明确	没有足够信息做出判断
盲点(表现偏见和探查偏见) 病人和治疗提供者	低风险	治疗提供者不可能盲,但是参与者可能是盲的
盲点(表现偏见和探查偏见) 评论者	低风险	“两个研究人员在非盲的情况下进行评估”
不完全结果数据(退出偏倚) 所有结果	低风险	至少14%的成员在一个跟踪期退出,在分组之间平均。没有说明原因,进行了ITT
选择性报告(报告偏倚)	低风险	发表的报告包含了所有研究目的的结果
其他偏倚	高风险	只有自我报告结果。基准线的酒精混合得分和合法参与有区别

Mastroleo 2010

方法	随机控制实验	
参与者	122个美国严重饮酒的本科生	
干预	1. 同伴在监督下进行动机式晤谈(n=74) 2. 同伴在无监督下进行动机式晤谈(n=82) 3. 无治疗干预(n=82)	
结果	每日饮酒调查问卷(每周饮酒总量,BAC峰值,严重饮酒行为)	
备注		
偏倚风险		
偏倚	作者的判断	对判断的支持
随机序列产生(选择偏倚)	风险不明确	没有提及分配方法
分配隐藏(选择偏倚)	风险不明确	没有提及分配隐藏方法
盲点(表现偏见和探查偏见) 病人和治疗提供者	高风险	病人和治疗提供者对治疗分配不是盲的
盲点(表现偏见和探查偏见) 评论者	风险不明确	没有说明评估者是否是盲的
不完全结果数据(退出偏倚) 所有结果	低风险	3个月后16%的成员退出,没有说明原因。在分组之间平均。进行了ITT(替换了确实数据)
选择性报告(报告偏倚)	低风险	发表的报告包含了所有研究目的的结果
其他偏倚	风险不明确	只有自我报告结果。61、156(39%)随机分配的参与者没有获得干预,没有报告分组基准线的区别

Match 1993

方法	多个地点随机控制实验(9个门诊和一个协调中心)	
参与者	1726个美国门诊和住院病人	
干预	增强的动机式治疗(MET),认知行为治疗(CBT),12步辅助治疗的对比。没有报告每个情形随机分配的人数	
结果	首要生理结果:丙麸氨转太酶 首要非生理结果:禁欲天数比率,喝酒时每天饮酒量,饮酒的后果 次要结果:无	
备注		
偏倚风险		
偏倚	作者的判断	对判断的支持
随机序列产生(选择偏倚)	低风险	"通过电脑进行的平衡罐子随机分配治疗的情况以确保重要的个人信息最少的区别和变量之间匹配"
分配隐藏(选择偏倚)	风险不明确	随机分配的信息主要有一个协调中心负责
盲点(表现偏见和探查偏见) 病人和治疗提供者	低风险	无盲点,但是大部分结果都是生理的,并且用来印证自我报告,并且不容易受到非盲的影响
盲点(表现偏见和探查偏见) 评论者	风险不明确	无盲点,但是大部分结果都是生理的,并且用来印证自我报告,并且不容易受到非盲的影响
不完全结果数据(退出偏倚) 所有结果	低风险	在3,6,9,12以及15个月的治疗后退出率均小于10%。平均的提供了病人3年退出率的退出原因。作者说明所有随机分配的病人都包含在了分析中,但是他们只在表格中的三个时间点都提供了无缺失信息的病人
选择性报告(报告偏倚)	风险不明确	首要结果(PDA和DDD)的报告不完全(只有表格)。饮酒后果的结果值在9个月和15个月的跟踪时提及
其他偏倚	低风险	使用间接报告和实验室检测(血液和尿液)来证实自我报告。每一个评估都进行了呼吸检测。选择标准没有包括在治疗期间参与额外治疗。分组之间的基准线没有区别。没有额外的偏倚来源

McCambridge 2008

方法	随机控制实验
参与者	326个年轻大麻使用者(16—19岁),从11所英国伦敦成人教育学院
干预	单一MI(n=164)对照给予药物资讯与建议(n=162)
结果	首要生理结果:无 首要非生理结果:30天期大麻使用频次,30天期饮酒量(上周饮酒量+AUDIT分数) 次要结果:无 跟踪期为3个月到6个月

续表

备注		
偏倚风险		
偏倚	作者的判断	对判断的支持
随机序列产生(选择偏倚)	风险不确定	由门诊单位用电脑产生的随机分配
分配隐藏(选择偏倚)	低风险	人员招募和基准线资料收集后,单独与研究者用电话或电邮沟通决定以确保分配隐藏
盲点(表现偏见和探查偏见) 病人和治疗提供者	风险不确定	无盲点但有 bogus pipeline 设计
盲点(表现偏见和探查偏见) 评论者	低风险	参与者填写自我问卷,问卷是由一位对分配是盲的研究员给予的
不完全结果数据(退出偏倚) 所有结果	低风险	3 个月和 6 个月的退出率依次为 17%、19%、17%。退出率不平均。没有报告丢失原因。治疗的意图由最后一次观察转入
自我报告(报告偏倚)	低风险	发表的报告包含了所有基于假设的预期结果
其他偏倚	低风险	自我报告外加上 bogus pipeline 设计。分组的基准线没有区别。没有额外偏倚来源

Miller 2003

方法	多个随机控制实验(5 个地点)	
参与者	208 位进入公立机构以治疗药物问题的美国住院和非住院病人	
干预	1 个 MI 疗程(n=104)对比一般治疗(n=104)	
结果	生理首要结果:尿液毒理学检测 非生理首要结果:停用禁药与酒精的天数百分比 次要结果:滞留(治疗参与的次数)	
备注		
偏倚风险		
偏倚	作者的判断	对判断的支持
随机序列产生(选择偏倚)	低风险	Urn 随机分配
分配隐藏(选择偏倚)	风险不确定	当个案完成基准线衡量时,完成 Urn 随机分配
盲点(表现偏见和探查偏见) 病人和治疗提供者	风险不确定	无盲点,但用尿液毒理学检测
盲点(表现偏见和探查偏见) 评论者	低风险	所有参与者的衡量由有面谈经验的 CASAA 项目评估工作人员执行,他们不知道治疗组的分配

续表

不完全结果数据(退出偏倚) 所有结果	低风险	3、6、12个月跟踪期的退出率依次为7%、14%、20%。退出率均衡。没有提供不充分信息的原因。无ITT
自我报告(报告偏倚)	风险不确定	成瘾严重指数在方法学段落被报告,但没有在结果段落提及
其他偏倚	风险不确定	尿液检测和亲属报告用来检查自我报告的准确性。标准治疗组有可能接受MI。MI治疗组多接受一个疗程。在基期,组间没有差别

Morgenstern 2009

方法	随机控制实验	
参与者	150个非寻求治疗的与男人有性行为的男性。美国	
干预	4个MI疗程(n=70)对比4个教育控制组(n=80)	
结果	生理首要结果:无 非生理首要结果:使用药物的天数(时间线回溯) 次要结果:无 跟踪期为3、6、9、12个月	
备注		
偏倚风险		
偏倚	作者的判断	对判断的支持
随机序列产生(选择偏倚)	低风险	罐子随机分配
分配隐藏(选择偏倚)	风险不确定	没有足够信息来做出判断
盲点(表现偏见和探查偏见) 病人和治疗提供者	风险不确定	没有盲点,但是,因为心理测量的可信度,结果的测量不太可能受到非盲的影响
盲点(表现偏见和探查偏见) 评论者	风险不确定	没有足够的信息来判断评论者是否是盲的。但是大部分的结果是生理的,并且被用来证实自我报告,并且不容易受到缺少盲点的影响
不完全结果数据(退出偏倚) 所有结果	高风险	后续12个月跟踪中损失了23%的参与者。分组之间的退出率无差异。没有解释退出的原因,没有进行ITT
自我报告(报告偏倚)	低风险	
其他偏倚	风险不确定	尿液毒理学检测用来证实自我报告 治疗组在基准线有较多的大麻使用

Naar-King 2007

方法	随机控制实验	
参与者	65个年纪16—25岁患有艾滋病的年轻人。美国	
干预	MET(n=32)对比候补名单控制组(n=33)	
结果	生理首要结果:无 非生理首要结果:一周内标准的饮酒次数和一周内大麻的使用次数 次要结果:无 跟踪期为基准线,3、6个月	
备注	干预被称为“健康选择”	
偏倚风险		
偏倚	作者的判断	对判断的支持
随机序列产生(选择偏倚)	低风险	专案管理者使用网络来产生随机分配并置放在密封的信封
分配隐藏(选择偏倚)	低风险	基准线评估后,资料收集者收到置放随机分配的密封信封,所以可以安排实验组的干预疗程
盲点(表现偏见和探查偏见) 病人和治疗提供者	高风险	无盲点
盲点(表现偏见和探查偏见) 评论者	风险不确定	没有说明评估者是否盲
不完全结果数据(退出偏倚) 所有结果	低风险	6个月的跟踪后失去了23%的样本。没有解释失去跟踪的原因,各个分组的失去状况平均,有ITT
自我报告(报告偏倚)	低风险	发表的报告包含了所有基于假设的预期结果
其他偏倚	风险不确定	只有自我报告结果。没有报告分组的基准线无差别

Parsons 2009

方法	随机控制实验
参与者	143名接受抗逆转录病毒药物治疗与符合风险性饮酒的艾滋病阳性男女个案,美国
干预	MI+认知行为技巧建立(n=65)对比一个时间上与内容上相当的教育情境(n=78)
结果	生理首要结果:无 非生理首要结果:过去的饮酒与饮酒日的饮用量 次要结果:用药持续性 后续追踪为基准期,3、6个月
备注	干预被广为认识PLUS(透过认识与支持的正向生活 Positive Living Through Understanding and Support)项目
偏倚风险	

续表

偏倚	作者的判断	对判断的支持
随机序列产生(选择偏倚)	低风险	罐子随机分配
分配隐藏(选择偏倚)	风险不明确	没有足够信息做出判断
盲点(表现偏见和探查偏见) 病人和治疗提供者	低风险	治疗提供者不可能盲,但是参与者可能是盲的
盲点(表现偏见和探查偏见) 评论者	风险不明确	没有说明评估者是否是盲的
不完全结果数据(退出偏倚) 所有结果	低风险	根据他们原本分配的情况,一个治疗意愿分析那些完成第一阶段追踪评估的参与者 3、6 个月后 9%、10%成员退出,两组状况没有显著不同,有说明退出原因。
自我报告(报告偏倚)	低风险	发表的报告包含了所有基于假设的预期结果
其他偏倚	风险不明确	只有自我报告结果。没有报告分组基准线的区别

Peterson 2006

方法	随机控制实验	
参与者	285 个从安置中心或街头招募的无家青少年。美国	
干预	1. 简短 ME(n=92) 2. 追踪评估(n=94) 3. 只有评估(n=99)	
结果	生理首要结果:无 非生理首要结果:大麻使用日数,其他药物使用日数 次要结果:无	
备注		
偏倚风险		
偏倚	作者的判断	对判断的支持
随机序列产生(选择偏倚)	低风险	基于性别和种族的两阶段罐子随机分配
分配隐藏(选择偏倚)	风险不明确	集中控制的随机分配
盲点(表现偏见和探查偏见) 病人和治疗提供者	风险不明确	无盲点,但是大部分结果不容易受缺少盲点影响,因为有生理测量的支持
盲点(表现偏见和探查偏见) 评论者	风险不明确	“执行追踪的访谈者对治疗情况并不是盲的”但是大部分结果不容易受缺少盲点影响,因为有生理测量的支持
不完全结果数据(退出偏倚) 所有结果	风险不明确	1 个月和 3 个月的追踪时退出率为 18%和 20%。组间平衡。退出原因没有说明。作者提及使用 ITT 但没有报告

续表

自我报告(报告偏倚)	低风险	发表的报告包含了所有基于假设的预期结果
其他偏倚	低风险	3个月追踪时采集尿液样本。基准期组间无差异。没有显现其他额外的偏倚

Rohsenow 2004

方法	随机控制实验	
参与者	165个对古柯碱依赖的美国病患	
干预	1. MET之后实施团体处理技巧(n=44) 2. MET之后实施药物教育(n=39) 3. 冥想放松然后团体处理技巧(n=44) 4. 冥想放松然后药物教育(n=38)	
结果	生理首要结果:无 非生理首要结果:古柯碱使用天数,酒精使用天数的百分比 次要结果:改变意愿(古柯碱改变评估问卷)。没有报告资料 持续治疗(医院治疗天数[没有报告资料])	
备注	结果资料不可得。2010年5月19日由Dr.Rohsenow邮寄	
偏倚风险		
偏倚	作者的判断	对判断的支持
随机序列产生(选择偏倚)	风险不明确	基于性别和古柯碱使用量的分层抽样
分配隐藏(选择偏倚)	风险不明确	没有足够信息做出判断
盲点(表现偏见和探查偏见) 病人和治疗提供者	风险不明确	无盲点,但是大部分结果不容易受缺少盲点影响,因为有生理测量的支持
盲点(表现偏见和探查偏见) 评论者	低风险	执行评估的研究助理对治疗状况是盲的
不完全结果数据(退出偏倚) 所有结果	风险不明确	12个月的追踪时退出率为10%。我们不知道3个月和6个月的退出率。退出原因不明。不清楚组间的退出是否平衡。有报告使用ITT,但是报告分析没有包括所有的样本
自我报告(报告偏倚)	低风险	发表的报告包含了所有基于假设的预期结果
其他偏倚	风险不明确	尿液药物筛检和亲属报告用来核对自我报告。在基准线时,MET组报告比较多天数的饮酒

Saitz 2007

方法	随机控制实验
参与者	341个美国超量饮用酒精的住院病人

续表

干预	动机式辅导(n=172)对比一般照护(n=169)	
结果	生理首要结果:无 非生理首要结果:饮酒超量,重度饮酒次数,戒酒 次要结果:改变意愿(改变意愿阶段的采取步骤量表和渴望治疗量表)没有报告资料 接受酒精协助	
备注		
偏倚风险		
偏倚	作者的判断	对判断的支持
随机序列产生(选择偏倚)	风险不明确	基于 AUDIT 分数的八个一组的随机区组设计
分配隐藏(选择偏倚)	风险不明确	用密封不透明信封。不确定信封是否不透明或是否有标示连续号码
盲点(表现偏见和探查偏见) 病人和治疗提供者	高风险	无盲点
盲点(表现偏见和探查偏见) 评论者	风险不明确	没有说明评论者是否盲
不完全结果数据(退出偏倚) 所有结果	低风险	在 3 个月的追踪,一般照护组退出率为 17%,简短介入组退出率为 24%。在 12 个月的追踪,一般照护组退出率为 14%,简短介入组退出率为 18%。流程图包括退出原因。ITT 有被执行。(……分析所有随机分配到各组的病人)
自我报告(报告偏倚)	低风险	发表的报告包含了所有基于假设的预期结果
其他偏倚	风险不明确	存在基准线不平衡(性别,可归因于酒精的医疗诊断,接受酒精协助,药物使用),尽管有随机分配。后续追踪有执行生物性呼吸测试

Schaus 2009

方法	随机控制实验	
参与者	363 个筛选后有饮酒高风险的大学生。美国	
干预	动机式晤谈+一本手册(n=181)对比只有收到一本手册的对照组(n=182)	
结果	生理首要结果:无 非生理首要结果:一般 BAC,高峰 BAC,平均饮酒数量,重度饮酒天数,最高饮酒数量,平均每周饮酒数量,平均一周酒醉次数 次要结果:改变意愿(改变意愿量表) 跟踪期为 3、6、9、12 个月	
备注		
偏倚风险		
偏倚	作者的判断	对判断的支持

续表

随机序列产生(选择偏倚)	风险不明确	用 SPSS 版本 15 将受试者随机分配到实验或控制组的区组设计,每个区组内的干预随机分配
分配隐藏(选择偏倚)	风险不明确	分组分配由资料管理员密封于信封,直到征募来的参与者提供了认知同意书
盲点(表现偏见和探查偏见) 病人和治疗提供者	高风险	无盲点
盲点(表现偏见和探查偏见) 评论者	风险不明确	没有说明评论者是否盲
不完全结果数据(退出偏倚) 所有结果	高风险	3、6、9、12 个月追踪的流失百分比为 24%、42%、41%、35%。后续追踪时,组间并没有显著差别。退出的理由没有提供。ITT 可能有执行
自我报告(报告偏倚)	低风险	发表的报告包含了所有基于假设的预期结果
其他偏倚	高风险	只有自我报告结果。在基期,变量"饮用 3 份以上酒精后的开车次数"在控制组比较高

Sellman 2001

方法	随机控制实验	
参与者	125 个新西兰有轻度到中度酒精依赖的病患	
干预	1. MET(n=42) 2. 非引导式的反照倾听(n=40) 3. 没有进一步辅导(n=40)	
结果	生理首要结果:无 非生理首要结果:中断戒酒,超过国家指导方针至少 1 次,超过国家指导方针 6 次或更多,饮用 10 份以上酒精至少一次,饮用 10 份以上酒精 6 次或更多 次要结果:无	
备注		
偏倚风险		
偏倚	作者的判断	对判断的支持
随机序列产生(选择偏倚)	风险不明确	随机分配治疗方式
分配隐藏(选择偏倚)	低风险	一位独立于研究的分配与治疗的行政人员,被接洽关于进行中的治疗
盲点(表现偏见和探查偏见) 病人和治疗提供者	风险不明确	治疗提供者不可能盲,但治疗参与者应是盲的
盲点(表现偏见和探查偏见) 评论者	风险不明确	一位对治疗状况盲的资深研究助理,成功地完成追踪

续表

不完全结果数据(退出偏倚) 所有结果	低风险	6个月的追踪退出率为1%。不同组的退出率是平衡的,但没有提供理由。不清楚ITT有无执行
自我报告(报告偏倚)	低风险	发表的报告包含了所有基于假设的预期结果
其他偏倚	低风险	亲属报告用来检查自我报告的准确性。组间GAS分数于基期有差距。没有显示额外来源的偏倚

Stein 2002

方法	随机控制实验	
参与者	187个美国AUDIT—阳性活跃的注射药物使用者	
干预	动机式晤谈(n=95)对比对照组(只有评估)(n=92)	
结果	生理首要结果:无 非生理首要结果:饮酒天数 次要结果:无	
备注	BRAINE研究	
偏倚风险		
偏倚	作者的判断	对判断的支持
随机序列产生(选择偏倚)	风险不明确	将个案用随机区组设计八个一组的分配至治疗组
分配隐藏(选择偏倚)	风险不明确	收容第一个病人前,资料主管准备好随机分配的行程
盲点(表现偏见和探查偏见) 病人和治疗提供者	高风险	无盲点
盲点(表现偏见和探查偏见) 评论者	低风险	"在每一次的追踪评估,研究助理对治疗状况是盲的"
不完全结果数据(退出偏倚) 所有结果	低风险	6个月的后续追踪退出率为3%。组间平衡。没有提供退出理由。执行ITT。遗失资讯用"最糟情况"估算值取代
自我报告(报告偏倚)	低风险	发表的报告包含了所有基于假设的预期结果
其他偏倚	风险不明确	只有自我报告资料。在基期,组间没有差别

Stein 2009

方法	随机控制实验
参与者	198位每周至少使用一次古柯碱但没有接受治疗者。美国
干预	4个疗程的动机式晤谈(n=97)或者是只有评估的对照组(n=101)。两组都收到一系列手写的治疗资源。每个疗程20到40分钟

续表

结果	生理首要结果:无 非生理首要结果:任何的古柯碱减少使用,超过 50%的减少使用,节制不用 次要结果:治疗参与(住院治疗,参与 NA 或 CA,任何药物治疗) 跟踪期为 6 个月	
备注		
偏倚风险		
偏倚	作者的判断	对判断的支持
随机序列产生(选择偏倚)	风险不明确	研究的方法学家监管随机分配和隐藏
分配隐藏(选择偏倚)	风险不明确	研究的方法学家监管随机分配和隐藏
盲点(表现偏见和探查偏见) 病人和治疗提供者	高风险	无盲点
盲点(表现偏见和探查偏见) 评论者	低风险	追踪面谈由对研究分配是盲的研究人员执行
不完全结果数据(退出偏倚) 所有结果	低风险	执行 ITT。6 个月退出率为 19%。没有说明理由
自我报告(报告偏倚)	低风险	发表的报告包含了所有基于假设的预期结果
其他偏倚	低风险	在基期,组间没有差别

Stein 2010

方法	随机控制实验	
参与者	245 位有风险性饮酒的监禁女性	
干预	动机式晤谈(n=125)对比只有评估(n=120)	
结果	90 天内的饮酒(禁酒的几率,每个饮酒日的饮酒量) 使用时间序列 追踪期为 1、3、6 个月	
备注		
偏倚风险		
偏倚	作者的判断	对判断的支持
随机序列产生(选择偏倚)	风险不明确	随机分配和隐藏由研究的方法学家监管(BJA)
分配隐藏(选择偏倚)	风险不明确	随机分配和隐藏由研究的方法学家监管(BJA)
盲点(表现偏见和探查偏见) 病人和治疗提供者	高风险	病人和治疗提供者对治疗情境不是盲的
盲点(表现偏见和探查偏见) 评论者	低风险	执行评估的研究人员不知道参与者所分配到的状况

续表

不完全结果数据(退出偏倚) 所有结果	高风险	1个月退出率为24%,3个月退出率为21%,6个月退出率为21%。组间平衡。没有ITT。没有提供理由
自我报告(报告偏倚)	低风险	发表的报告包含了所有基于假设的预期结果
其他偏倚	风险不明确	在基期,组间没有差别

Stephens 2007

方法	随机控制实验	
参与者	188个美国大麻使用者	
干预	1. 个人化的回馈(利用MI)(n=62) 2. 教育方式的对照组(多媒体回馈)(n=62) 3. 延迟回馈(n=64)	
结果	生理首要结果:无 非生理首要结果:每周大麻使用天数,每天吸烟周期,药物依赖症状 次要结果:动机(准备改变量表)。数据没有报告	
备注		
偏倚风险		
偏倚	作者的判断	对判断的支持
随机序列产生(选择偏倚)	低风险	使用罐子随机分配软件
分配隐藏(选择偏倚)	风险不明确	没有足够信息来做出判断
盲点(表现偏见和探查偏见) 病人和治疗提供者	风险不明确	无盲点,但是大部分结果不容易受缺少盲点影响,因为有生理测量的支持
盲点(表现偏见和探查偏见) 评论者	低风险	研究人员不知道分配的状况
不完全结果数据(退出偏倚) 所有结果	低风险	7周退出率为5%,6个月退出率为10%,12个月退出率为19%。组间平衡。没有提供理由。ITT可能有执行(遗失数据用基准线数值取代)
自我报告(报告偏倚)	低风险	发表的报告包含了所有基于假设的预期结果
其他偏倚	低风险	每个评估时间点采集尿液样本,用酶联免疫吸附试验以分析药物代谢物。基期组间差别没有报告。无呈现额外偏差

Stotts 2001

方法	随机控制实验
参与者	105个美国对古柯碱依赖的男子和女子,年龄18岁到50岁,收入一所大学医疗中心

续表

干预	动机式晤谈对比排毒疗程。组别的大小没有报告。排毒疗程是"……一个多成分的干预,包括每日探访,与研究助理互动,教育,和绘制与回馈每日尿液测试结果,以及成功完成疗程与奖励进一步治疗的额外奖励金"	
结果	生理首要结果:古柯碱阳性尿液样本 非生理首要结果:古柯碱使用 次要结果:治疗滞留(完成排毒疗程) 准备改变的程度(改变过程量表)	
备注		
偏倚风险		
偏倚	作者的判断	对判断的支持
随机序列产生(选择偏倚)	风险不明确	随机分配
分配隐藏(选择偏倚)	风险不明确	随机分配
盲点(表现偏见和探查偏见) 病人和治疗提供者	低风险	无盲点。但是大部分的结果是生理的,并且被用来证实自我报告,并且不容易受到缺少盲点的影响
盲点(表现偏见和探查偏见) 评论者	低风险	没有足够的信息来判断评论者是否是盲的。但是大部分的结果是生理的,并且被用来证实自我报告,并且不容易受到缺少盲点的影响
不完全结果数据(退出偏倚) 所有结果	高风险	意图治疗整个样本(n=105)完成排毒疗程。随机分配到各治疗情境的人数没有报告。51 位完成治疗者有采样尿液
自我报告(报告偏倚)	低风险	发表的报告包含了所有基于假设的预期结果
其他偏倚	低风险	尿液分析用来确认自我报告。组间在基期无差异。没有其他偏差来源

Stotts 2006

方法	实验性随机控制实验	
参与者	31 个男性寻求古柯碱治疗的滥用者。美国	
干预	两个疗程的动机式晤谈加上生物性脑电波(EEG/ERP)回馈(n=17)或者一个最轻微的控制情况,成员和一位有经验的研究助理一周简短会面两次至少两个礼拜	
结果	生理首要结果:古柯碱阳性尿液筛检 非生理首要结果:古柯碱使用天数比例 次要结果:准备改变的程度。资料没有报告	
备注		
偏倚风险		
偏倚	作者的判断	对判断的支持
随机序列产生(选择偏倚)	风险不明确	随机分配
分配隐藏(选择偏倚)	风险不明确	没有足够信息来做出判断

续表

盲点(表现偏见和探查偏见) 病人和治疗提供者	低风险	无盲点。但是大部分的结果是生理的,并且被用来证实自我报告,并且不容易受到缺少盲点的影响
盲点(表现偏见和探查偏见) 评论者	低风险	研究结束一周后的干预后评估,由对研究状况盲的临床人员执行
不完全结果数据(退出偏倚) 所有结果	风险不明确	只有两个时间点资料都有的个案才纳入分析(27/31=13%退出率)。退出原因没有报告。ITT 没有执行
自我报告(报告偏倚)	低风险	发表的报告包含了所有基于假设的预期结果
其他偏倚	低风险	脑电波筛检用来确认自我报告资料。组间在基期没有差异。没有其他偏差来源

Thush 2009

方法	随机控制实验	
参与者	125 个荷兰处于风险状况的青少年	
干预	动机式晤谈加上资讯传单(n=61)对比只有资讯传单(n=64)	
结果	生理首要结果:无 非生理首要结果:酒精使用 次要结果:准备改变的程度。资料没有报告 跟踪期为 1、6 个月	
备注	2010 年 5 月 28 日,寄电邮给 Thush 要求原始资料。Thush 马上回应并答应会找寻。他们有计算对数变换标准化酒精使用指数,是通过 6 个不同的酒精使用结果测量。8 月 30 日寄出提醒。一个自动简讯告知 Thush 已辞职。	
偏倚风险		
偏倚	作者的判断	对判断的支持
随机序列产生(选择偏倚)	风险不明确	随机分配
分配隐藏(选择偏倚)	风险不明确	没有足够信息来做出判断
盲点(表现偏见和探查偏见) 病人和治疗提供者	高风险	无盲点
盲点(表现偏见和探查偏见) 评论者	风险不明确	没有说明评估者是否盲
不完全结果数据(退出偏倚) 所有结果	高风险	1 个月退出率为 10%,6 个月退出率为 41%。有提供理由。在 1 个月组间平衡,但不确定 6 个月组间是否平衡。ITT 没有执行
自我报告(报告偏倚)	低风险	发表的报告包含了所有基于假设的预期结果
其他偏倚	风险不明确	只有自我报告结果。组间差异在基准线没有报告

Ukatt 2005

方法	随机控制实验	
参与者	742 个英国有酒精问题的个案	
干预	MET(n=442)对比社会行为和人际网络疗法(n=320)	
结果	生理首要结果:谷氨酰转移酶 非生理首要结果:禁酒天数,每个喝酒日子的饮酒分量,黎斯依赖量表分数,酒精问题分数 次要结果:无	
备注		
偏倚风险		
偏倚	作者的判断	对判断的支持
随机序列产生(选择偏倚)	低风险	通过在 York 的网上随机分配将参与者分配到治疗组
分配隐藏(选择偏倚)	风险不明确	治疗方式被密封
盲点(表现偏见和探查偏见) 病人和治疗提供者	低风险	无盲点。但是大部分的结果是生理的,并且被用来证实自我报告,并且不容易受到缺少盲点的影响
盲点(表现偏见和探查偏见) 评论者	低风险	评估者在 12 个月追踪是盲的,但在 3 个月不是。但是大部分的结果是生理的,并且被用来证实自我报告,并且不容易受到缺少盲点的影响
不完全结果数据(退出偏倚) 所有结果	低风险	3 个月退出率为 7%,12 个月退出率为 17%。组间平衡。有提供理由。ITT 用最后一个观察执行
自我报告(报告偏倚)	低风险	发表的报告包含了所有基于假设的预期结果
其他偏倚	低风险	谷氨酰转移酶用来确认自我报告资料。组间在基期没有差异。没有其他偏差来源

Walitzer 2008

方法	随机控制实验	
参与者	169 位酗酒门诊病人。美国	
干预	(1)一个动机式取向用以促进嗜酒者互诫协会(n=58),(2)一个 12 步骤引导式取向用以促进嗜酒者互诫协会(n=53),或(3)一般的治疗方式没有特别关注嗜酒者互诫协会(n=58)。所有的治疗方式都有 12 个疗程	
结果	生理首要结果:无 非生理首要结果:禁酒天数百分比,狂饮天数百分比,透过时间限回溯法 次要结果:参与嗜酒者互诫协会	
备注	2010 年 10 月 11 日我们寄电邮给 Kim Walitzer(walitzer@ria.buffalo.edu)索取治疗滞留率的资料	
偏倚风险		
偏倚	作者的判断	对判断的支持

续表

随机序列产生(选择偏倚)	低风险	由第三作者实施罐子随机分配
分配隐藏(选择偏倚)	风险不明确	“由第三作者实施罐子随机分配……”没有足够资讯用作判断
盲点(表现偏见和探查偏见) 病人和治疗提供者	风险不明确	治疗提供者无法是盲的,但是参与者可能是盲的
盲点(表现偏见和探查偏见) 评论者	低风险	实验晤谈者对干预情况是盲的
不完全结果数据(退出偏倚) 所有结果	风险不明确	晤谈时的退出率为10%,问卷资料退出率为15%。没有提供理由。组间相似。ITT在主要分析有执行
自我报告(报告偏倚)	低风险	发表的报告包含了所有基于假设的预期结果
其他偏倚	低风险	亲属报告用来确认自我报告资料。组间差异在基期没有报告。没有其他偏差来源

Walker 2006

方法	随机控制实验	
参与者	97个美国青少年	
干预	2个疗程的MET(n=47)对比3个月延后的情况(n=50)	
结果	生理首要结果:无 非生理首要结果:大麻使用天数 次要结果:无	
备注		
偏倚风险		
偏倚	作者的判断	对判断的支持
随机序列产生(选择偏倚)	风险不明确	随机分配
分配隐藏(选择偏倚)	风险不明确	没有足够信息来做出判断
盲点(表现偏见和探查偏见) 病人和治疗提供者	高风险	无盲点
盲点(表现偏见和探查偏见) 评论者	风险不明确	基期和3个月的追踪评估是用语音电脑辅助自我访谈软件,但是,一个不同的健康教育人员执行追踪
不完全结果数据(退出偏倚) 所有结果	风险不明确	3个月的退出率为5%(9%在MET组,2%在3个月延后组)。组间不平衡。没有报告理由。号称执行ITT但只有报告实际的资料
自我报告(报告偏倚)	高风险	作者声称酒精和其他药物是测量结果但只有报告大麻使用的结果。一些结果只有声称是“统计不显著”但没有仔细报告

续表

其他偏倚	风险不明确	只有自我报告结果。在基准线，在马上治疗的那一组较延缓治疗组有较多白人

Walters 2009

方法	随机控制实验	
参与者	279 个重度饮酒的大学生。美国	
干预	(1)一个疗程的动机式晤谈，没有回馈(MIO，n=70)，(2)一个疗程的动机式晤谈，有回馈(MIF，n=73)，(3)只有网络回馈(FBO，n=67)，或(4)只有评估(AO，n=69)	
结果	生理首要结果：无 非生理首要结果：每周饮酒次数，估计 BAC 高峰 次要结果：无	
备注		
偏倚风险		
偏倚	作者的判断	对判断的支持
随机序列产生(选择偏倚)	风险不明确	学生输入基本数据后，自动基于性别和重度饮酒次数(过去两周有一次对比一次以上的重度饮酒)的分层抽样
分配隐藏(选择偏倚)	风险不明确	没有足够信息来做出判断
盲点(表现偏见和探查偏见) 病人和治疗提供者	高风险	无盲点
盲点(表现偏见和探查偏见) 评论者	风险不明确	没有说明评估者是否盲
不完全结果数据(退出偏倚) 所有结果	风险不明确	3 个月的退出率为 10%，6 个月退出率为 14%。组间有差异。没有提供理由。ITT 没有执行
自我报告(报告偏倚)	低风险	发表的报告包含了所有基于假设的预期结果
其他偏倚	风险不明确	回馈资料的样式不同(例如网络对比面对面的方式)，因为回馈成分不同，MIO 和 MIF 的状况依接触的时间而改变。组间在基期没有差异

White 2006

方法	随机控制实验
参与者	222 个强制治疗的大学生。美国
干预	简短的动机式晤谈(n=180)对比只有书面回馈(n=168)

续表

结果	生理首要结果:无 非生理首要结果:上个月酒精使用次数,狂饮次数,上个月一个一般的礼拜饮酒次数和饮酒时数。上个月大麻的使用次数 次要结果:无 追踪期为干预后3个月	
备注		
偏倚风险		
偏倚	作者的判断	对判断的支持
随机序列产生(选择偏倚)	低风险	用硬币随机分配
分配隐藏(选择偏倚)	低风险	用硬币随机分配
盲点(表现偏见和探查偏见) 病人和治疗提供者	高风险	无盲点
盲点(表现偏见和探查偏见) 评论者	风险不明确	没有说明评估者是否盲
不完全结果数据(退出偏倚) 所有结果	低风险	后续追踪退出率为5%。没有提供原因。组间平衡。ITT没有执行
自我报告(报告偏倚)	低风险	发表的报告包含了所有基于假设的预期结果
其他偏倚	高风险	只有用自我报告,但包括了社会性向往量表。在BMI组的参与者是低年级本科生,在基期比书面回馈组有较高RAPI分数

Winhusen 2008

方法	随机控制实验	
参与者	200个怀孕的药物滥用者。美国	
干预	三阶段MET(n=102)对比一般治疗的对照组(n=98)	
结果	生理首要结果:尿液毒理学 非生理首要结果:使用酒精/药物的天数 次要结果:准备改变的程度(URICA)	
备注		
偏倚风险		
偏倚	作者的判断	对判断的支持
随机序列产生(选择偏倚)	低风险	罐子随机分配
分配隐藏(选择偏倚)	风险不明确	没有足够信息来做出判断
盲点(表现偏见和探查偏见) 病人和治疗提供者	低风险	无盲点,但是大部分的结果是生理的,并且被用来证实自我报告,并且不容易受到缺少盲点的影响

续表

盲点(表现偏见和探查偏见) 评论者	低风险	没有足够资料判断评估者是否是盲的,但是大部分的结果是生理的,并且被用来证实自我报告,并且不容易受到缺少盲点的影响
不完全结果数据(退出偏倚) 所有结果	低风险	1个月的退出率为14%,3个月的退出率为20%。组间平衡。提供退出理由。ITT有执行
自我报告(报告偏倚)	低风险	发表的报告包含了所有基于假设的预期结果
其他偏倚	风险不明确	尿液样本被收集来测试鸦片、古柯碱、甲基苯丙胺、苯二氮平类药物和大麻,干预期间每周测量以及两次追踪时测量。在基期,MET组使用较多古柯碱,TAU组使用较多大麻。在基期,组间不同也包括年龄、种族、教育和参加治疗的压力

Winters 2007

方法	随机控制实验	
参与者	53个在学校情境下被确认的药物滥用学生。美国	
干预	只包含青少年二阶段的动机式晤谈(n=26)对比只有评估的对照组(n=2)	
结果	生理首要结果:无 非生理首要结果:酒精使用天数,狂饮天数,非法药物使用天数 次要结果:额外的治疗 追踪期为6个月	
备注		
偏倚风险		
偏倚	作者的判断	对判断的支持
随机序列产生(选择偏倚)	风险不明确	随机分配
分配隐藏(选择偏倚)	风险不明确	没有足够信息来做出判断
盲点(表现偏见和探查偏见) 病人和治疗提供者	高风险	无盲点
盲点(表现偏见和探查偏见) 评论者	低风险	一个不知道干预状况的资深研究助理于初始、1个月和6个月的追踪进行面谈
不完全结果数据(退出偏倚) 所有结果	低风险	6个月追踪退出率为1%
自我报告(报告偏倚)	低风险	发表的报告包含了所有基于假设的预期结果
其他偏倚	高风险	在6个月的TSR面谈,在BI-AP组报告较多额外治疗(27%)对比BI-A组(16%)。只有自我报告。在基期,组间没有差异

Wood 2007

方法	随机控制实验(2×2 因素设计)	
参与者	335 个重度饮酒美国大学生	
干预	1. 简易动机式晤谈(BMI)(n=84) 2. 酒精期望挑战(AEC)(n=87) 3. 简易动机式晤谈和酒精期望挑战(n=81) 只有评估(n=83) 酒精期望挑战包含两个疗程,以及一个关于在酒吧情境下酒精预期的团体讨论	
结果	生理首要结果:无 非生理首要结果:每周饮酒数,过去 30 天重度饮酒次数。宿醉、昏迷、耐药性增加 次要结果:无	
备注		
偏倚风险		
偏倚	作者的判断	对判断的支持
随机序列产生(选择偏倚)	风险不明确	区分性别的随机分配
分配隐藏(选择偏倚)	风险不明确	没有足够信息来做出判断
盲点(表现偏见和探查偏见) 病人和治疗提供者	高风险	无盲点
盲点(表现偏见和探查偏见) 评论者	风险不明确	没有说明评论者是否盲
不完全结果数据(退出偏倚) 所有结果	高风险	1、3、6 个月追踪的累计退出率为 18%、25%和 28%。组间不平衡。21 个 AEC 组和 24 个 BMI-AEC 组被舍弃,因为不可能安排至少 1 次的两组 AEC 疗程。ITT 没有被执行
自我报告(报告偏倚)	低风险	发表的报告包含了所有基于假设的预期结果
其他偏倚	风险不明确	只有自我报告结果。组间差异在基准线没有区别

9. 参考文献

Anton 2005{只包含已发表的数据}

* Anton RF, Moak DH, Latham P, Waid LR, Myrick H, Voronin K, et al. Naltrexone combined with either cognitive behavioral or motivational enhancement therapy for alcohol dependence. *Journalof Clinical Psychopharmacology* 2005;25(4):349-57.

Baros AM, Latham PK, Moak DH, Voronin K, Anton RF. What role does measuring medication compliance play in evaluating the efficacy of naltrexone?. *Alcoholism: Clinical & Experimental Research* 2007;31(4):596-603.

Ball 2007a{只包含已发表的数据}

*Ball SA, Todd M, Tennen H, Armeli S, Mohr C, Affleck G, et al. Brief motivational enhancement and coping skills interventions for heavy drinking. *Addictive Behaviors* 2007; 32(6):1105-18.

Ball 2007b{只包含已发表的数据}

*Ball SA, Martino S, Nich C, Frankforter TL, Van Horn D, Crits- Christoph P, et al. Site matters: multi site randomised trial of motivational enhancement therapy in community drug abuse clinics. *Journal of Consulting & Clinical Psychology* 2007;75(4):556-67.

Barnett 2007{只包含已发表的数据}

*Barnett NP, Murphy JG, Colby SM, Monti PM. Efficacy of counsellor vs. computer-delivered intervention with mandated college students.. *Addictive Behaviors* 2007; 32(11): 2529-48.

Bazargan-Hejazi 2005{只包含已发表的数据}

*Bazargan-Hejazi S, Bing E, Bazargan M, Der-Martirosian C, Hardin E, Bernstein J, et al. Evaluation of a brief intervention in an inner-city emergency department. *Annals of Emergency Medicine* 2005;46(1):67-76.

Bell 2007{只包含已发表的数据}

*Bell JB. Volitional control, self-regulation, and motivational interviewing in veterans with alcohol problems. Dissertation Abstracts International: Section B: *The Sciences and Engineering* 2007; Vol.68, issue 7-B:2008pp-B.

Bernstein 2009{只包含已发表的数据}

*Bernstein E, Edwards E, Dorfman D, Heeren T, Bliss C, Bernstein J. Screening and brief intervention to reduce marijuana use among youth and young adults in a paediatric emergency department.. *Academic Emergency Medicine* 2009;16(11):1174-85.

Bien 1993{只包含已发表的数据}

*Bien TH, Miller WR, Boroughs JM. Motivational interviewing with alcohol outpatients. *Behavioural Psychotherapy* 1993;21(4):347-56.

Borsari 2005{只包含已发表的数据}

* Borsari B, Carey KB. Two brief alcohol interventions formandated college students. *Psychology of Addictive Behaviors* 2005;19(3):296–302.

Brown 2010{只包含已发表的数据}

* Brown TG, Dongier M, Ouimet MC, Tremblay J, Chanut F, Legault L, et al. Brief motivational interviewing for DWI recidivists who abuse alcohol and are not participating in DWI intervention: a randomised controlled trial. *Alcoholism: Clinical and Experimental Research* 2010;34(2):1–10.

Carey 2006{只包含已发表的数据}

* Carey KB, Carey MP, Maisto SA, Henson JM. Brief motivational interventions for heavy college drinkers: A randomised controlled trial. *Journal of Consulting and Clinical Psychology* 2006;74(5):943–54.

Carroll 2006a{只包含已发表的数据}

* Carroll KM, Ball SA, Nich C, Martino S, Frankforter TL, Farentinos C, et al. Motivational interviewing to improve treatment engagement and outcome in individuals seeking treatment for substance abuse: a multisite effectiveness study. *Drug and Alcohol Dependence* 2006;81(3):301–12.

Carroll 2006b{只包含已发表的数据}

* Carroll KM, Easton CJ, Nich C, Hunkele KA, Neavins TM, Sinha R, et al. The use of contingency management and motivational/skills-building therapy to treat young adults with marijuana dependence. *Journal of Consulting and Clinical Psychology* 2006; 74 (5): 955–66.

Olmstead TA, Sindelar JL, Easton CJ, Carroll KM. The costeffectiveness of four treatments for marijuana dependence. *Addiction* 2007;102(9):1443–53.

Carroll 2009{只包含已发表的数据}

* Carroll KM, Martino S, Ball SA, Nich C, Frankforter T, Anez LM, Paris M, Suarez-Morales L, Szapocznik J, Miller WR, Rosa C, Matthews J, Farentinos C. A multi site randomised effectiveness trial of motivational enhancement therapy for Spanish-speaking substance users. *Journal of Consulting and Clinical Psychology* 2009;77(5):993–9.

Chanut 2007{只包含已发表的数据}

* Chanut F, Dongier M, Legault L, Tremblay J, Nadeau L, Ouimet MC, et al. Pilot study of motivational interviewing among persons convicted of driving under the influence.

Drogues, sante et societe 2007;6(2):83-115.

Connors 2002{只包含已发表的数据}

*Connors GJ, Walitzer KS, Dermen KH. Preparing clients for alcoholism treatment: effects on treatment participation and outcomes. *Journal of Consulting and Clinical Psychology* 2002;70(5):1161-9.

Connors 2002{只包含已发表的数据}

*Connors GJ, Walitzer KS, Dermen KH. Preparing clients for alcoholism treatment: effects on treatment participation and outcomes. *Journal of Consulting and Clinical Psychology* 2002;70(5):1161-9.

Copeland 2001{只包含已发表的数据}

*Copeland J, Swift W, Rees V. Clinical profile of participants in a brief intervention program for cannabis use disorder. *Journal of Substance Abuse Treatment* 2001;20:45-52.

Copeland J, Swift W, Roffman R, Stephens R. A randomized controlled trial of brief cognitive-behavioral interventions for cannabis use disorder. *Journal of Substance Abuse Treatment* 2001;21:55-64.

D'Amico 2008{只包含已发表的数据}

*D'Amico EJ, Miles JN, Stern SA, Meredith LS. Brief motivational interviewing for teens at risk of substance use consequences: a randomised pilot study in a primary care clinic. *Journal of Substance Abuse Treatment* 2008;35(1):53-61.

Stern SA, Meredith LS, Gholson J, Gore P, D'Amico EJ. Project CHAT: a brief motivational substance abuse intervention for teens in primary care. *Journal of Substance Abuse Treatment* 2007;32:153-65.

De Wildt 2002{只包含已发表的数据}

*De Wildt WA, Schippers GM, van den Brink W, Potgieter AS, Deckers F, Bets D. Does psychosocial treatment enhance the efficacy of Acamprosate in patients with alcohol problems?. *Alcohol and alcoholism* (*Oxford, Oxfordshire*) 2002;37(4):375-382.

Emmen 2005{只包含已发表的数据}

*Emmen MJ, Schippers GM, Wollersheim H, Bleijenberg G. Adding psychologist's intervention to physicians' advice to problem drinkers in the outpatient clinic. *Alcohol and Alcoholism* 2005;40(3):219-26.

Feldstein 2007{只包含已发表的数据}

*Feldstein SW, Forcehimes AA. Motivational interviewing with underage college drinkers: a preliminary look at the role of empathy and alliance. *American Journal of Drug and Alcohol Abuse* 2007;33(5):737-46.

Freyer-Adam 2008{只包含已发表的数据}

*Freyer-Adam J, Coder B, Baumeister SE, Bischof G, Riedel J, Paatsch K, et al. Brief alcohol intervention for general hospital inpatients: A randomised controlled trial. *Drug and Alcohol Dependence* 2008;93(3):233-43.

Kadden 2007{只包含已发表的数据}

*Kadden RM, Litt MD, Kabela-Cormier E, Petry NM. Abstinence rates following behavioral treatments for marijuana dependence. *Addictive Behaviors* 2007;32(6):1220-36.

Litt MD, Kadden RM, Kabela-Cormier E, Petry NM. Coping skills training and contingency management treatments for marijuana dependence: exploring mechanisms of behavior change. *Addiction* 2008;103(4):638-48.

Kahler 2004{只包含已发表的数据}

*Kahler CW, Read JP, Ramsey SE, Stuart GL, McCrady BS, Brown RA. Motivational enhancement for 12-step involvement among patients undergoing alcohol detoxification. *Journal of Consulting and Clinical Psychology* 2004;72(4):736-41.

Kavanagh 2004{只包含已发表的数据}

*Kavanagh DJ, Young R, White A, Saunders JB, Wallis J, Shockley N, Jenner L, et al. A brief motivational intervention for substance misuse in recent-onset psychosis. *Drug and Alcohol Review* 2004;23(2):151-5.

Kay-Lambkin 2009{只包含已发表的数据}

Baker A, Turner A, Kay-Lambkin FJ, Lewin TJ. The long and the short of treatments for alcohol and cannabis misuse among people with severe mental disorders. *Addictive Behaviors* 2009;34:852-8.

*Kay-Lambkin FJ, Baker AL, Lewin TJ, Carr VJ. Computer-based psychological treatment for comorbid depression and problematic alcohol and/or cannabis use: a randomized controlled trial of clinical efficacy. *Addiction* 2009;104:378-88.

Kelly 2000{只包含已发表的数据}

*Kelly AB, Halford WK, Young RM. Maritally distressed women with alcohol problems: the impact of a short-term alcohol-focused intervention on drinking behaviour and marital satisfaction.*Addiction* 2000;95(10):1537-49.

Maisto 2001{只包含已发表的数据}

Gordon AJ,Conigliaro J,Maisto SA,McNeil M,Kraemer KL,Kelley ME.Comparison of consumption effects of brief interventions for hazardous drinking elderly.*Substance Use and Misuse* 2003;38(8):1017-35.

* Maisto SA,Conigliaro J,McNeil M,Kraemer K,Conigliaro RL,Kelley ME.Effects of two types of brief intervention and readiness to change on alcohol use in hazardous drinkers.*Journal of Studies on Alcohol* 2001;62(5):605-14.

MarijuanaTP 2004{只包含已发表的数据}

Litt MD,Kadden RM,Stephens RS,Marijuana Treatment Project Research Group. Coping and self-efficacy in marijuana treatment:results from the marijuana treatment project.*Journal of Consulting and Clinical Psychology* 2005;73(6):1015-25.

* The Marijuana Treatment Project Research Group.Brief treatments for cannabis dependence:findings from a randomized multi site trial.*Journal of Consulting and Clinical Psychology* 2004;72(3):455-66.

Marsden 2006{只包含已发表的数据}

* Marsden J,Stillwell G,Barlow H,Boys A,Taylor C,Hunt N,et al.An evaluation of a brief motivational intervention among young ecstasy and cocaine users:no effect on substance and alcohol use outcomes.*Addiction* 2006;101(7):1014-26.

Martin 2008{只包含已发表的数据}

* Martin G,Copeland J.The adolescent cannabis check-up:Randomized trial of a brief intervention for young cannabis users.*Journal of Substance Abuse Treatment* 2008;34(4):407-14.

Martino 2006{只包含已发表的数据}

* Martino S,Carroll KM,Nich C,Rounsaville BJ.A randomized controlled pilot study of motivational interviewing for patients with psychotic and drug use disorders.*Addiction* 2006;101(10):1479-92.

Mastroleo 2010{只包含已发表的数据}

* Mastroleo NR,Turrisi R,Carney JV,Ray AE,Larimer ME.Examination of post training supervision of peer counsellors in a motivational enhancement intervention to reduce drinking in a sample of heavy-drinking college students.*Journal of Substance Abuse Treat-*

ment 2010;39:289-97.

MATCH 1993{只包含已发表的数据}

Bauer LO, Covault J, Harel O, Das S, Gelernter J, Anton R, Kranzler HR. Variation in GABRA2 predicts drinking behavior in project MATCH subjects. *Alcoholism, Clinical and Experimental Research* 2007;31(11):1780-7.

Carroll KM, Connors GJ, Cooney NL, DiClemente CC, Donovan DM, Kadden RR, et al. Internal validity of Project MATCH treatments: discriminability and integrity. *Journal of Consulting and Clinical Psychology* 1998;66(2):290-303.

Longabaugh R, Wirtz PW, Zweben A, Stout RL. Network support for drinking, Alcoholics Anonymous and long-term matching effects. *Addiction* 1998;93(9):1313-33.

Project Match Research Group. Therapist effects in three treatments for alcohol problems. *Psychotherapy Research* 1998;8(4):455-74.

Project MATCH Research Group. Matching Alcoholism Treatments to Client Heterogeneity: Project MATCH posttreatment drinking outcomes. *Journal of Studies on Alcohol* 1997;58(1):7-29.

Project MATCH Research Group. Matching alcoholism treatments to client heterogeneity: Project MATCH three-year drinking outcomes. *Alcoholism: Clinical and Experimental Research* 1998;22(6):1300-11.

Project MATCH Research Group. Matching alcoholism treatments to client heterogeneity: treatment main effects and matching effects on drinking during treatment. Project MATCH Research Group. *Journal of Studies on Alcohol* 1998;59(6):631-9.

Project MATCH Research Group. Matching patients with alcohol disorders to treatments: clinical implications from Project MATCH. *Journal of Mental Health* 1998;7(6):589-602.

* Project MATCH Research Group. Project MATCH (Matching Alcoholism Treatment to Client Heterogeneity): rationale and methods for a multisite clinical trial matching patients to alcoholism treatment. *Alcoholism: Clinical and Experimental Research* 1993;17(6):1130-45.

Project MATCH Research Group. Project MATCH secondary a priori hypotheses. Project MATCH Research Group. *Addiction* 1997;92(12):1671-98.

Thevos AK, Thomas SE, Randall CL. Social support in alcohol dependence and social phobia:Treatment comparisons.*Research on Social Work Practice* 2001;11(4):458-72.

Tonigan JS, Miller WR, Juarez P, Villanueva M. Utilization of AA by Hispanic and non-Hispanic white clients receiving outpatient alcohol treatment.*Journal of Studies on Alcohol* 2002;63(2):215-8.

Villanueva M, Tonigan JS, Miller WR. Response of Native American clients to three treatment methods for alcohol dependence.*Journal of ethnicity in substance abuse* 2007;6(2):41-8.

Wu J, Witkiewitz K. Network support for drinking: An application of multiple groups growth mixture modelling to examine clienttreatment matching.*Journal of Studies on Alcohol and Drugs* 2008;69(1):21-9.

Zywiak WH, Longabaugh R, Wirtz PW. Decomposing the relationships between pre-treatment social network characteristics and alcohol treatment outcome.*Journal of Studies on Alcohol* 2002;63(1):114-21.

McCambridge 2008{只包含已发表的数据}

* McCambridge J, Slym RL, Strang J. Randomized controlled trial of motivational interviewing compared with drug information and advice for early intervention among young cannabis users.*Addiction* 2008;103(11):1809-18.

Miller 2003{只包含已发表的数据}

* Miller WR, Yahne CE, Tonigan JS. Motivational interviewing in drug abuse services: a randomised trial.*Journal of Consulting and Clinical Psychology* 2003;71(4):754-63.

Morgenstern 2009{只包含已发表的数据}

* Morgenstern J, Bux DA, Parsons J, Hagman BT, Wainberg M, Irwin T. Randomized trial to reduce club drug use and HIV risk behaviours among men who have sex with men. *Journal of Consulting and Clinical Psychology* 2009;77(4):645-56.

Naar-King 2007{只包含已发表的数据}

Naar-King S, Lam P, Wang B, Wright K, Parsons JT, Frey MA. Brief report: maintenance of effects of motivational enhancement therapy to improve risk behaviours and HIV-related Health in a randomised controlled trial of youth living with HIV.*Journal of Pediatric Psychology* 2008;33(4):441-5.

Naar-King S, Wright K, Parsons J, Frey M, Templin T, & Ondersma S. Transtheoretical model and substance use in HIV+ youth.*AIDS Care* 2006;18(7):839-845.

Naar-King S, Wright K, Parsons J, Frey M, Templin T, Ondersma S. Transtheoretical model and condom use in HIV+ youth. *Health Psychology* 2006;25(5):648-52.

*Naar-King S, Wright K, Parsons JT, Frey M, Templin T, Lam P, et al. Healthy Choices: Motivational enhancement therapy for health risk behaviours in HIV-positive youth. *AIDS Education and Prevention* 2006;18(1):1-11.

Parsons 2009{只包含已发表的数据}

*Parsons JT, Golub SA, Rosof E, Holder C. Motivational interviewing and cognitive-behavioral intervention to improve HIV medication adherence among hazardous drinkers: a randomized controlled trial. *Journal of Acquired Immune Deficiency Syndromes* 2007; 46(4):443-50.

Peterson 2006{只包含已发表的数据}

*Peterson PL, Baer JS, Wells EA, Ginzler JA, Garrett SB. Shortterm effects of a brief motivational intervention to reduce alcohol and drug risk among homeless adolescents. *Psychology of Addictive Behaviors* 2006;20(3):254-64.

Rohsenow 2004{只包含已发表的数据}

*Rohsenow DJ, Monti PM, Martin RA, Colby SM, Myers MG, Gulliver SB, et al. Motivational enhancement and coping skills training for cocaine abusers: effects on substance use outcomes. *Addiction* 2004;99(7):862-74.

Saitz 2007{只包含已发表的数据}

*Saitz R, Palfai TP, Cheng DM, Horton NJ, Freedner N, Dukes K, et al. Brief intervention for medical inpatients with unhealthy alcohol use: a randomised, controlled trial. *Annals of Internal Medicine* 2007;146(3):167-76.

Schaus 2009{只包含已发表的数据}

*Schaus JF, Sole ML, Mccoy TP, Mullett N, O'Brien MC. Alcohol screening and brief intervention in a college student health centre: a randomised controlled trial. *Journal of Studies on Alcohol and Drugs* 2009; Supplement 16:131-41.

Sellman 2001{只包含已发表的数据}

Adamson SJ, Sellman JD. Five-year outcomes of alcohol-dependent persons treated with motivational enhancement. *Journal of Studies on Alcohol and Drugs* 2008; 69(4): 589-93.

*Sellman JD, Sullivan PF, Dore GM, Adamson SJ, MacEwan I. A randomised controlled trial of motivational enhancement therapy(MET)for mild to moderate alcohol dependence.*Journal of Studies on Alcohol* 2001;62(3):389-96.

Stein 2002{只包含已发表的数据}

*Stein MD,Charuvastra A,Maksad J,Anderson BJ.A randomized trial of a brief alcohol intervention for needle exchangers(BRAINE).*Addiction* 2002;97(6):691-700.

Stein 2009{只包含已发表的数据}

*Stein MD,Herman DS,Anderson BJ.A motivational intervention trial to reduce cocaine use.*Journal of Substance Abuse Treatment* 2009;36(1):118-25.

Stein 2010{只包含已发表的数据}

Hebert MR,Clarke JG,Caviness CM,Ray MK,Friedmann PD,Stein MD.Feasibility of gaining access to women in jail for interventions.*Women Health* 2008;47:79-93.

*Stein MD,Caviness CM,Anderson BJ,Hebert M,Clarke JG.A brief alcohol intervention for hazardously drinking incarcerated women.*Addiction* 2010;105:466-75.

Stephens 2007{只包含已发表的数据}

*Stephens RS,Roffman RA,Fearer SA,Williams C,Burke RS.The Marijuana Check-up:promoting change in ambivalent marijuana users.*Addiction* 2007;102(6):947-57.

Stotts 2001{只包含已发表的数据}

Stotts A,Schmitz J,Sayre S,Schwebel A,Grabowski J.Brief motivational enhancement therapy prior to relapse prevention for cocaine dependent patients.61*th Annual Scientific Meeting of the College on Problems of Drug Dependence* 1999; The Cochrane Central Register of Controlled Trials(CENTRAL)Issue 2.:218.

Stotts AL, Schmitz JM, Bordnick PS, Schwebel AK. An outpatient cocaine detoxification program using motivational enhancement therapy.*NIDA Research Monograph.* 1997;178:98.

*Stotts AL,Schmitz JM,Rhoades HM,Grabowski J.Motivational interviewing with cocaine-dependent patients: a pilot study. *Journal of Consulting and Clinical Psychology* 2001;69(5):858-62.

Stotts 2006{只包含已发表的数据}

*Stotts AL,Potts GF,Ingersoll G,George MR,Martin LE.Preliminary feasibility and efficacy of a brief motivational intervention with psychophysiological feedback for cocaine abuse.*Substance Abuse* 2006;27(4):9-20.

Thush 2009{只包含已发表的数据}

*Thush C,Wiers RW,Moerbeek M,Ames SL,Grenard JL,Sussman S,et al.Influence of motivational interviewing on explicit and implicit alcohol-related cognition and alcohol use in at-risk adolescents.*Psychology of Addictive Behaviors* 2009;23(1):146-51.

UKATT 2005{只包含已发表的数据}

Orford J,Hodgson R,Copello A,Krishnan M,de Madariaga M,Coulton S.Treatment: What was useful about that session? Clients' and therapists' comments after sessions in the UK alcohol treatment trial(UKATT).*Alcohol and Alcoholism* 2009;44(3):306-13.

Orford J,Hodgson R,Copello A,Wilton S,Slegg G.To what factors do clients attribute change? Content analysis of follow-up interviews with clients of the UK Alcohol Treatment Trial.*Journal of Substance Abuse Treatment* 2009;36(1):49-58.

UKATT Research Team.Cost effectiveness of treatment for alcohol problems:findings of the randomised UK alcohol treatment trial(UKATT).*BMJ* 2005;331(7516):544.

*UKATT Research Team.Effectiveness of treatment for alcohol problems:findings of the randomised UK alcohol treatment trial(UKATT).*BMJ* 2005;331(7516):541.

UKATT Research Team.UK Alcohol Treatment Trial:clienttreatment matching effects. *Addiction* 2008;103(2):228-38.

Walitzer 2008{只包含已发表的数据}

*Walitzer KS,Dermen KH,Barrick C.Facilitating involvement in Alcoholics Anonymous during out-patient treatment:a randomized clinical trial.*Addiction* 2009;104(3):391-401.

Walker 2006{只包含已发表的数据}

*Walker DD,Roffman RA,Stephens RS,Wakana K,Berghuis J,Kim W.Motivational enhancement therapy for adolescent marijuana users:a preliminary randomised controlled trial.*Journal of Consulting and Clinical Psychology* 2006;74(3):628-32.

Walters 2009{只包含已发表的数据}

*Walters ST,Vader AM,Harris TR,Field CA,Jouriles EN.Dismantling motivational interviewing and feedback for college drinkers:a randomised clinical trial.*Journal of Consulting and Clinical Psychology* 2009;77(1):64-73.

White 2006{只包含已发表的数据}

Mun EY,White HR,Morgan TJ.Individual and situational factors that influence the efficacy of personalized feedback substance use interventions for mandated college students. *Journal of Consulting and Clinical Psychology* 2009;77(1):88-102.

* White HR, Morgan TJ, Pugh LA, Celinska K, Labouvie EW, Pandina RJ. Evaluating two brief substance-use interventions for mandated college students. *Journal of Studies on Alcohol* 2006;67:309-17.

White HR, Mun EY, Pugh L, Morgan TJ. Long-term effects of brief substance use interventions for mandated college students: sleeper effects of an in-person personal feedback intervention. *Alcoholism, clinical and experimental research* 2007;31(8):1380-91.

Winhusen 2008{只包含已发表的数据}

Ondersma SJ, Winhusen T, Erickson SJ, Stine SM, Wang Y. Motivation enhancement therapy with pregnant substance-abusing women: Does baseline motivation moderate efficacy?. *Drug and Alcohol Dependence* 2009;101(1-2):74-9.

* Winhusen T, Kropp F, Babcock D, Hague D, Erickson SJ, Renz C, et al. Motivational enhancement therapy to improve treatment utilization and outcome in pregnant substance users. *Journal of Substance Abuse Treatment* 2008;35:161-73.

Winters 2007{只包含已发表的数据}

* Winters KC, Leitten W. Brief intervention for drug-abusing adolescents in a school setting. *Psychology of Addictive Behaviors* 2007;21(2):249-54.

Wood 2007{只包含已发表的数据}

Capone C, Wood MD. Thinking about drinking: Need for cognition and readiness to change moderate the effects of brief alcohol interventions. *Psychology of Addictive Behaviors* 2009;23(4):684-8.

* Wood MD, Capone C, Laforge R, Erickson DJ, Brand NH. Brief motivational intervention and alcohol expectancy challenge with heavy drinking college students: A randomise.